改訂版 健康長寿診療ハンドブック

実地医家のための老年医学のエッセンス

編集/発行
日本老年医学会

『改訂版　健康長寿診療ハンドブック』の発刊に寄せて

　『健康長寿診療ハンドブック−実地医家のための老年医学のエッセンス』の初版を発行したのは2011年6月で、今回は8年ぶりの改訂である。初版は、2010年に当時の大内尉義理事長の発案で立ち上げられた日本老年医学会あり方ワーキンググループが中心になって編集したが、その代表を務めた者として今回の改訂はことさらに感慨深い。ワーキンググループとして、わが国における高齢者医療の発展に貢献すべく種々の活動を進める中で、老年医学の研究や臨床の方向性について関係者の間でも十分な共通認識が形成されていないこと、非専門の先生方の多くに老年医学の専門性を認識頂けていないことを痛感した。本ハンドブックは、単に高齢者を医療者の専門性に基づいて診療することにとどまらず、老年医学が目指す高齢者医療とは何かを明確に示し、ひいては国民の健康長寿に貢献することを目指した。その時点での高齢者医療のエッセンスとして、実践的で質の高いハンドブックになり、5万6千部余りを様々な方々にお届けできた。

　この8年余りの間に、サルコペニアやフレイルといった老年医学の特殊性を示す病態が多くの研究者、実地医家、さらには行政の方々にも注目されるようになった。認知症対策の重要性の認識の拡大、地域包括ケア体制構築の推進なども大きく進んでいる。日本老年医学会と連携して、高齢者医療に対応しようとする学術団体も多数現れている。日本糖尿病学会との合同委員会が設置され、高齢者糖尿病診療ガイドライン発行などにつながったことや、日本在宅医学会と合同でのガイドライン発行などはその例である。日本老年医学会独自の活動としても、高血圧、脂質異常症、肥満症に関する診療ガイドライン発行、ポリファーマシー対策を見据えた高齢者の安全な薬物療法ガイドライン発行、エンドオブライフに関する各種の指針の発表や提言、などを行ってきた。今回の『改訂版 健康長寿診療ハンドブック』はその集大成でもある。

　高齢者では複数の疾病を抱える人が著しく増加すること、日常生活に関連した機能が低下するため、個々の疾病に対する診断と治療とともに、全身の臓器機能、ADLに代表される身体機能、心のケア、さらに社会環境の整備にまで及ぶ広い視点が必要であることなど、理解しておくべき事項は多い。この8年間の高齢者医療の変容と、医学・医療・介護の進歩、我々の種々の活動を反映して、本改訂版は初版と比較しても格段の充実がなされている。比較的若手の学会員に企画編集をお願いし、葛谷雅文理事に取りまとめて頂いたことで、新しい現場の視点が多数盛り込まれたものと衷心より感謝申し上げる。多くの執筆委員、査読委員の皆様にも深謝申し上げる。

　この8年間で、わが国の高齢化率は約23%から28%にまで上昇した。いわゆる団塊の世代がすべて75歳以上の後期高齢者となる2025年に向けて、本ハンドブックの果たす役割は極めて大きいと考える。本書がわが国の高齢者医療のさらなるレベルアップに役立つことを祈念している。

令和元年5月吉日

一般社団法人　日本老年医学会

理事長　楽木宏実

改訂版 健康長寿診療ハンドブック

作成委員会 （＊日本老年医学会理事）

コアメンバー（編集）

編集委員長

葛谷　雅文 ＊　　　名古屋大学大学院　教授

秋下　雅弘 ＊　　　東京大学大学院　教授

荒井　秀典 ＊　　　国立長寿医療研究センター　理事長

神﨑　恒一 ＊　　　杏林大学　教授

横手幸太郎 ＊　　　千葉大学大学院　教授

楽木　宏実 ＊　　　大阪大学大学院　教授

企画委員

井桁　之総
虎の門病院　部長

大西　丈二
名古屋大学医学部附属病院　講師

竹屋　泰
大阪大学大学院　講師

山口　泰弘
東京大学医学部附属病院　講師

執筆委員

井桁　之総
虎の門病院　部長

石井　正紀
東京大学医学部附属病院　講師

石川　崇広
千葉大学病院

岩田　充永
藤田医科大学　教授

梅垣　宏行
名古屋大学大学院　准教授

浦野　友彦
国際医療福祉大学　主任教授

海老原孝枝
杏林大学　准教授

大西　丈二
名古屋大学医学部附属病院　講師

海道　利実
京都大学　准教授

北川　雄一
国立長寿医療研究センター
感染管理室室長

木村　理
東都春日部病院　院長／
山形大学　名誉教授

小島　太郎
東京大学医学部附属病院　講師

佐竹　昭介
国立長寿医療研究センター　室長

真田　弘美
東京大学大学院　教授

柴崎　孝二
東京大学医学部附属病院

杉本　研
大阪大学大学院　講師

鈴木　裕介
名古屋大学医学部附属病院
病院准教授

須藤　紀子
杏林大学　非常勤講師

竹屋　泰
大阪大学大学院　講師

田村　功一
横浜市立大学　主任教授／
副病院長

田村　嘉章
東京都健康長寿医療センター
専門部長

冨田　尚希
東北大学病院

仲上豪二朗
東京大学大学院　准教授

西川　満則
国立長寿医療研究センター

長谷川　浩
杏林大学　臨床教授

廣瀬　貴久
名古屋大学医学部附属病院
病院講師

水上　勝義
筑波大学大学院　教授

山口　潔
ふくろうクリニック等々力　院長

山口　泰弘
自治医科大学附属
さいたま医療センター　教授

山田　容子
北里大学東病院

山中　崇
東京大学大学院　特任准教授

山本　浩一
大阪大学大学院　講師

吉田　正貴
国立長寿医療研究センター
副院長

渡邊　裕
北海道大学大学院　准教授

査読委員

会田　薫子
東京大学大学院　特任教授

秋下　雅弘*
東京大学大学院　教授

阿古　潤哉
北里大学　教授

浅井　幹一
藤田医科大学　教授

荒井　秀典*
国立長寿医療研究センター
理事長

荒井　啓行*
東北大学加齢医学研究所　教授

荒木　厚*
東京都健康長寿医療センター
副院長

粟田　主一
東京都健康長寿医療センター
研究所　研究部長

飯島　勝矢*
東京大学高齢社会総合研究機構
教授

石垣　泰則
コーラルクリニック　院長

犬塚　貴
岐阜市民病院認知症疾患
医療センター　センター長

江頭　正人
東京大学大学院　教授

海老原　覚*
東邦大学大学院　教授

遠藤　英俊
国立長寿医療研究センター
長寿医療研修センター長

大井　一弥
鈴鹿医療科学大学大学院　教授

大石　充*
鹿児島大学大学院　教授

大黒　正志
金沢医科大学　教授

大八木保政
愛媛大学大学院　教授

大類　孝
東北医科薬科大学　教授

小川　純人
東京大学大学院　准教授

門野　岳史
聖マリアンナ医科大学　教授

金子　英司
東京医科歯科大学　准教授

木田　厚瑞
日本医科大学呼吸ケアクリニック
所長

北岡　裕章*
高知大学　教授

葛谷　雅文*
名古屋大学大学院　教授

神崎　恒一*
杏林大学大学院　教授

後藤　百万
名古屋大学大学院　教授

小林　利彦
浜松医科大学医学部附属病院
特任教授

櫻井　孝
国立長寿医療研究センター
もの忘れセンター長

柴田　政彦
奈良学園大学　教授

下濱　俊*
札幌医科大学　教授

新村　健*
兵庫医科大学　主任教授

鈴木　隆雄
桜美林大学老年学総合研究所
所長／大学院　教授

角　保徳
国立長寿医療研究センター　部長

武地　一*
藤田医科大学　教授

辻　彼南雄
水道橋東口クリニック　院長

鳥羽　研二
東京都健康長寿医療センター
理事長

長瀬　隆英
東京大学大学院　教授

服部　英幸
国立長寿医療研究センター　部長

羽生　春夫*
東京医科大学　主任教授

原田　敦
国立長寿医療研究センター

古川　勝敏
東北医科薬科大学　教授

堀江　重郎
順天堂大学大学院　教授

松林　公蔵
京都大学　名誉教授

三浦　久幸
国立長寿医療研究センター　部長

山谷　睦雄
東北大学大学院　教授

横手幸太郎*
千葉大学大学院　教授

吉村　典子
東京大学医学部附属病院22世紀
医療センター　特任教授

楽木　宏実*
大阪大学大学院　教授

若林　秀隆
横浜市立大学附属
市民総合医療センター　准教授

目次

『改訂版 健康長寿診療ハンドブック』の発刊に
寄せて ……………………………………………… iii

改訂版 健康長寿診療ハンドブック作成委員会 …… iv

本書で参考にしたガイドライン一覧……………… viii

第1章　高齢者の診かた　2

1.1　高齢者の問診における心構え …… 2

1.2　問診と診療録の記載 …………… 3

1.3　身体所見の取り方 ……………… 4

1.4　老年症候群 ……………………… 4

第2章　高齢者の総合機能評価　7

2.1　患者記載による生活機能低下の
スクリーニング ………………… 7

2.2　診察時の生活機能低下の
スクリーニング ………………… 8

2.3　スクリーニング後の詳細な総合
機能評価 ………………………… 8

【コラム】総合評価加算 ………… 12

第3章　認知行動障害と気分障害　13

3.1　もの忘れなどを主訴にして来院
した患者の鑑別診断 …………… 13

3.2　もの忘れ以外に、認知症、せん妄、
うつの鑑別が必要な状況 ……… 14

3.3　認知症 …………………………… 14

3.4　認知症の早期発見 ……………… 19

3.5　治療方針と専門医紹介 ………… 21

【コラム】認知機能検査の診療報酬
……………………………………… 22

【コラム】総合機能評価を生かした認知
症ケアチームの活動 ……… 23

3.6　うつ ……………………………… 24

3.7　せん妄 …………………………… 25

第4章　歩行障害と動作緩慢　28

4.1　歩行障害と動作緩慢の評価……… 28

4.2　歩行障害と動作緩慢の原因と対策
……………………………………… 29

第5章　転倒と骨折　31

5.1　転倒リスクの評価………………… 31

5.2　原因に基づく転倒予防の実際……32

5.3　骨粗鬆症の診断と骨折リスクの
評価 ……………………………… 33

5.4　骨粗鬆症の治療と骨折予防……… 36

5.5　主要な骨折への対応 …………… 39

第6章　栄養　42

6.1　低栄養とは……………………… 42

6.2　低栄養のスクリーニングと診断… 44

6.3　栄養アセスメント ……………… 45

6.4　低栄養状態の高齢者の栄養管理… 49

第7章　口腔機能・嚥下機能障害　51

7.1　口腔機能と口腔ケア、歯科との
連携 ……………………………… 51

7.2　嚥下機能障害の評価と対策……… 56

第8章　排尿・排便の障害　63

8.1　排尿障害（頻尿・尿失禁）……… 63

8.2　排便障害 ………………………… 67

第9章　サルコペニア　72

9.1　サルコペニアの定義と診断……… 72

9.2　サルコペニアの対策 …………… 75

第10章　フレイルと介護予防　77

10.1　フレイルの定義と診断・介入…… 77

10.2　介護予防とは何か：疾病予防
とは異なる概念 ………………… 80

10.3　介護予防の実際 ……………… 82

第11章　睡眠障害、慢性疼痛、褥瘡　85

11.1　睡眠障害の原因と対策、注意点
……………………………………… 85

11.2　慢性疼痛の原因と対策 ………… 87

11.3　褥瘡の発生要因および予防法…… 90

11.4　褥瘡の評価・治療 …………… 92

第12章　高齢者で重視すべき慢性疾患管理の要点　97

12.1　高齢者の高血圧 ……………… 97

12.2　高齢者の糖尿病 ……………… 100

12.3　高齢者の脂質異常 …………… 102

12.4　高齢者の肥満 ………………… 104

12.5　高齢者の慢性腎臓病 ………… 105

12.6	心房細動 ……………………	109
12.7	慢性心不全 …………………	111
12.8	慢性閉塞性肺疾患 …………	113

第13章 高齢者の急性疾患　　115

13.1	高齢者の急性疾患対応のポイント ………………………………	115

第14章 高齢者の感染症　　119

14.1	高齢者感染症の特徴 …………	119
14.2	高齢者の肺炎 …………………	121
14.3	高齢者の尿路感染症 …………	126
14.4	ワクチン ………………………	127
14.5	施設での感染防御対策、結核対策 ………………………………	128

第15章 高齢者の悪性腫瘍　　130

15.1	悪性腫瘍の診断と予後推定 …	130
15.2	悪性腫瘍の治療戦略 …………	132

第16章 高齢者の侵襲的検査と治療　　134

16.1	侵襲的検査における注意点 …	134
16.2	尿道留置カテーテルの適応と管理 ………………………………	135
16.3	高齢者における手術の適否 …	138
16.4	高齢者の外科手術における患者説明 ……………………………	139
16.5	手術と麻酔のリスク …………	140
16.6	高齢者手術の術前評価に必要な情報 ……………………………	142
16.7	身体抑制・薬物による鎮静 …	145

第17章 高齢者の薬物療法　　148

17.1	薬物動態と薬力学からのアプローチ ……………………………	148
17.2	薬物有害事象とポリファーマシーを回避するための注意点 ……	149
17.3	高齢者の服薬管理（薬剤師との連携） …………………………	153
【コラム】	薬剤総合評価調整加算の運用 ………………………………	154

第18章 リハビリテーション　　155

18.1	高齢者のリハビリテーションでの留意点 ………………………	155
18.2	急性期および回復期のリハビリテーション …………………	156
18.3	地域でのリハビリテーション…	158

第19章 多職種による地域包括ケア　　162

19.1	高齢者の医療・介護にかかわる職種 ……………………………	162
19.2	病院での多職種連携 …………	162
19.3	地域包括ケアでの多職種連携	163
19.4	病診・診診連携 ………………	165
【コラム】	病診連携で運用される診療報酬制度 ………………………	166
19.5	高齢者虐待への対応 …………	167
【コラム】	認知症サポート医、認知症初期集中支援チームの活動 ………………………………	170

第20章 高齢者の在宅医療　　171

20.1	在宅医療のシステム …………	171
20.2	在宅医療の実践 ………………	172
20.3	高齢者施設における医療 ……	174

第21章 エンドオブライフ・ケア　　176

21.1	人生の最終段階の概念と日本老年医学会の「立場表明」 ………	176
21.2	エンドオブライフ・ケアにおける治療方針の決定 …………	177
21.3	アドバンス・ケア・プランニング …………………………………	179
21.4	緩和ケアの適応と手法 ………	180
21.5	看取り …………………………	181

第22章 高齢者医療に関係する制度の概要　　183

22.1	介護保険の仕組みと申請法 …	183
22.2	介護保険主治医意見書記載における注意点 …………………	185
22.3	成年後見制度 …………………	186
22.4	高齢者の運転免許 ……………	188

巻末資料　　192

1	スクリーニングや評価に用いるチェックシート ……………………	192
2	介護保険申請のための主治医意見書 ………	200
3	高齢者の処方適正化スクリーニングツール ………………………………	202
4	人工的水分・栄養補給の導入に関する意思決定プロセスのフローチャート	207
5	運転免許更新の際の認知症の診断書（公安委員会の見本） ………………	208

索引………………………………… 210

本書で参考にしたガイドライン一覧

- 日本神経学会監：認知症疾患診療ガイドライン2017．医学書院．
  (https://www.neurology-jp.org/guidelinem/degl/degl_2017_02.pdf)

- 日本認知症学会編：認知症テキストブック．2008．中外医学社．

- 骨粗鬆症の予防と治療ガイドライン作成委員会編：骨粗鬆症の予防と治療ガイドライン
  2015年版．ライフサイエンス出版．
  (http://www.josteo.com/ja/guideline/doc/15_1.pdf)

- 日本摂食嚥下リハビリテーション学会 医療検討委員会編：摂食嚥下障害の評価【簡易版】
  2015．

- サルコペニア診療ガイドライン作成委員会編：サルコペニア診療ガイドライン2017年版．
  ライフサイエンス出版．

- 慢性疼痛治療ガイドライン作成ワーキンググループ編：慢性疼痛治療ガイドライン．2018．
  真興交易（株）医書出版部．
  (https://www.mhlw.go.jp/content/000350363.pdf)

- 日本褥瘡学会 教育委員会 ガイドライン改訂委員会編：褥瘡予防・管理ガイドライン（第4版）．
  2015．
  (http://www.jspu.org/jpn/info/pdf/guideline4.pdf)

- 日本動脈硬化学会編：動脈硬化性疾患予防ガイドライン2017年版．

- 日本肥満学会編：肥満症診療ガイドライン2016．ライフサイエンス出版．

- 日本腎臓学会編：エビデンスに基づくCKD診療ガイドライン2018．東京医学社．
  (https://cdn.jsn.or.jp/data/CKD2018.pdf)

- リハビリテーション医療における安全管理・推進のためのガイドライン策定委員会編：リハ
  ビリテーション医療における安全管理・推進のためのガイドライン 第2版．2018.診断と治
  療社．

- 日本老年医学会編：高齢者ケアの意思決定プロセスに関するガイドライン　人工的水分・栄
  養補給の導入を中心として．2012．
  (https://www.jpn-geriat-soc.or.jp/proposal/pdf/jgs_ahn_gl_2012.pdf)

（本書掲載順）

改訂版 健康長寿
診療ハンドブック

実地医家のための老年医学のエッセンス

第1章 高齢者の診かた

POINT

1. 高齢者の問診は診断のためだけでなく、生活機能、介護状況、薬物服用、かかりつけ医の有無など包括的な評価のために行う。
2. 診察にあたっては入室時からの動作、行動を細かに観察し、全身をくまなく診ることが重要である。
3. 老年症候群に対しては、要因となる各疾患の治療だけでなく、症候そのものへの対応や、ADLの維持・改善などを目標に、医療、看護、介護の連携で対策をたてる必要がある。

　高齢者を診察する際の、問診と身体所見の取り方の基本、およびその際に注意すべき老年症候群について説明する。詳細について本ハンドブックで参照すべき章を括弧内に記載した。

▶ 1.1　高齢者の問診における心構え

　問診は診療の第一歩であるが、高齢者においては理解力の低下、難聴、構音障害などにより円滑な問診が難しい場合がある。もの忘れが主訴のときなどは、本人は、本心では受診したくないと思っていることも多い。

　入室時からの表情や動作は、問診を始める前に得られる貴重な情報である。これらにより受診にあたっての本人の気持ちを察することができ、さらに認知機能、歩行、姿勢、脊柱後弯などの異常もわかることがある。

　患者やその家族とよりよい関係を構築するため、問診時の態度、言葉遣い、声のトーンなどに配慮する。問診の間も、患者や家族の表情やしぐさ、態度に気を配り、自分の声が聞こえているか、理解しているか、問診が不快になっていないかに気を配る。もの忘れが主訴のときなどは、あえて主訴以外のことから質問しはじめるほうがよいこともある。礼を失することなく、緊張感や抵抗感をほぐしていく雰囲気づくりも重要である。

　高齢者の話は、脈絡がなかったり、重要な内容をとばしたりしやすいが、そのことを咎めたり、無理に修正させたりするのではなく、切れめのところで医療者から病歴をレビューし、患者に確認する。もの忘れの有無も、そのようなやりとりのなかで察することができる。「今日は何曜日でしたかね？」などの、なにげない質問をはさむことも有用である。

高齢者の診かた

高齢者においては家族からの情報も重要である。特に本人からの問診が困難な場合は、家族や付き添いの人から、もの忘れ、人格の変化、問題行動、家庭の環境などについて情報を得ることが必要である（**第3章**）。ただし、本人がいるところで、家族とばかり話をすることは避けるべきである。

▶ 1.2　問診と診療録の記載

通常の内科的な病歴記載の問診は、主訴、現病歴、家族歴、既往症、嗜好であるが、高齢者の病歴は、通院・服薬状況や生活状況の情報も含めて記載する必要がある。問診票を参考にしながら、診療録に下記の順に記載することで、患者の医療・介護における問題点を包括的にとらえることができ、全人的医療に結び付けることができる。

【主訴】
● できるだけ、患者本人の訴えを書く。これは、全人的なアプローチの中で、患者の主訴を医療者として改善する姿勢の表れとして大切である。

【現病歴】
● 今回の症状がいつごろから始まったのか、経時的な変化はどうかを記載する。
● もの忘れの訴えや被害妄想など、認知症の疑いがある場合は、必ず誰から病歴を聴取したか記載する。

【併存症・既往症】
● 高齢者は老年症候群や生活習慣病などの慢性疾患をもつ場合が多く（**第3章～第12章**）、症状がもともとの疾病の増悪やその治療過程で現れてきた可能性もある。今回の受診との関連を明らかにするためにも、罹患している老年症候群や慢性疾患について最初に言及する。高血圧、糖尿病、脂質異常症などの生活習慣病については、病態の変化で治療が中断・終了している場合もあることに注意する。
● 他院の受診状況、入院歴、手術歴、悪性腫瘍の既往、結核の既往について聴取する。
● 健康診断受診歴を確認する。

【家族歴】
● 心筋梗塞、脳卒中の家族歴は、およその発症年齢を聴取する。

【通院・服薬状況】
● 高齢者は複数の医療機関から薬剤を処方されていることも多く、OTC（一般用医薬品）を含め、服薬中の薬をすべてチェックし、受診理由が薬剤に関係したものかどうかを鑑別する（**第17章**）。服薬のアドヒアランス（服薬忘れ、過量服薬など）についても確認する。
● 別の医療機関を受診する際には必ず"お薬手帳"を持参するよう指導する。

【嗜好】
● 喫煙歴、飲酒歴に加え、健康食品やサプリメント服用なども聴取する。

【生活状況[日常生活活動（ADL）、家族構成、介護状況など]】
● CGA7やそれに続く総合機能評価、基本チェックリストを適宜実施し、生活機能

全般について問題点をスクリーニングする。意欲、認知機能、手段的ADL、基本的ADL、情緒・気分が評価できる(**第2章**)。

●入院患者においては入院前の生活状況を聴取し、さらに退院後の生活状況を考える。

●家族構成(独居・同居、配偶者を含めた同居者の構成)を聴取する。

●必要に応じて介護状況を確認し、配偶者の健康状態、同居者以外の子供の有無とどこに住んでいるのか、キーパーソンは誰か、かかりつけ医やかかりつけ薬局の有無などの情報を得る。

●介護保険サービスを利用している場合には、要介護度、実際に使っているサービスの内容、可能であればケアマネジャーの連絡先について確認する。

●介護保険未申請の患者が要介護状態に陥りやすいと判断した場合、介護保険の申請または介護予防・日常生活支援総合事業の活用を検討する(**第22章**)。

【その他】

●外来診療では、同伴者と来院したか、歩いて入室したかなども記録しておくと、状態が悪化したときなどの重要な指標になる。

▶ 1.3 身体所見の取り方

身体診察は、患者の入室時から始まっている。寡動・無動や、安静時振戦、構音障害は問診時の観察でわかる。実際の身体診察の所見としては、体温、血圧、脈拍数、呼吸数などのバイタルサインおよび意識状態、麻痺やパーキンソニズムの有無を評価し、記録する。身体所見は、頭部から下肢まで系統的にとることが基本である。状態の安定しているときの胸部聴診所見や浮腫の有無が、今後のために重要になることも多い。また、見逃しやすいポイントして、口腔内の状態(乾燥、衛生状態、義歯など)や、足先の血流障害の有無(色調、温度、足背動脈の触知)などに注意して診察し記載する。

▶ 1.4 老年症候群

老年症候群とは、"原因はさまざまであるが、放置するとQOLやADLを阻害する、高齢者に多くみられる一連の症候"である。ただし、明確な定義は定まっていないので、文献により若干の相違はある。具体的には、**第3章**から**第11章**までに扱われている症候が含まれる。

多くの老年症候群の原因には、複数の疾患や病態が関与し、根本的な治療が難しい。そのため、"年のせい"と説明されがちであるが、実際にその症状に困っている患者さんにとっては、実にがっかりする言葉でもある。老年医学が老年症候群を重点的に扱うのは、これらの症候を年のせいですませない診療をめざしているからである(**図1**)。

高齢者の診かた

　代表的な老年症候群は他章で詳細に解説されているので、ここでは"膝痛"を例として、老年症候群の特徴と対策の考え方を解説する（図2）。

　老年症候群の場合にも、最初に原因疾患について考察することは、他の症候と同じである。膝痛の場合、急性の経過で発赤腫脹、炎症所見があれば偽痛風や痛風が鑑別にあがる。多発の関節炎で炎症所見もあれば、関節リウマチ、リウマチ性多発筋痛症、RS3PE症候群も鑑別にあがる。持続する強い痛みのときには、悪性腫瘍などの鑑別のために画像検査も必須になる。このような特定の疾患が原因であれば、通常通りに各疾患の治療をする。

　しかし、これらの疾患がないとき、例えば、"診断名：変形性膝関節症、治療：鎮痛薬"だけでは、膝痛をかかえる高齢者を十分に支えているとはいえない。

　膝痛には筋力低下や肥満が増悪因子になり、それらがある場合には、サルコペニア（第9章）や肥満（第12章）の管理が重要になる。サポーターが有効なこともあるし、どのような鎮痛薬をどのように使用するかを、痛みの病態や痛みのADLへの影響も考慮しながら検討していく。臨床心理士などによる心理的なサポートが効果的なことも多い。理学療法も疼痛には有効である（第11章）。

　さらに重要なことは、たとえ膝痛があっても、歩行障害（第4章）、転倒（第5章）、閉じこもり、うつ（第3章）など、次なる老年症候群の連鎖を防ぐことである。そのためには、患者の総合機能を評価しながら（第2章）、薬物調整（第17章）、理学療法などのリハビリテーション（第18章）、自宅環境・介護体制の調整（第19章、第20章）なども重要になる。

図1　老年症候群の病態と対策の概念図

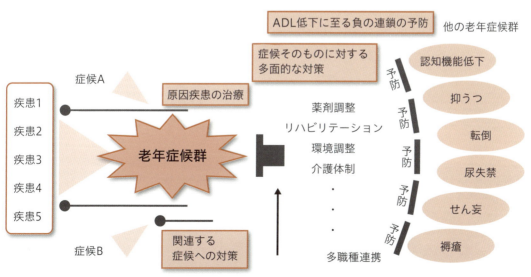

図2 関節痛を例にした老年症候群の病態と対策の概念図

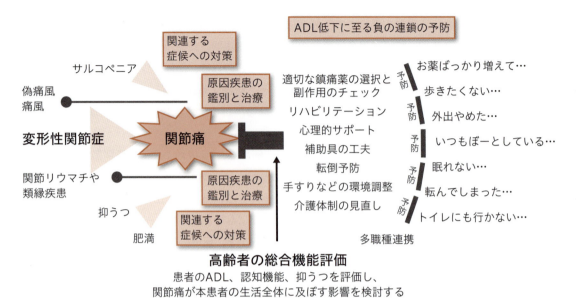

　このように、老年症候群に対しては、要因となる各疾患の治療だけでなく、症候そのものへの対応、そして、各症候がさらなるADL低下に至らないための予防など、ケースごとにゴールやアプローチをかえながら、医療、看護、介護の連携であたらなければならない（**第19章**）。

第2章 高齢者の総合機能評価

☞ POINT

1. 総合機能評価は、高齢者の医療と生活機能を多面的に評価するもので、現場で実践するためのツールが複数開発されている。
2. 基本チェックリストは評価対象者が自記式で回答を記入する調査票で、フレイルの判定に用いることができる。各項目の合計点が一定以上の場合、地域包括支援センターで実施される介護予防プログラムを勧める。
3. CGA7は総合機能評価の最も簡易なスクリーニング検査で、診療の一部として容易に実践可能である。いずれかの項目で"問題あり"と判断されたら、より詳細な総合機能評価を実施する。
4. DASC-21は、認知症の総合評価を目的とした21項目の問診・観察による面接式評価法であり、認知機能と生活機能を総合的に評価することができる。
5. 総合機能評価の実践ツールを用いて、現時点の生活上の問題や将来問題に発展するリスクを抽出する。フレイルへの対応や疾患管理・生活介助の具体策、リスクマネジメントを講じることができる。

▶ 2.1 患者記載による生活機能低下のスクリーニング

1. 基本チェックリスト （P.192「巻末資料」）

　市区町村が実施する「介護予防事業（地域支援事業）」において、要介護認定で非該当（自立）の人や要介護認定を受けていない人で、介護が必要になる可能性があると予想される人に対して行うために開発されたスクリーニングシートである。自己記入し項目別の合計点が一定以上となった場合、最寄りの市区町村窓口や地域包括支援センターにつなぐために使われていた。現在この事業自体は行われていないものの、基本チェックリストは要介護状態に陥りそうな高齢者をスクリーニングするための、自己記入式の総合機能評価スクリーニングツールとして用いることができる。1～3は手段的ADL、4、5は社会的ADL、6～10は運動・転倒、11、12は栄養、13～15は口腔機能、16、17は閉じこもり、18～20は認知症、21～25はうつに関する質問事項である。

　入院時の総合評価用問診票として使用されることもあるが、基本的ADL、特に排泄やセルフケアに関しては設問がないため、必要であれば適宜補う必要がある。これは、もともと基本チェックリストが地域在住高齢者の介護予防に使用されるツー

ルであることによる。

▶2.2 診察時の生活機能低下のスクリーニング

1. CGA7（表1）

最も簡易な総合機能スクリーニングであり、5分以内で実施可能である。臨床心理士など特別な専門職を必要とせず、スクリーニング検査として感度が高く、日常診療の中で容易に行うことが可能である。

2. DASC-21（P.198「巻末資料」）

認知症では、脳の器質的障害、認知機能障害、生活障害を中心に身体合併症や行動・心理症状がお互いに関連して社会的困難へと発展する。DASC-21は、認知症の臨床像が複雑化する前に、これら6項目全体を総合アセスメントし、早期診断・早期対応につなげるためのツールとして開発された。

導入のA、B項目と1から21の評価項目からなる。認知機能と生活機能を総合的に評価することができる。IADLの項目が6項目と充実しているので、軽度認知症の生活障害を検出しやすい。評価者は、原則として研修を受けた専門職で、評価対象者をよく知る家族や介護者に日常生活の様子を聞くことで認知機能障害・生活機能障害に関連する行動の変化を評価する。独居等で家族や介護者に確認できない場合は、対象者本人に日常生活の様子を聞きながら、追加の質問や様子の観察を通じて評価者自身の判断で対象者の状態を評価する。能力を確認する「～できますか」という質問への回答は、家族や介護者から見て「実際にできそうか否か」を判断して回答してもらう。一人暮らしの場合は評価者が判断して評価する。高齢者糖尿病のHbA1cの目標を設定する際の、認知機能や生活機能評価による患者のカテゴリー分類に用いるツールとして、このDASC-21の中から8項目を抜粋したDASC-8が開発された（P.199「巻末資料」）。

▶2.3 スクリーニング後の詳細な総合機能評価

CGA7（表1）でスクリーニングを行い"問題あり"と判断したら、次に表2の「次へのステップ」に示す、より詳細な総合機能評価を実施する。スクリーニング後の精査については、実施者は医師でも医師以外の職種（看護師、臨床心理士、言語聴覚士など）でも構わないが、いずれの職種においても検査に習熟しておく必要がある。精査の結果についての最終的な評価は医師が行うのが原則である。以下に総合機能評価使用の実例を示す。

高齢者の総合機能評価

表1　CGA7

①外来患者の場合：診察時に被験者の挨拶を待つ 　入院患者もしくは施設入所者の場合：自ら定時に起床するか、もしくはリハビリへの積極性で判断
②「これから言う言葉を繰り返してください（桜、猫、電車）」 　「あとでまた聞きますから覚えておいてください」
③外来患者の場合：「ここまでどうやって来ましたか？」 　入院患者もしくは施設入所者の場合：「普段バスや電車、自家用車を使ってデパートやスーパーマーケットに出かけますか？」
④「先程覚えていただいた言葉を言ってください」
⑤「お風呂は自分ひとりで入って、洗うのに手助けは要りませんか？」
⑥「失礼ですが、トイレで失敗してしまうことはありませんか？」
⑦「自分が無力だと思いますか？」

（高齢者総合的機能評価簡易版CGA7の開発. 日老医誌2004；41：124. より一部改変）

表2　CGA7 の正否と大まかな解釈、次へのステップ

項目番号	調査内容	正否	大まかな解釈	次へのステップ
①	意欲	＜外来患者＞ 自分から進んで挨拶する＝○ 上記以外＝× ＜入院患者または施設入所者＞ 自ら定時に起床する、またはリハビリその他の活動に積極的に参加する＝○ 上記以外＝×	意欲の低下	Vitality index
②	認知機能	可能＝○ 不能＝×（できなければ④は省略）	復唱ができない ⇒難聴、失語などがなければ、中等度の認知症が疑われる	MMSEまたはHDS-R
③	手段的ADL	自分でバス、電車、自家用車を使って移動できる＝○ 付き添いが必要＝×	付き添いが必要 ⇒虚弱か中等度の認知症が疑われる	IADL
④	認知機能	ヒントなしで全部正解＝○ 上記以外＝×	遅延再生（近時記憶）の障害 ⇒軽度の認知症が疑われる。遅延再生が可能であれば認知症の可能性は低い	MMSEまたはHDS-R
⑤	基本的ADL	自立＝○ 介助が必要＝×	入浴、排泄の両者が× ⇒要介護状態の可能性が高い。入浴と排泄が自立していれば他の基本的ADLも自立していることが多い	Barthel index
⑥	基本的ADL	失禁なし、もしくは集尿器で自立＝○ 上記以外＝×		
⑦	情緒・気分	無力だと思わない＝○ 無力だと思う＝×	無力だと思う ⇒うつの傾向がある	GDS-15

"問題あり"と判断した場合、次のステップを実施し、詳細な評価を行う。

症例1：75歳の独居女性。糖尿病、高血圧のための外来通院をしていた。面接中に被害妄想的な発言が時折みられた。8月に熱中症となり入院した際、補液で状態は改善したが、軽快後も話のつじつまが合わないことが多かった。CGA7を実施したところ、④の遅延再生に障害が認められた（1つしか思い出せない）。そこで次にMMSEを調べたところ17点と低下していた。そのほかのCGAの結果はの通り。

　これらの結果に基づいて、本症例では認知症とこれに伴う手段的ADLの障害があると判断した。現在の状態では独居生活で糖尿病の管理を行うことは困難と判断し、介護保険サービスを導入することとした。今後、ケアプランの作成の中で、買物の支援（ホームヘルプ）、訪問栄養指導、配食サービスの導入、訪問薬剤管理指導が必要と判断した。また、服薬は降圧薬を1日1回朝食前に経口血糖降下薬（DPP-4阻害薬）とともに服用するよう指導した（一包化）。SU薬やインスリンは用いていなかったことから、糖尿病管理の目標を「高齢者糖尿病の血糖コントロール目標」に基づいてHbA1c＝8.0％（健康状態がカテゴリーⅢで、重症低血糖が危惧される薬剤を用いていない場合の目標）に定めた。さらに、週1回の訪問看護を導入する予定である。

図1　症例1の総合機能評価

糖尿病、高血圧症のある75歳独居女性
CGA7：④の遅延再生ができない

↓

MMSE 17点（遅延再生、時間、場所の見当識などに障害あり）

その他のCGA

GDS（うつの指標）3/15点（問題なし）
Vitality index（意欲の指標）10/10点（問題なし）
Barthel index（基本的ADL）100/100点（問題なし）
IADL（手段的ADL）4/8点（買い物、食事の準備、服薬管理、金銭管理が不可）

↓

判断と対策
認知症とこれに伴う手段的ADLの障害があると判断
独居生活で糖尿病の管理を行うことは困難と判断し、介護保険サービスを導入する

今後の方針
買物の支援（ホームヘルプ）、訪問栄養指導、配食サービス、訪問薬剤管理指導、服薬内容の変更、週1回の訪問看護の導入

図2 症例2の総合機能評価

白内障手術のために入院した80歳の男性・夜間頻尿あり

No.	質問事項	はい	いいえ
1	バスや電車で一人で外出していますか	0	1
2	日用品の買物をしていますか	0	1
3	預貯金の出し入れをしていますか	0	1
4	友人の家を訪ねていますか	0	1
5	家族や友人の相談にのっていますか	0	1
6	階段を手すりや壁を伝わらずに昇っていますか	0	1
7	椅子に座った状態から何もつかまらずに立ち上がっていますか	0	1
8	15分くらい続けて歩いていますか	0	1
9	この1年間に転んだことがありますか	1	0
10	転倒に対する不安は大きいですか	1	0
11	6カ月間で2〜3kg以上の体重減少がありましたか	1	0
12	身長154cm、体重46.1kg（BMI = 19.44）		
13	半年前に比べ固いものが食べにくくなりましたか	1	0

No.	質問事項	はい	いいえ
14	お茶や汁物でむせることがありますか	1	0
15	口の渇きが気になりますか	1	0
16	週に1回以上は外出していますか	0	1
17	昨年と比べて外出の回数が減っていますか	1	0
18	いつも同じことを聞く、など物忘れがあると言われますか	1	0
19	自分で電話番号を調べて電話をかけることをしていますか	0	1
20	今日が何月何日かわからない時があるか	1	0
21	ここ2週間、毎日の生活に充実感なし	1	0
22	ここ2週間、楽しめなくなった	1	0
23	ここ2週間、おっくうに感じられる	1	0
24	ここ2週間、自分が役に立つと思えない	1	0
25	ここ2週間、わけもなく疲れる感じがする	1	0

改訂長谷川式簡易知能評価（HDS-R）18/30点
Fall Risk Index（FRI）10/22点、（転んだことはないが）つまずくことがある、との回答あり

判断と対策：認知症と頻尿があることが判明、転倒リスク状態であるとも推測される
転倒予防として、トイレに行く際のセンサーマットの使用を行うこととした

症例2：80歳の男性。白内障の手術のために入院した。入院時に自己記入してもらった基本チェックリストにて、「今日が何月何日かわからない時がある」「電話番号を調べてかける」の2項目で加点されていた。基本チェックリストの回答を参考に日本版CHS基準を用いてフレイルの有無を評価したが、身体的フレイルには該当しなかった。また、失禁はないが頻尿があり、日中6回夜間4回トイレに行くことが判明。認知機能に問題があるためトイレに行く際の看護師への声かけは守られない可能性が高いと判断、転倒の既往はないが最近よくつまずくこと、視覚障害があることを考慮し、センサーマットを使用した転倒防止策を講じた（図2）。

このように総合機能評価を行うことによって、疾患管理や生活介助の具体策、リスクマネジメントを講じることができることがわかる。

コラム

総合評価加算

　日本にCGAが導入されたのは1990年である。CGA実施による地域コホートでの高齢者の自立度改善・医療費低下と、病院での慢性疾患患者の入退院頻度の減少・患者のQOL向上が示されたことを受け、2008年4月以降、入院時にCGAを行うことに対して100点の診療報酬の加算が入院中1回算定可能となった。この「総合評価加算」についての記載を**表**に示し、算定要件として注意すべき要点を以下にまとめる。

①65歳以上の入院患者は診療科・専門にかかわらず「全員」加算対象となる。

②40歳以上65歳未満の介護が必要な患者（疾患は指定されている）も対象。

③入院中1回算定、1カ月に1回まで。入院期間が通算される再入院時は算定不可。

④測定は、医師又は歯科医師以外の医療職種が行うことも可能。

⑤測定結果に基づく評価は、研修を修了した医師・歯科医師、または当該患者に対する診療を担う医師・歯科医師が行わなければならない。

⑥結果について患者及びその家族等に説明し、要点を診療録に記載すること。

⑦関係学会等より示されているガイドラインに沿った評価にする（身体面・認知情動面・社会面を日常生活機能の観点から定量的に評価すること）。

⑧施設基準：総合的な機能評価に関わる適切な研修（日本老年医学会・日本医師会の主催する高齢者医療研修会）を修了した常勤医師の氏名、研修受講とワークショップ受講の研修修了を確認できる文書（修了証）が届け出に必要。また高齢者の総合的な機能評価のための職員研修を計画的に実施していること。職員研修は、研修を修了した常勤医師だけでなく、評価にかかわる幅広い職員に対して、少なくとも年1回など定期的に実施されている必要がある。

表 基本診療料（入院基本料等加算）A240 総合評価加算

厚生労働大臣が定める施設基準に適合しているものとして地方厚生局長等に届け出た保険医療機関が、入院中の患者であって、介護保険法施行令（平成10年政令第412号）第2条各号に規定する疾病を有する40歳以上65歳未満のもの又は65歳以上のもの（第1節の入院基本料（特別入院基本料等を除く。）又は第3節の特定入院料のうち、総合評価加算を算定できるものを現に算定している患者に限る。）に対して、当該患者の基本的な日常生活能力、認知機能、意欲等について総合的な評価を行った場合に、入院中1回に限り、所定点数に加算する。

（医科点数表の解釈 平成28年版. 社会保険研究所. より抜粋）

第3章 認知行動障害と気分障害

▶ 3.1 もの忘れなどを主訴にして来院した患者の鑑別診断

☞ POINT

1. もの忘れなどで受診した高齢者について、まずせん妄とうつの鑑別を行う。
2. 薬剤の影響や内分泌代謝異常なども鑑別すべきである。

　もの忘れがある、話のつじつまが合わない、以前とくらべて物事の段取りが悪くなった、機械などの操作がうまくできないといった主訴で来院する高齢者の診断にあたっては、認知症を疑うと同時にせん妄とうつなどを鑑別する。

　認知症とは、後天的な脳の障害によって起こった認知機能低下によって日常生活に支障をきたすようになった状態であり、一過性の意識障害であるせん妄とは区別する必要がある。その他、アルコール多飲、薬物の影響、うつやその他の妄想性障害の除外も必要である。

　せん妄は、多くの場合身体疾患や薬物の影響によって主に注意障害が起こった状態である。そのために一見もの忘れがあるようにみえ、周囲の家族には急に認知症になったようにみえることがある。高齢者では、感染症などの身体疾患や環境の変化によって容易にせん妄をきたす。せん妄は正しい対応・治療によって改善し、ほぼ従前の状態に戻りうる。せん妄は一般には数日から1、2週間程度で改善することが多いが、高齢者では遷延し1カ月以上も続くことがあるため注意が必要である。

　高齢期のうつは、症状が非典型的で意欲や集中力の低下が前面にでることがある。したがって、周囲からもの忘れがひどくなったととらえられることがあり、偽性認知症とよばれる。

　高齢者では複数の疾患を合併していることが多く、そのために多くの薬剤を服用していることも多い。抗コリン作用のある薬剤や睡眠薬や抗精神病薬などの影響で認知症のような症状を呈することもあり、認知症との鑑別が重要である。医療機関で処方される薬剤以外にも、市販薬やサプリメントなどを常用していることもまれではなく、確認が必要である。

　甲状腺ホルモンの減少する甲状腺機能低下症も加齢とともに頻度が増加するが、内分泌学的な異常によって、認知症と類似の症状を呈することもあり、注意が必要である。また、ビタミンB類の不足は認知機能低下の原因となりうる。ビタミンB1

は、Wernicke脳症、ビタミンB₁₂は亜急性連合変性症の原因となる。さらに、うつや妄想性障害などの精神疾患も、高齢者では決してまれではなく認知症との鑑別に挙げられる。

3.2　もの忘れ以外に、認知症、せん妄、うつの鑑別が必要な状況

> **POINT**
> 1. ボーっとしていて反応が不明瞭な状態では、認知症、せん妄、うつも鑑別に入れる。
> 2. 入院などの環境の変化に伴う認知症の顕性化、せん妄の誘発に注意する。
> 3. 肺炎や心筋梗塞などの急性疾患がせん妄を主症状として現れることも多い。

　もの忘れとは違った観点で、高齢者において認知症、低活動性せん妄、うつを鑑別すべき状況がある。朝から呼びかけに対する反応がいつもと違って調子がおかしいといって家人が外来に連れてくる患者、入院中に夜間になって反応がおかしいと看護師から報告がある患者などである。
　バイタルサインに異常がない場合、明らかな中枢性疾患を神経学的所見から鑑別し、次に低活動性せん妄の鑑別を行う。せん妄の原因の特定においては、重篤な疾患が背景にありうることに注意する。心筋梗塞や心不全、肺炎、尿路感染症、脱水、急性腹症などを身体所見、心電図、胸部X線などの基本的な診察と検査によって除外する。せん妄の鑑別にあたっては、認知症やうつにも注意する。
　その他、薬物の影響、内分泌代謝異常などの鑑別を行う。

3.3　認知症

> **POINT**
> 1. 認知症の診断には、病歴聴取、身体診察、神経心理検査、血液検査、画像検査などが行われる。
> 2. 治療可能な病態（甲状腺機能低下症、ビタミンB₁・B₁₂不足、葉酸欠乏症、正常圧水頭症、硬膜下血腫など）を見逃さないことが重要である。
> 3. せん妄、うつなどとの鑑別が必要である。

1. 診断のための手順

　認知症の診断は、本人もしくは周囲の人による認知機能の低下への気付きから始

認知行動障害と気分障害

まることが多い。医療者は、その訴えに基づき評価を行い、必要な情報を収集し、総合的に認知症の診断を下すことになる。認知症の診断は、臨床診断基準に則り診断される。認知症の概念としての診断には、アメリカ精神医学会によるDiagnostic and Statistical Manual of Mental Disorders（DSM）の5版（DSM-5）[1]（表1）、もしくは世界保健機関による国際疾病分類第10版（ICD-10）[2]（表2）の基準が用いられることが多い。DSM-5では、認知症は、major neurocognitive disorderに相当する[1]。

　いずれの診断基準によっても、「従前からの認知機能の低下があり、それにより日常生活や社会生活に支障をきたしている状態が、一時的ではなく持続している状態」という点で一致している。したがって、認知症の診断のためには、本人および周囲の情報提供者から、①以前と比べて認知機能低下が存在するのか、存在するとすれば②いつ頃からか、③認知機能の低下の始まりから現在までの経過（なだらかな低下、階段状の低下、低下なし）、④認知機能障害の程度（日常生活への支障）についての情

第3章

表1　DSM-5によるmajor neurocognitive disorderの診断基準

A	1つまたはそれ以上の認知ドメイン（複雑性注意・実行機能・学習と記憶・言語・知覚‐運動・社会認知）で以前の活動レベルから明らかな認知障害をきたしている下記に基づく証拠がある。 　1．個人、よく知られた情報者、もしくは臨床家の認知機能における明らかな低下があるという考え。 　2．認知パフォーマンスが、標準化された神経心理学的試験において障害されている。それなしでも、別の定量化された臨床評価において相当に障害されている。
B	認知欠損が日常生活における自立性を障害している（最低限でも、料金の支払いや服薬管理といった日常生活の複雑な操作的活動における援助を必要としている）。
C	認知欠損はせん妄の経過でのみ現れるものではない。
D	認知欠損は他の精神障害（大うつ病性障害・統合失調症）ではうまく説明されない。

（日本精神神経学会 日本語版用語監修, 高橋三郎 ほか監訳：DSM-5 精神疾患の診断・統計マニュアル. より引用改変）

表2　ICD-10による認知症診断基準の要約

G1	以下の各項目を示す証拠が存在する。 　1）記憶力の低下 　　新しい事象に関する著しい記憶力の減退、重症の例では過去に学習した情報の想起も障害され、記憶力の低下は客観的に確認されるべきである。 　2）認知能力の低下 　　判断と思考に関する能力の低下や情報処理全般の悪化であり、従来の遂行能力水準からの低下を確認する。 　1）、2）により、日常生活動作や遂行能力に支障をきたす。
G2	周囲に対する認識（すなわち、意識混濁がないこと）が、基準G1の症状をはっきりと証明するのに十分な期間、保たれていること。せん妄のエピソードが重なっている場合には認知症の診断は保留。
G3	次の1項目以上を認める。 　1）情緒易変性 　2）易刺激性 　3）無感情 　4）社会的行動の粗雑化
G4	基準G1の症状が明らかに6カ月以上存在していて確定診断される。

15

報収集を行う。

こうした情報収集によって、以前よりも認知機能が低下し、その低下が一定期間持続し、多くの場合進行してきており、日常生活の自立が損なわれている場合に認知症を考慮することになる。身体疾患・精神疾患の既往、現存、家族歴の聴取も欠かせない。

さらに身体診察を行い、甲状腺機能低下症、感染症などを鑑別し、神経学的な所見をとる。また、薬剤の服用状況を必ず確認し、特に中枢神経機能に影響を及ぼす薬剤の影響の可能性を除外する。血液検査により代謝性疾患、内分泌疾患を除外する。さらにCT、MRIなどの脳画像診断によって、腫瘍性病変などの除外を行う。

全体的な流れを図1に示す。

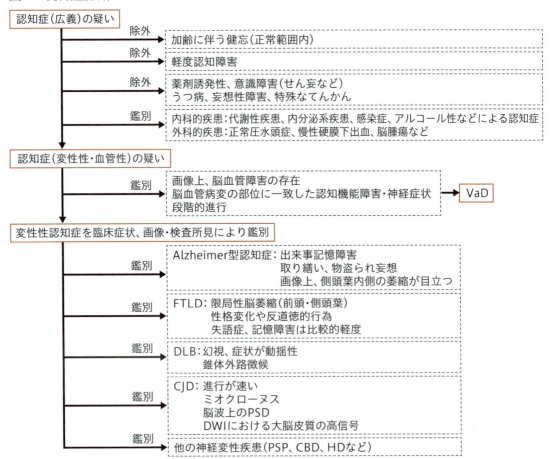

図1 認知症診断のフローチャート

VaD：血管性認知症(vascular dementia)、FTLD：前頭側頭葉変性症(frontotemporal lobar degeneration)、DLB：レビー小体型認知症(dementia with Lewy bodies)、CJD：クロイツフェルト・ヤコブ病(Creutzfeldt-Jakob disease)、PSD：周期性同期性放電(periodic synchronous discharge)、DWI：拡散強調画像(diffusion weighted image)、PSP：進行性核上性麻痺(progressive supranuclear palsy)、CBD：大脳皮質基底核変性症(corticobasal degeneration)、HD：ハンチントン病(Huntington's disease)

(認知症疾患診療ガイドライン 2017　監修 日本神経学会)

①問診

病歴の聴取が最も重要である。本人のみでなく、同居者など本人以外からの情報を収集することも大切である。いつごろからどのような症状があり、どのように経過してきたのかを聴取する。認知症の初発症状には、記銘力の低下による「約束の忘れ」「出来事の記憶がない」などの症状や、「葬式で不謹慎な発言をした」などの判断力の低下、「なんどか行ったことのある場所で道に迷う」空間認知の障害による症状などがある。さらに、認知機能低下によって、社会生活・日常生活に支障がでているかどうかについても確認する必要がある（**図1**）。

②病歴

既往歴の聴取も重要である。脳血管障害の既往が認知機能に影響を及ぼすことはいうまでもないが、生活習慣病の合併、心臓疾患の合併の有無も重要である。胃切除の既往によるビタミン B_{12} の不足はまれではない。また、使用薬剤、飲酒・喫煙の情報の聴取も重要である。特に**表3**に示す薬剤は、認知機能に影響することも多く注意が必要である。アルコール多飲のみでなく、さまざまな薬剤が認知機能に影響を及ぼす。また、高血圧や糖尿病に対する過度の治療によって低血圧や低血糖を起こしているために、認知機能に影響がでている可能性も念頭に置く必要がある。

③身体診察

血圧、体温、脈拍などの測定はもちろんのこと、身体的所見に基づき、身体疾患の有無についての情報収集を行うとともに神経学的な所見をとる。特に深部腱反射、筋力、協調運動、感覚、眼球運動、会話などについての診察が求められる。

④血液検査

血液検査の項目としては、血算、血糖、甲状腺機能、電解質、BUN/Cr、ビタミン B_1、ビタミン B_{12}、葉酸、肝機能などがチェックされるべきである。高血糖・低

表3　認知機能低下を誘発しやすい薬剤

向精神薬	向精神薬以外の薬剤
抗精神病薬 催眠薬 鎮静薬 抗うつ薬	抗Parkinson病薬 抗てんかん薬 循環器病薬（ジギタリス、利尿薬、一部の降圧薬など） 鎮痛薬（オピオイド、NSAIDs） 副腎皮質ステロイド 抗菌薬、抗ウイルス薬 抗腫瘍薬 泌尿器病薬（過活動膀胱治療薬） 消化器病薬（H_2受容体拮抗薬、抗コリン薬） 抗喘息薬 抗アレルギー薬（抗ヒスタミン薬）

（日本神経学会：認知症疾患診療ガイドライン2017.より引用）

血糖、電解質異常、脱水、ビタミンB12・葉酸欠乏、肝性脳症などは認知機能低下の原因となりうるためである。

⑤神経心理学テスト

改訂長谷川式簡易知能評価スケール（HDS-R、**P.195「巻末資料」**）、Mini-Mental State Examination（MMSE）、Mini-Cog、時計描画テストなどがスクリーニングのための基本的な神経心理テストとしてよく用いられている。HDS-RとMMSEは、どちらも30点満点の認知症のスクリーニング検査であり、HDS-Rは20/21、MMSEは23/24がカットオフとして用いられることが多い。

Montreal Cognitive Assessment（MoCA）は視空間・遂行機能、命名、記憶、注意力、復唱、語想起、抽象概念、遅延再生、見当識からなり、認知症の前段階であるmild cognitive impairment（MCI）をスクリーニングする検査である[2,3]。

⑥脳画像

CTやMRIなどの形態画像は、脳の萎縮や脳梗塞や白質病変などの虚血性の病変に関する情報を提供し、出血、腫瘍性病変の有無についての情報も得られる。single photon emission computed tomography（SPECT）、positron emission tomography（PET）などの機能画像は、脳の血流や代謝の低下についての情報を提供し認知症の鑑別診断に有用である。

2. 治療可能な認知症の診断

認知症のような症状を呈するが治療可能な病態として、特に甲状腺機能低下症、ビタミンB1・B12欠乏、葉酸欠乏症、正常圧水頭症、硬膜下血腫などを見逃さないことも重要である。また、薬剤によって認知症様の症状があらわれることもあり、服薬歴の確認は必要である。

3. 鑑別診断

鑑別診断としては、年齢による記銘力低下（**表4**）、せん妄（**表5**）、うつ病による仮性認知症などが挙げられる（**表6**）[5]。

表4 加齢に基づく記憶障害との鑑別

記憶障害	加齢によるもの	認知症疾患によるもの
特徴	行為や出来事の一部を忘れるいわゆる、ど忘れ	行為そのものを忘れる
再認	ヒントにより思い出すことが多い	ヒントによっても思い出すことは少ない
程度	社会生活に支障はない	社会生活に支障がある
頻度	最近1〜2年間で変化がない	最近1〜2年間で増えている
広がり	他の症状は目立たない	見当識障害、判断力障害、実行機能障害、失算、失書など、他の症状もみられる

（新井平伊：認知症テキストブック, 日本認知症学会編）

認知行動障害と気分障害

表5 意識障害(せん妄)に基づく記憶障害との鑑別

記憶障害	せん妄	認知症
発症	急激 発症時期が明確	緩徐
経過	変動目立つ 日内変動 日差変動	変動少ない 進行性
持続期間	数時間~数日	年単位
脳波所見	徐波 α attenuationの消失	初期には特異的所見なし(ただし、クロイツフェルトヤコブ病ではあり)

(新井平伊:認知症テキストブック,日本認知症学会編)

表6 うつ病性仮性認知症との鑑別

	うつ病性仮性認知症	認知症
もの忘れの自覚	ある	少ない
もの忘れに対する深刻さ	ある	少ない
もの忘れに対する姿勢	誇張的	取り繕い的
気分の落ち込み	ある	少ない
典型的な妄想	心気妄想(ボケてもうだめだ)	物盗られ妄想(物が盗まれて困る)
脳画像所見	正常	異常
抗うつ薬治療	有効	無効

(新井平伊:認知症テキストブック,日本認知症学会編)

▶3.4 認知症の早期発見

 POINT
1. 認知症に早期に気付き診断に至ることがかかりつけ医に求められる。
2. 早期診断のためには、頻度の高い疾患と早期の症状の理解が必要である。

1. 原因疾患

認知症は多様な原因で起こるが頻度として高いのは、アルツハイマー型認知症(AD)、脳血管性認知症(VaD)、レビー小体型認知症(DLB)、前頭側頭型認知症(FTD)であり、認知症の8割以上がこれらの疾患によると考えられる。

①アルツハイマー型認知症(AD)

ADは進行性の神経変性疾患であり、記銘力の低下に始まって徐々に認知機能が低

下していく疾患である。老人斑と神経原線維変化という2つの特徴的な病理変化が脳に蓄積することにより、シナプス機能の低下や神経細胞の脱落が生じることによって起こる。

認知症の原因疾患のなかで最も頻度が高く、約半数がADによると考えられている。通常、記憶障害によって初発し、特に最近の出来事を記憶することが困難になる。病状の進行とともに、空間認知の障害や失行・失認が顕在化してくる。

②脳血管性認知症（VaD）

VaDとは、脳血管障害に関連して出現する認知症を総称したものである。頻度としてADについで多い認知症である。ADが緩徐に進行する記銘力の低下で特徴づけられるのに対し、VaDでは、思考の緩慢さや計画性の障害（実行機能障害）、自発性の低下などが目立つことが多い。精神症状は動揺しやすく、興奮やせん妄、抑うつを伴いやすい。

③レビー小体型認知症（DLB）

DLBは、大脳皮質や皮質下にレビー小体が蓄積することによって出現する認知症である。原因疾患の頻度として3番目に多く、認知症全体の10〜20％ほどを占めるとされる。

DLBは進行性の認知機能低下を示す疾患であるが、注意力や覚醒の著しい変動に伴う認知機能の変動を伴うことが多い。また、具体的な幻視が繰り返し起こることが特徴とされる。さらに、パーキンソニズムを合併することが多く、筋固縮や寡動を認める。病初期から、空間認知の障害も強い場合が多い。また、レム睡眠行動障害を伴うことも多い。

④前頭側頭型認知症（FTD）

FTDは、前頭葉、側頭葉の萎縮によって起こる認知症である。病識は欠如し、反社会的・脱抑制的な行動をとりやすい。また、自発性の低下が目立つこともある。同じ道順での周遊や同じものを食べ続ける（甘いものが多い）などの常道的な行動も目立つ。また、生活リズムが時刻表的に画一化されることも多い。

2. 認知症への気付き

認知症で初めて気付かれる症状（初発症状）は、認知症のタイプ（疾患）によって異なる。最も多いADでは、忘れっぽい（健忘）などもの忘れで気付くことが多く、この他、言葉が出づらい（語健忘）、日付があいまい（時間の見当識障害）、計算が苦手（計算障害）、段取りができない（遂行機能障害）、怒りっぽい、億劫がる（性格変化）などがしばしばみられる症状である。特に初期の状態にみられる健忘の具体的な例としては「鍵がみつからない」「買い物に行ったが、買い忘れが増えた」などの訴えもよく聞かれる。また、自発的な行動や外出が減るなどもみられる。お金の計算がうまくできず、小さな額の買い物でもお札で支払うことが増えることもある。また、語健忘として、自分の意思を伝えるための言葉が出にくい、物の名前がでてこないなどの症状もある。

DLBでは、もの忘れ以外に、いないはずの人や小動物がみえる（幻視）、目の前の人を別の人と間違える（誤認）、夜間に大声で寝言を言う（レム睡眠行動障害）、動作が遅く転びやすい（パーキンソニズム）などが初発症状となることがある。

VaDでは、血管障害の原因によって異なるが、怒りっぽい、感情を抑えられない（感情失禁）、脱力や麻痺（神経症状）、夜間の混乱（夜間せん妄）などで気付かれることがある。

FTDでは、周囲に配慮がない、性格が変わった（性格変化）、相手の言葉の意味がわからない（語義失語）、同じ行動を繰り返すなどの症状で気付かれることが多い。

このような日常のちょっとした変化が初発症状となるため、本人が気付かない場合は家族の気付きが大切である。

▶3.5 治療方針と専門医紹介

 POINT

1. 認知症の治療は、中核症状と認知症の行動・心理症状（BPSD）に分けて考える。アルツハイマー型認知症の中核症状には、コリンエステラーゼ阻害薬とメマンチン塩酸塩が有効である。
2. レビー小体型認知症の中核症状にはドネペジルが有効である。
3. BPSDに対してはできるだけ誘因を特定し、その除去を図ることが重要である。
4. 認知症の早期段階での発見・気付き、日常的な身体疾患対応、家族の介護負担・不安への理解などがかかりつけ医に求められる。

1．治療方針

①非薬物療法

非薬物療法として、回想法、音楽療法、運動療法などが行われることがある。また、介護保険を利用したデイサービスの利用なども、他者との交流の機会を増やし、昼夜リズムの形成に有効なことがある。

②中核症状への薬物治療

中核症状への薬物療法の適応があるのは、ADとDLBである。

軽度のADに対しては、コリンエステラーゼ阻害薬（ドネペジル、ガランタミン、リバスチグミン）が適応となる。中等度以上の場合には、メマンチンも適応となる。高度の場合には、ドネペジルの高用量（10mg）も適応となる。コリンエステラーゼ阻害薬には、下痢、食欲不振などの消化器症状の副作用が現れることがある。特に投与開始時や用量変更時に多いので注意が必要である。メマンチンには、軽度のBPSD抑制作用がある可能性があり、BPSDを伴う中等度以上のADに使用を考慮する。ただし、腎機能低下のある場合には、用量に注意すべきである。

DLBに対しては、ドネペジルの適応がある。錐体外路症状の悪化がみられることもあるので注意を要する。

③ BPSD

認知症に伴う行動・心理症状（behavioral and psychological symptoms of dementia；BPSD）は、身体的・精神的ストレスに対する精神反応であることが多いので、できるだけ誘因を特定し、その除去を図ることがまず重要である。そのうえで、必要な場合には、非定型抗精神病薬を少量使用することもある。ただし、これらの薬剤は保険適用外であり、使用に際しては、家族にも十分な説明と同意を得る必要がある。

2. 専門医への紹介

認知症患者が、在宅でできる限り長くquality of lifeを維持して生活するためには、かかりつけ医による診療が重要である。認知症の早期段階での発見・気付き、日常的な身体疾患対応、家族の介護負担・不安への理解などがかかりつけ医に求められる。

ただし、少なくとも、以下のような場合には、専門医への紹介も考慮すべきであろう。

①症状が非典型的で、診断に苦慮する場合
②BPSDのコントロールが困難で、家族の介護負担の増大が懸念される場合
③多くの併存疾患があり、それらへの対応が困難な場合

専門医への紹介については、早期の医療連携を優先して紹介することもよい。

コラム

認知機能検査の診療報酬

長谷川式知能評価スケール、Mini-Mental State Examination（MMSE）など簡便な認知機能評価スケールは、CGAを実施するうえで必須の検査であり、高齢者診療において有用であることは多くの医師が理解していたものの、これまでは、こうした検査は基本診療料に含まれているものであり、別には診療報酬として算定できないとされてきたため、なかなか実地医家の診療場面で活用されにくい状況にあった。しかし、2018年度の診療報酬改定にて、認知機能評価や認知症のスクリーニングによく用いられる長谷川式知能評価スケール、MMSE、前頭葉評価バッテリー、ストループテストおよびMoCA-Jなどの「標準化され、かつ確立されたテスト」について、80点の診療報酬が算定可能となった。こうした認知機能検査を「医師が自ら、又は医師の指示により他の従事者が自施設において検査及び結果処理を行い、かつ、その結果に基づき医師が自ら結果を分析した場合にのみ」診療報酬として算定できる。ただし、「医師は診療録に分析結果を記載する」との条件がついていることに注意が必要である。

> コラム

総合機能評価を生かした認知症ケアチームの活動

　虎の門病院では「高齢者総合診療部」を立ち上げ、多職種による高齢者医療の再構築を目指している。高齢者医療を社会の一環としてとらえ直し、患者のどのような日常生活が制限され、それがなぜ起こったのかを医学的な根拠をもち総合的に考えていく。

　病棟看護師が65歳以上の入院患者にCGA7（総合機能評価簡易版）を行い、異常があれば、主治医から高齢者総合診療部に往診依頼が出る。依頼を受けた高齢者総合診療部は、CGA7の結果から、さらにVitality index、MMSE、HDS-R、Lawtonの尺度、Barthel Index、GDS15を行い、認知症やうつ、ADL、IADLの詳細な評価を行う。その後、理学的・神経学的所見、血液データ、高次脳機能検査、画像診断を駆使し、身体や大脳の障害を評価し、多職種によるケア、薬剤調整、栄養改善、転院調整も含めた医療・ケアの強化策を提案する。これらの項目はカンファレンスで、脳神経内科、老年内科、腎臓内科、内分泌内科、循環器科、精神科、放射線科、整形外科、リハビリテーションの各専門医、および看護師、臨床心理士、言語療法士、MSW（医療ソーシャルワーカー）によって議論されていく。

　また、同時に高齢者総合診療部は認知症ケアチームを内包している。認知症ケア加算は主に加算1をとっている。まず、専任ナースによる環境調整やコミュニケーションの方法について看護計画を立案する。次に神経内科・認知症・老年病専門医が認知症の評価や全身状態、錐体外路症状の有無をチェックし、行動・心理症状やせん妄に対しては、薬物ではなくケアで乗り切れるかを評価、提案する。薬物が必要と判断されれば、総合診療部の精神科医と相談し適切な投薬計画を立てる。その後も、錐体外路症状の悪化の有無、嚥下機能を評価し、薬物の早期離脱を図る。うつや統合失調症が主な障害と判断すれば、精神科リエゾンに引き継ぎ、必要に応じてNST（栄養サポートチーム）、緩和ケア、転倒転落委員会、虐待委員会の各チームとの橋渡しも行う。このように多職種の強みを生かし、総合機能評価や認知症ケア加算に必要な職種を効率良く配置させ、業務の効率化と患者への十分なメリットを引き出すよう工夫している。

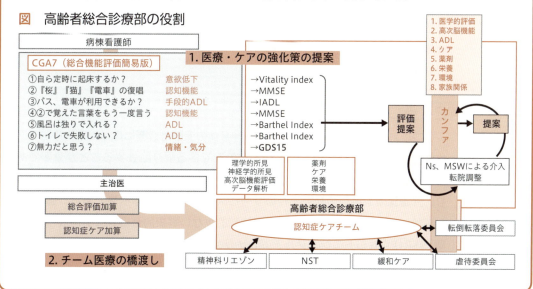

図　高齢者総合診療部の役割

▶3.6 うつ

> ☞**P O I N T**
>
> 1. 高齢者にはうつ傾向を認める頻度が高く、スクリーニングとしてはGeriatric Depression Scale-15などが用いられる。
> 2. 高齢者のうつの症状は非定型的であることが多く、さまざまな症候に対してうつの可能性を考慮することが必要である。
> 3. 心身のストレス要因を除去することが、最も重要である。
> 4. 薬物療法としては、選択的セロトニン再取り込み阻害薬(SSRI)やセロトニン・ノルアドレナリン再取り込み阻害薬(SNRI)が第一選択となる。

1. スクリーニングと診断

　高齢期のうつは、頻度も高い一方で症状が非定型的になることが多く、見逃されていることも多い。若年者に比べ悲哀の訴えが少なくなり、意欲や集中力の低下と精神運動遅延が出現することが高齢期のうつの特徴である。また、高齢者のうつ病では自殺の完遂率が高いとされており、注意が必要である。脳血管障害などの器質的な要素や薬剤に起因する抑うつ症状も高齢者に多い。

　高齢期には、身体的な愁訴が全面にでることがまれでなく、さまざまな愁訴の原因や関連、修飾因子として、うつの存在がありうる可能性を念頭に置くことが重要であろう。スクリーニングとしては、Geriatric Depression Scale(GDS)、もしくはその短縮版であるGDS-15が適している。しかしながら、認知機能低下がある場合には、テストとしての信頼性が低下するために結果の解釈に注意が必要である。

　うつによって認知症のような症状を呈することもあり、偽性認知症と呼ばれることもあり、その鑑別について**表6**に示す。しかしながら認知症とうつの合併の頻度は高く、また認知症に先駆けて抑うつ的な症状が先行することもあり、両者を明確に分けられないことも多い。

2. うつの治療

　うつに対する治療としては、まず精神身体の安静と必要に応じた薬物療法である。急性期には、ストレスの原因となるものをできる限り除去することが重要である。また社会的ネットワークによって周囲とのつながりを持てるような支援も重要であり、介護保険や各種の社会福祉のサービスの利用も考慮すべきである。薬物療法としては、抗コリン作用や鎮静作用の比較的少ない選択的セロトニン再取り込み阻害薬(SSRI)やセロトニン・ノルアドレナリン再取り込み阻害薬(SNRI)が第一選択となる。

3. 専門医への紹介

以下のような場合には、専門医への紹介をすべきである。
① 重症で食事の摂取ができないような場合
② 強い精神症状（幻覚・妄想など）を伴っている場合
③ 自殺念慮や企図がある場合
④ 双極性障害が疑われる場合
⑤ 第一選択薬にて症状の改善がない場合
⑥ 認知症との鑑別が困難な場合

▶3.7 せん妄

 POINT

1. せん妄には、準備因子、直接因子、誘発因子があり、これらの特定が予防や治療に重要である。
2. せん妄と認知症の鑑別診断は重要である。

1. せん妄の診断

高齢者では、身体疾患や環境の変化などの影響で容易にせん妄状態になる。せん妄は、注意力の集中・持続の障害が特徴であり、短期間で出現し、症状の変動が大きい。せん妄の診断基準を表7に示す。

表7 せん妄の診断基準

DSM-5によるせん妄の診断基準[*1]
A 注意の障害（すなわち、注意の方向づけ、集中、維持、転換する能力の低下）および意識の障害（環境に対する見当識の低下）
B その障害は短期間のうちに出現し（通常数時間～数日）、もととなる注意および意識水準からの変化を示し、さらに1日の経過中で重症度が変動する傾向がある
C さらに認知の障害を伴う（例：記憶欠損、失見当識、言語、視空間認知、知覚）
D 基準AおよびCに示す障害は、他の既存の、確定した、または進行中の神経認知障害ではうまく説明されないし、昏睡のような覚醒水準の著しい低下という状況下で起こるものではない
E 病歴、身体診察、臨床検査初見から、その障害が他の医学的疾患、物質中毒または離脱（すなわち、乱用薬物や医療品によるもの）、または毒物への曝露、または複数の病因による直接的な生理学的結果により引き起こされたという証拠がある

Confusion Assessment Methods (CAM)[*2]
1. 急性の発症と症状の動揺
2. 注意力の欠如
3. 思考の錯乱
4. 意識レベルの変化
1、2は必須項目であり、3、4のうち1つを満たせば診断してよい

[*1]：日本精神神経学会 日本語版用語監修, 髙橋三郎 ほか監訳：DSM-5 精神疾患の診断・統計マニュアル. より引用改変
[*2]：Inouye SK, et al: Clarifying confusion: the confusion assessment method. A new method for detection of delirium. Ann Intern Med 1990; 113: 941-8.

せん妄のタイプとしては、過活動性せん妄と低活動性せん妄がある。過活動性せん妄は必要に迫られて対応がとられることが多いが、低活動性せん妄は見逃されていることもまれではない。しかしながら、摂食不良などの原因となっていることもあるため、見逃さず対応することが求められる。

2. せん妄の発症

　高齢者では脳の器質的な疾患などを持っていることが多く、せん妄の準備因子を持っている者が多い（図2）。こうした脳の脆弱性があるところに、直接因子としての、中枢神経疾患、感染症、急性期の身体疾患などが起こり、誘発因子が加わることでせん妄が発症する。誘発因子としては、入院などの環境変化、不眠、難聴・視力低下による感覚入力の低下、身体抑制などである。

3. せん妄の予防・治療

　せん妄の予防・治療は、原因の除去が最も重要である。すなわち、直接因子となっている疾患などの治療と、誘発因子の除去である。入院時などは、できるだけ慣れ親しんだものを周りに置いたり、カレンダーや時計などを置いて見当識を保つことも重要である。眼鏡や補聴器の利用による感覚機能の低下の補助も必要である。
　脱水、便秘、尿路感染症、睡眠不足など身体的な要因が誘発因子となることもあり、生活リズムを形成して水分補給や排せつへの適切な対応などを行うことも予防・治療につながる。点滴や排せつのためのカテーテル類も誘発因子になりうるため、で

図2　せん妄発症のフローチャート

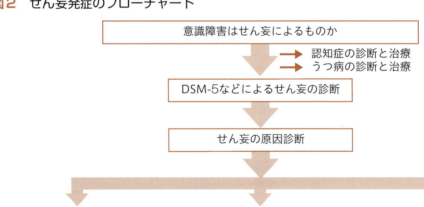

認知行動障害と気分障害

きるだけ早期の抜去を心掛けるべきである。せん妄に関連する要因は1つではなく複数であることが多く、さまざまな介入を複合的に実施することが必要である。

　非薬物的な治療では効果が不十分で、また特に活動性のせん妄で早急な対応が必要な際には、抗精神病薬の投与が行われることもある。過鎮静や不整脈、錐体外路症状などの副作用に十分な注意が必要である。

文献

1） American Psychiatric Association. Diagnostic and Statistical Manual of Mental Disorders, Fifth Edition, DSM-5. Washington,DC: American Psychiatric Association, 2013.
2） World Health Organization. International Statistical Classification of Diseases and Related Health Problems. 10th Revision. Geneva: World Health Organization, 1993.
3） Nasreddine ZS, et al：J Am Geriatr Soc , 2005；53：695-9.
4） Fujiwara Y, et al：Geriatr Gerontol Int 2010；10：225-32.
5） 日本認知症学会編：認知症テキストブック. 中外医学社, 2008.

第 **4** 章

歩行障害と動作緩慢

☞POINT

1. 歩行障害や動作緩慢の原因は、末梢神経や筋肉の障害から中枢神経疾患まで多彩であり、サルコペニア、ロコモティブシンドロームを含め適切な鑑別診断が必要である。
2. 症状が悪化するとふらつきや転倒につながり、ADLの悪化が廃用性筋萎縮をもたらし、さらにADL低下をもたらす。
3. 動作緩慢の主な原因にはパーキンソン病があり、L-ドパ投与で改善が見込める。
4. 高齢者の歩行障害の原因には軽度の意識障害や全身状態の悪化、薬物の副作用によるものもあり、全身状態から内服まで俯瞰して判断する必要がある。

高齢期の歩行障害と動作緩慢は転倒・骨折につながり、その危険を避けようと行動が狭くなりがちである。その結果、廃用性変化が進行し、さらなるADLの低下を招いてしまう。

▶ 4.1 歩行障害と動作緩慢の評価

歩行障害にはさまざまな原因があり、神経系を末梢（神経や筋肉）から中枢（脊髄や前頭葉）へ遡りながら障害部位をとらえる（**表1**）。歩行障害や動作緩慢は、体幹や下肢の筋力低下でも生じる。その原因には、筋自体の障害、神経筋接合部の障害、末梢神経障害、神経叢障害、神経根障害、脊髄障害などがある（**表2**）。動作緩慢の代

表1　高齢者の歩行障害の主なもの

1. 動揺性歩行	体幹を左右に揺すりながら歩く。中殿筋や下肢近位筋の筋力低下で生じる。
2. 鶏状歩行	つま先が挙がらず、引きずりながら歩く。主に前脛骨筋の筋力低下で生じる。
3. 脊髄性失調性歩行	膝を高く挙げ、足を地面に投げ出すように歩く。スタンスが広く体幹が左右に揺れる。脊髄後索障害や末梢神経障害による深部感覚障害で生じる。
4. 小脳失調性歩行	スタンスが広く体幹の動揺がみられる。小脳の障害で生じる。
5. 痙性歩行	両下肢の痙直による歩行障害である。膝が突っ張り、歩行時の屈伸が減少し足関節が尖足位を呈し、つま先が十分に挙がらない。両側錐体路の障害で生じる。
6. パーキンソン病様歩行	前屈前傾姿勢で肘関節が屈曲位で前腕が回内し、上肢の振りが少なく、小刻み歩行やすくみ足歩行となる。パーキンソン病やパーキンソニズムを呈する疾患でみられる。

歩行障害と動作緩慢

表2　障害部位と疾患別にみた筋力低下をきたす主なもの

1. 筋病変	①筋ジストロフィー②筋炎③内科疾患(甲状腺機能亢進症、ステロイド、悪性腫瘍)によるミオパチー④糖尿病⑤周期性四肢麻痺など
2. 神経筋接合部	①重症筋無力症②Lambert-Eaton症候群③有機リン・ボツリヌス中毒④薬物
3. 末梢神経障害	①免疫性疾患[ギラン・バレー症候群、慢性炎症性脱髄性多発神経炎(CIDP)など]②代謝性疾患(糖尿病、ビタミンB_1・B_{12}欠乏、アミロイドーシスなど)③中毒性(鉛、水銀、アルコール、トルエンなど)

表3　Hoehn & Yahrの重症度分類

Ⅰ	一側性障害で静止振戦、筋強剛(固縮)のみ出現。軽症である。
Ⅱ	両側性障害になり、四肢・体幹に静止振戦と固縮出現。姿勢異常と、動作緩慢、無動がみられ、日常生活に多少不便を感じる。
Ⅲ	無動、歩行障害著明、姿勢反射障害・方向転換の不安定・突進現象のため、ときに転倒。日常生活動作障害があるが辛うじて独自で可能。就労やや制限あり。
Ⅳ	無動、姿勢反射障害が高度で、起立・歩行障害が強く容易に転倒し介助が必要。日常生活の大半に介助。就労は不可。
Ⅴ	一人で動けず寝たきりとなる。介助による車いす生活。

表4　DIEPSS(薬原性錐体外路症状評価尺度)

下記の項目を0から4の5段階(4ほど重症)で評価する。

1. 歩行	小刻みな遅い歩き方。速度の低下、歩幅の減少、上肢の振れの減少、前屈姿勢や前方突進現象の程度を評価する。
2. 動作緩慢	動作がのろく乏しいこと。動作の開始または終了の遅延または困難。顔面の表情変化の乏しさ(仮面様顔貌)や単調で緩徐な話し方の程度も評価する。
3. 流涎	唾液分泌過多。
4. 筋強剛	上肢の屈伸に対する抵抗。歯車現象、鉛管様強剛や手関節の屈曲の程度も評価する。
5. 振戦	口部、手指、四肢、躯幹に認められる反復的、規則的(4~8Hz)な運動。
6. アカシジア(静座不能に対する自覚)	下肢のムズムズ感、ソワソワ感、絶えず動きたいという衝動などの内的不穏症状とそれに関連した苦痛。運動亢進症状(身体の揺り動かし、下肢の振り回し、足踏み、足の組み換え、ウロウロ歩きなど)についても評価する。
7. ジストニア	筋緊張の異常な亢進によって引き起こされる症状。舌、頸部、四肢、躯幹などにみられる筋肉の捻転やつっぱり、持続的な異常ポジション、舌の突出捻転、斜頸、後頸、眼球上転、ピサ症候群などを評価する。
8. ジスキネジア	運動の異常に亢進した状態。顔面、口部、舌、顎、四肢、躯幹にみられる他覚的に無目的で不規則な不随意運動。舞踏病様運動、アテトーゼ様運動は含むが、振戦は評価しない。
9. 概括重症度	錐体外路症状全体の重症度。

(稲田俊也:DIEPSSを使いこなす 改訂版 薬原性錐体外路症状の評価と診断-DIEPSSの解説と利用の手引き-.より引用改変)

表的な疾患にはパーキンソン病があり、高齢者には薬剤性パーキンソニズムに留意する。その評価方法には、パーキンソン病ではHoehn & Yahrの重症度分類(表3)があり、薬剤では薬原性錐体外路症状評価尺度(DIEPSS)(表4)がある。

▶4.2　歩行障害と動作緩慢の原因と対策

歩行障害の原因は多岐にわたるが、意識障害、心肺を含めた全身性の病態、運動

器の痛み、パーキンソン症候を見逃さず、発症様式と経過を十分把握することが大切である（**表5**）。意識清明で運動器の痛みや変形が伴わない場合、動作緩慢は錐体外路症状（パーキンソニズム）が主となる。

表5　高齢者にみられる歩行障害の原因

1.　軽度の意識障害	催眠・鎮静作用・筋弛緩作用をもつ薬、降圧薬により、ふらつきが生じ、俊敏な動作が困難になる。熱中症、脳血管障害、起立性低血圧、脳炎・脳症の意識障害、てんかんなど。
2.　全身性疾患	脱水、低栄養、心・呼吸不全、甲状腺機能低下など。
3.　四肢の筋痛や関節痛によるもの	変形性股・膝・足関節症、足底腱膜、変形性頸椎症・腰椎症、脊椎管狭窄症、骨折・脱臼、椎間板ヘルニア、リウマチ性多発筋痛症など。
4.　急性の運動麻痺	脳・脊髄の血管障害、椎間板ヘルニアなど。
5.　慢性的な筋力低下	サルコペニア、脳脊髄疾患・筋疾患・骨折の後遺症、廃用性筋萎縮。
6.　パーキンソン病	パーキンソン症候群。
7.　平衡障害・失調	頭位性めまい、メニエル病。
8.　その他	視聴覚障害、進行した認知症、自発性低下など。

1.　パーキンソン病

　動作緩慢、歩行障害、安静時振戦、易転倒を特徴とする。L-ドパによる補充療法で症状やQOLを改善させ、転倒リスクを減らせる。原因となるα-シヌクレイン蛋白質は末梢神経から大脳まで全身に蓄積し、便秘や起立性低血圧などの自律神経症状、うつ、意欲低下、幻視、注意障害、病的賭博などの大脳由来症状を呈する。主症状が1年以内に出るかどうか（one year rule）で幻視、レム睡眠行動障害、覚醒レベルの動揺、抗精神病薬への感受性亢進を特徴とするレビー小体型認知症と区別する。MRI画像では特異的な所見はなく、心臓の交感神経節後線維の変性を反映するMIBG心筋シンチグラフィやドーパミントランスポーターの障害を評価するDAT SPECTで、パーキンソン病やレビー小体型認知症の診断が可能である。

2.　パーキンソン症候群

　パーキンソン病でみられる振戦、無動・寡動、筋強剛（固縮）、姿勢・歩行障害のうち2つ以上満たすものをいう。薬剤性、脳血管性、正常圧水頭症、中毒性、脳炎性や、進行性核上性麻痺、多系統萎縮症、皮質基底核変性症などの神経変性疾患によるものがある。薬剤性や正常圧水頭症は症状の改善が見込め、脳血管性は階段的な症状の進行を呈する。神経変性疾患によるものは発症から数年で寝たきりとなるものもある。

文献

1）　犬塚　貴：高齢期の歩行障害と動作緩慢. 日老医誌 2013；50：33-5.
2）　小川純人：ふらつき・転倒. 内科 2018；121（4）：622-4.
3）　水野美邦編：神経内科ハンドブック第5版. 医学書院，2016.

第5章 転倒と骨折

▶ 5.1 転倒リスクの評価

> **POINT**
> 1. 転倒要因には内的要因と外的要因がある。
> 2. 高齢者診療では転倒リスクを評価し、リスク軽減を目的とした介入を行うべきである。

1. 転倒の要因

　転倒は日常生活で多く発生するのみならず、病院入院中、施設入所中ではさらに頻度の高い老年症候群である。転倒に伴う脆弱性骨折も多い。なかでも大腿骨近位部骨折は生命予後と機能予後に大きな負の影響を及ぼす。従って高齢者診療では転倒リスク評価は必須である。

　転倒の要因は大きく内的要因と外的要因に分けることができる（表1）。内的要因とは、平衡維持機能の低下によってバランスを崩すことや運動機能の低下によってつまずきやすくなることをはじめとする本人の身体的要因である。例えば骨粗鬆症を背景とする脊椎圧迫骨折は重心を前方に移動させ動揺性を増加させる。骨格筋量、筋力の低下を背景とするサルコペニアは下肢筋力の低下により転倒リスクが増加する。睡眠薬、降圧薬、血糖降下薬もふらつきの原因となることがある。外的要因は段差などの自宅ならびにその周辺のさまざまな物が転倒リスクとなる。

2. 転倒リスクの評価方法

　転倒リスク評価には、チェック表を用いるスクリーニング評価とバランス機能を

表1　転倒の原因

内的要因	外的要因
サルコペニア、ロコモ めまいや失神 せん妄や錯乱 歩行障害 廃用性障害 視力障害 酩酊 薬物の使用 （睡眠薬、向精神薬、抗ヒスタミン薬、降圧薬、血糖降下薬など）	滑りやすい床表面 目の粗いじゅうたん カーペットのほころび 固定していない障害物 家財道具の不備・欠陥 照明の不良 戸口の踏み段

表2 転倒リスク評価表

1. 過去1年に転んだことがありますか？ 　　「はい」の場合、転倒回数（　　　回／年）	（はい	いいえ）
2. つまずくことがありますか	（はい	いいえ）
3. 手すりを使わないと階段昇降ができませんか	（はい	いいえ）
4. 歩く速度が遅くなってきましたか	（はい	いいえ）
5. 横断歩道を青のうちに渡りきれますか	（はい	いいえ）
6. 1kmくらい続けて歩けますか	（はい	いいえ）
7. 片足で5秒くらい立つことができますか	（はい	いいえ）
8. 杖を使ってますか	（はい	いいえ）
9. タオルは固く絞れますか	（はい	いいえ）
10. めまい・ふらつきがありますか	（はい	いいえ）
11. 背中が丸くなってきましたか	（はい	いいえ）
12. 膝が痛みますか	（はい	いいえ）
13. 目が見えにくいですか	（はい	いいえ）
14. 耳が聞こえにくいですか	（はい	いいえ）
15. もの忘れが気になりますか	（はい	いいえ）
16. 転ばないかと不安になりますか	（はい	いいえ）
17. 毎日、お薬を5種類以上飲んでいますか	（はい	いいえ）
18. 家の中が暗く感じますか	（はい	いいえ）
19. 家の中によけて通るものがありますか	（はい	いいえ）
20. 家の中に段差がありますか	（はい	いいえ）
21. 階段を使わなくてはなりませんか	（はい	いいえ）
22. 生活上、急な坂道を歩きますか	（はい	いいえ）

5、6、7、9は「いいえ」を、それ以外は「はい」を1点とし、10点以上が転倒のハイリスク。

（鳥羽研二ほか：日老医誌 2005；42：346-62）

中心として身体機能を評価する方法がある。

　質問紙によるスクリーニングとしては、鳥羽らの転倒リスク評価表がある（**表2**）。22項目を用いて10点以上で転倒リスクが高いと判断される。感度、特異度ともに70%以上である。

　バランス機能評価では静的バランス能力と動的バランス能力の2種類がある。静的バランス能力の代表的な検査は開眼片足立ち時間の測定である。靴をはいたまま、または素足で行う。両手を腰に当て片脚を床から5cmほど挙げ、片足立ち可能時間を測定する。本検査においては15秒未満であると転倒リスクが高いと判断する。動的バランス能力ではTUG（Timed Up and Go Test）が代表的である。本検査においては11秒以上で異常と判断される。

▶ 5.2 原因に基づく転倒予防の実際

☞ P O I N T

1. 医療スタッフのみならず、高齢者本人、その家族にも転倒予防の重要性を啓発する。
2. 転倒リスクを多方面から評価し、介入方法をさまざまな職種から提案する。

転倒と骨折

表3 転倒予防対策

・用具(杖、シルバーカー、歩行器、松葉杖、下肢装具など)
・環境整備(手すり、柵など)
・ベッド環境(スタッフセンターまでの距離など)
・トイレ環境(手すり、トイレの種類、監視の要否など)
・センサー(離床センサーなど)
・障害予防(ヒッププロテクター、衝撃吸収マット、保護帽など)

1. チームでの転倒予防

　転倒予防にあたっては内的要因と外的要因を評価し、医療スタッフのみならず高齢者本人ならびにその家族に対して転倒予防の重要性を啓発するとともに、転倒予防対策を包括的に実施する。

　病院、施設内での転倒・転落予防は医療安全管理上の最重要課題の1つでもあり、チーム医療の一環として取り組む。簡易版転倒リスク評価、開眼片足立ち時間、TUGなどを施行して転倒リスクの評価を行い、高リスク者には転倒予防対策を実施する。具体的な例としては、認知機能の程度により対象者を区別したうえで、歩行能力、起居動作、起き上がり動作といった機能的観点から転倒リスクを評価し**表3**のような対策をたてる。これらの実施項目を具体的に明示し、多職種間において患者像を共有化し、多方面から予防対策を具体的に提案する。

　病院、施設においては外的な転倒要因は最大限配慮されている一方で、一般の住居では**表1**で示した外的要因に関する配慮も必要となる。これらに関しては介護者やケアマネジャーから転倒リスクとなる外的要因をリストアップしてもらい、できる限り転倒リスクをなくすように多職種で努力する。特に訪問診療を行う医療従事者は診察のみならず外的要因による転倒リスク評価も行い、高齢者本人のみならず同居者に転倒リスクとなる家庭環境を指摘し改善を指導する。

▶ 5.3　骨粗鬆症の診断と骨折リスクの評価

☞ P O I N T

1. 家族歴と身長の低下に関する問診、胸腰椎のX線撮影による椎体の骨折評価を行う。
2. 続発性骨粗鬆症の原因となる疾患など低骨量を呈する疾患の鑑別診断を行う。

1. 骨粗鬆症診療における留意点

　骨折リスクの早期発見においては骨密度測定が柱となる。骨密度は遺伝性が大きな要因となる。例えば、母娘間の骨密度での遺伝性は前腕骨骨密度で72%、大腿骨近位部で67%という報告もあり、骨密度における遺伝の影響はおおよそ50%から

70％程度である。また両親の大腿骨近位部骨折歴がある場合、骨粗鬆症性骨折のリスクは1.54倍、大腿骨近位部骨折のリスクは2.27倍と強い影響があり、家族歴の聴取は重要である。WHO（世界保健機関）が開発したFRAX®は将来10年間の骨折確率を12項目の骨折の危険因子から算出することができる有用なツールであるが、その危険因子の1つにも両親の大腿骨近位部骨折歴がある。

　25歳時の身長より4cm以上の身長低下がある場合は椎体骨折を罹患しているリスクは2.8倍と報告されており、身長低下が認められている場合は必ず胸腰椎X線撮影を行う。また身長低下の自覚がないことも多いので、高齢者の骨粗鬆症診療においては初診時に胸腰椎X線撮影を考慮する。椎体骨折の評価に関しては「骨粗鬆症の予防と治療ガイドライン2015年版」に従い、定量的もしくは半定量的評価法を用いる（図1）。この半定量的評価法でグレード1以上にあてはまる場合は椎体骨折と判定する。

図1　椎体変形の半定量的(SQ)評価法
骨折による椎体変形の程度を、隣接椎体と比較した場合の椎体高（前縁高、中央高または後縁高）または椎体面積の減少率から判定する。

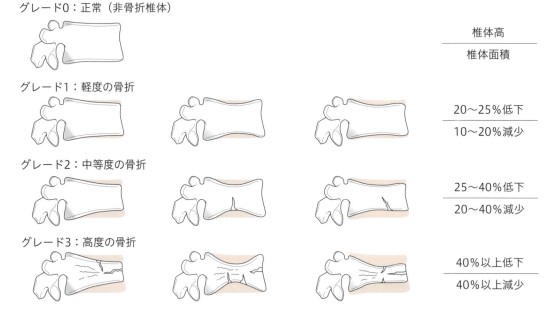

(Genant HK, et al：Vertebral fracture assessment using a semiquantitative technique. J Bone Miner Res 1993；8：1137-48．より引用改変)

2．骨粗鬆症の診断基準

　本邦での2015年版原発性骨粗鬆症の診断基準を図2に示す。この診断基準は原発性骨粗鬆症に対しての基準であり、低骨量をきたすその他の疾患ならびに原発性副甲状腺亢進症のような続発性骨粗鬆症の原因を鑑別・除外診断していることが前提

転倒と骨折

図2　原発性骨粗鬆症の診断基準（2012年度改訂版）

原発性骨粗鬆症の診断は、低骨量をきたす骨粗鬆症以外の疾患、または続発性骨粗鬆症の原因を認めないことを前提とし、下記の診断基準を適用して行う。

Ⅰ．脆弱性骨折[#1]あり

　1．椎体骨折[#2]または大腿骨近位部骨折あり

　2．その他の脆弱性骨折[#3]あり、骨密度[#4]がYAMの80％未満

Ⅱ．脆弱性骨折[#1]なし

　骨密度[#4]がYAMの70％以下または − 2.5 SD以下

YAM：若年成人平均値（腰椎では20〜44歳、大腿骨近位部では20〜29歳）

#1：軽微な外力によって発生した非外傷性骨折。軽微な外力とは、立った姿勢からの転倒か、それ以下の外力をさす。
#2：形態椎体骨折のうち、3分の2は無症候性であることに留意するとともに、鑑別診断の観点からも脊椎X線像を確認することが望ましい。
#3：その他の脆弱性骨折；軽微な外力によって発生した非外傷性骨折で、骨折部位は肋骨、骨盤（恥骨、坐骨、仙骨を含む）、上腕骨近位部、橈骨遠位端、下腿骨。
#4：骨密度は原則として腰椎または大腿骨近位部骨密度とする。また、複数部位で測定した場合にはより低い％またはSD値を採用することとする。腰椎においてはL1〜L4またはL2〜L4を基準値とする。ただし、高齢者において、脊椎変形などのために腰椎骨密度の測定が困難な場合には大腿骨近位部骨密度とする。大腿骨近位部骨密度には頸部またはtotal hip（total proximal femur）を用いる。これらの測定が困難な場合は橈骨、第二中手骨の骨密度とするが、この場合は％のみ使用する。
付記：骨量減少（骨減少）[low bone mass (osteopenia)]：骨密度が − 2.5 SDより大きく− 1.0 SD未満の場合を骨量減少とする。

［日本骨代謝学会、日本骨粗鬆症学会合同 原発性骨粗鬆症診断基準改訂検討委員会：原発性骨粗鬆症の診断基準（2012年度改訂版）より引用］

となる。骨量を測定しなくても椎体もしくは大腿骨近位部において脆弱性骨折が認められる場合は骨粗鬆症と診断される。脆弱性骨折とは、低い段差における転倒などによる軽い衝撃力で起こった骨折をさす。

　骨量の測定法としてはDXA（dual-energy X-ray absorptiometry）法が最もよく用いられている。測定部位としては腰椎もしくは大腿骨近位部の測定を行うことが多い。腰椎においてはL1〜L4またはL2〜L4を基準値とする。ただし、高齢者において、脊椎変形などのために腰椎骨密度の測定が困難な場合には大腿骨近位部骨密度を用いる。大腿骨近位部骨密度には頸部またはtotal hip（total proximal femur）を用いる。これらの測定が困難な場合は橈骨、第2中手骨の骨密度とする。もし、複数部位で測定した場合にはより低い値を採用する。骨粗鬆症の診断は、若年成人（20〜44歳）の骨量の平均値（young-adult mean；YAM値）との比較によって行う。骨量がYAM値の70％未満であれば骨粗鬆症、70％以上80％未満であれば骨量減少と判断される。

▶5.4 骨粗鬆症の治療と骨折予防

1. 脆弱性骨折の既往、骨量測定、家族歴、FRAX®などを活用しガイドラインに沿った治療開始を心がける。
2. 治療効果に関しては骨量測定のみならず骨代謝マーカーも活用し、治療効果を患者と共有することで骨折の一次ならびに二次予防を目指す。

1. 骨粗鬆症の治療開始基準

「骨粗鬆症の予防と治療のガイドライン2015年版」で提唱されている骨粗鬆症治療のフローチャートを図3に示す。大腿骨頸部もしくは椎体に脆弱性骨折があるなら

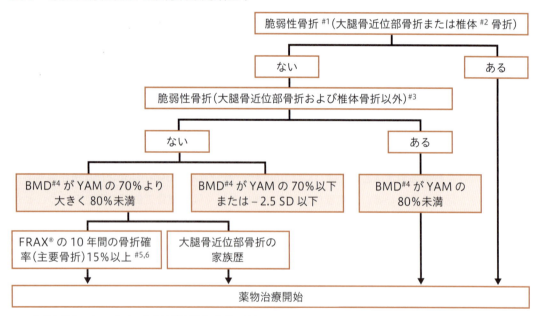

図3 原発性骨粗鬆症の薬物治療開始基準

#1：軽微な外力によって発生した非外傷性骨折。軽微な外力とは、立った姿勢からの転倒か、それ以下の外力をさす。
#2：形態椎体骨折のうち、3分の2は無症候性であることに留意するとともに、鑑別診断の観点からも脊椎X線像を確認することが望ましい。
#3：その他の脆弱性骨折；軽微な外力によって発生した非外傷性骨折で、骨折部位は肋骨、骨盤（恥骨、坐骨、仙骨を含む）、上腕骨近位部、橈骨遠位端、下腿骨。
#4：骨密度は原則として腰椎または大腿骨近位部骨密度とする。また、複数部位で測定した場合にはより低い％またはSD値を採用することとする。腰椎においてはL1～L4またはL2～L4を基準値とする。ただし、高齢者において、脊椎変形などのために腰椎骨密度の測定が困難な場合には大腿骨近位部骨密度とする。大腿骨近位部骨密度には頸部またはtotal hip（total proximal femur）を用いる。これらの測定が困難な場合は橈骨、第二中手骨の骨密度とするが、この場合は％のみ使用する。
#5：75歳未満で適用する。また、50歳代を中心とする世代においては、より低いカットオフ値を用いた場合でも、現行の診断基準に基づいて薬物治療が推奨される集団を部分的にしかカバーしないなどの限界も明らかになっている。
#6：この薬物治療開始基準は原発性骨粗鬆症に関するものであるため、FRAX®の項目のうち糖質コルチコイド、関節リウマチ、続発性骨粗鬆症にあてはまる者には適用されない。すなわち、これらの項目がすべて「なし」である症例に限って適用される。

（日本骨粗鬆症学会：骨粗鬆症の予防と治療ガイドライン2015年版．より引用改変）

転倒と骨折

治療開始となるので、前述した椎体のX線撮影は治療開始の1つの判断材料となる。また骨折がなくても、骨量測定でYAM値が70％未満なら治療の対象となる。

骨密度測定により骨密度が70％より大きく80％未満の場合にWHOのFRAX®（http://www.shef.ac.uk/FRAX）を利用し、個人の将来10年間の骨折発生確率が15％以上であれば骨粗鬆症治療を考慮する。FRAX®の評価項目は問診でほとんどの情報を得ることができ骨密度測定は必須でないため、FRAX®を用いた将来の骨折リスクの判定は骨量測定機器を有しない一般外来でも評価可能である。

また、尿もしくは血液で骨代謝マーカーの測定を行う。骨代謝マーカーの著しい異常や顕著な骨量減少が存在する場合は、多発性骨髄腫などの続発性骨粗鬆症の鑑別を行う。

2．骨粗鬆症治療薬における留意点

骨粗鬆症の薬物治療における服薬状況は、治療開始後1年で半数近くの症例で処方どおりの服薬ができずに脱落してしまう[1]。従って服薬管理が重要となる。

骨粗鬆症治療薬による効果判定は骨代謝マーカーの変化により評価可能である。ビスホスホネート、デノスマブ、SERM（選択的エストロゲン受容体作動薬）、エルデカルシトールといった骨吸収抑制薬の治療効果の評価は、骨吸収マーカーで評価する。これら薬剤において骨吸収マーカーは開始後3カ月で有意に低下するので、骨吸収マーカーは治療開始時ならびに治療開始3～6カ月後に2回目の測定を行い、変化率を算出する。骨形成マーカーは骨吸収マーカーに3カ月程度遅れて低下するので6カ月程度の間隔をあけてから再測定を行い、変化率を算出する。各マーカーで算出された最小有意変化（minimum significant change；MSC）を超える変化が見出された場合に有意な効果があったと判断する。

ビスホスホネート、SERM、テリパラチド、デノスマブなどの治療効果が骨代謝マーカーで評価可能と考えられる薬剤において、尿ならびに血液の採取時間が治療前後で同一にもかかわらず両者の差がMSCを超えて変化しない場合、薬物の効果はなかったと判断する。薬効がなかった際の原因には**表4**のような原因が考えられる。

最も重要な原因としては不十分な服薬状況が挙げられる。従って骨代謝マーカーでの効果が認められなかったときには服薬状況を問診で確認する。認知機能低下に伴う内服不十分な状態も考えられるので、問診は重要となる。同居者がいる場合は同居者に飲み忘れがないかを確認する。また一般に骨代謝マーカーの値には日内変動があり、朝高く、午後に低下する。午後の骨代謝低下の程度に個人差が大きいことを考慮すると、早朝空腹時の採取のほうが治療効果判定度が高い。また腎機能障害で測定値に影響を与えるマーカーとしては、DPD、NTX、CTX、ucOCが知られており、Stage 3以上の腎機能障害では使用を控えることが推奨される。TRACP-5b、P1NPならびにBAPは腎機能の影響は少ない。

第5章

37

表4 骨粗鬆症治療中の骨代謝マーカーでの薬効評価で薬効が認められなかった際の原因

1. 測定の変動、検体採取に関連した原因 ①治療開始時と測定時刻が異なっている ②長期にわたる測定のための誤差(季節変動、患者の状態の変化など) ③測定開始後、再度測定した際の測定間隔が短すぎた ④測定を行った検査機関が変更になった
2. 不十分な服薬状況 ①ビスホスホネート製剤の内服法が守られていなかった(食後内服など) ②服薬に対するアドヒアランスの低下
3. 続発性骨粗鬆症を発症する他の疾患の合併
4. 最近発症した骨折が原因による骨代謝回転の上昇

3. 骨量ならびに臨床症状による治療効果の判定

　骨量測定は骨粗鬆症の診断のみならず治療効果の判定に用いられる。骨量の変化は骨量測定 [変動係数 (coefficient of variation; CV)] を考慮したうえで実際の変化量を用いて有意性を評価する。CVに一定の値を掛けた値を最小有意変化 (least significant change; LSC) とよび、LSCが骨量の経過観察時の検出限界と考えられる。治療による骨量変化の検出感度は腰椎正面でのDXA法が高い。大腿骨では全大腿骨近位部DXA法の感度が高い。CV値は腰椎正面で1〜2%ならびに全大腿骨近位部で1〜3%となっており、これらを効果判定として用いることが多い。橈骨遠位1/3でのDXA法や踵骨での超音波法による骨量測定はCV値は小さいが、治療による変化率も小さいため、治療効果判定には適さない。

　効果判定のタイミングは予想される骨量変化率とCVから算出されるLSCを参考にして決定できる。ここから概算すると治療開始後、骨量が3.4%以上の効果を見出したときに有意な治療効果があったとして、治療を継続する。テリパラチド、ビスホスホネート、デノスマブ、SERM、エルデカルシトールといった骨量増加作用を有する薬剤を使用した際は1年後に骨量測定を行い、骨量が予測されるLSC以上に増加した場合は治療効果があったと判断し、治療継続の指標とする。ただし、骨量変化率には無治療の状態だと加齢や閉経に伴う減少率と治療による増加効果が相殺している可能性もある。また、骨吸収抑制薬による骨量増加率と骨折抑制効果には強い関連が見出されないこともあり、有意な骨量増加作用がないからといって無効とは判断せずに骨代謝マーカーを含めた総合的な判断が必要となる。

　脊椎X線撮影による治療効果の評価においては治療経過中における新規骨折の有無を評価することが重要である。脊椎圧迫骨折を判定する場合には前述した定量的評価法または半定量評価法を用いて行う。

　骨粗鬆症における治療開始後の経過観察に際しては新規骨折の有無、腰背部痛などの自覚症状、運動機能の評価、身長低下などの身体所見、環境や患者本人における骨折リスク評価、さらに副作用の出現の観察が重要である。その際、前述した骨

代謝マーカーに加え、血中カルシウム、尿中カルシウム、リン、アルカリホスファターゼ、クレアチニン値をはじめ肝機能、腎機能などの生化学検査も副作用発現や治療効果の判定に用いる。

▶5.5 主要な骨折への対応

 POINT
1. 椎体骨折に関しては保存療法ならびに疼痛コントロールが治療の主体となるが、近年では外科手術（Balloon Kyphoplasty；BKP）が行われることもある。
2. 大腿骨近位部骨折の多くは手術適応となるため、早期診断が重要となる。診断が困難な症例ではMRIを活用して確定診断を行う。

1．骨粗鬆症性椎体骨折の対応

　骨粗鬆症性椎体骨折は骨粗鬆症を背景とする脆弱性骨折のなかで最も頻度の高い骨折である[2]。骨粗鬆症性椎体骨折の約2/3は無症状であるといわれている[3]。椎体骨折が臨床的に問題となる場合には、寝返り、起き上がり、座位からの立ち上がりなどの動作に伴う体動時痛を認める。高齢者の腰背部痛、特に体動時に伴う疼痛は外傷起点がなくても脆弱性骨折がある可能性を念頭に置いて診察する。画像診断においては前述した脊椎X線像で椎体骨折を認めても、過去に発生した陳旧性骨折であるのか、臨床症状を呈する新鮮な椎体骨折であるかを判断することは困難である。その際には以前のX線像と比較する。比較する情報がなくても、MRIでT1強調画像で低信号、かつShort T1 Inversion Recovery（STIR）像で高信号を呈する場合は新鮮椎体骨折が疑われる。

　椎体骨折による急性の骨折がある場合には治療装具を主体とした保存的療法が第一選択となる。また、体動時の疼痛が強い場合に対しては安静とともに非ステロイド性鎮痛薬、アセトアミノフェンなどによる疼痛コントロールも必要である。その際には薬剤による副作用としての上部消化管障害の可能性を念頭に置いて、プロトンポンプ阻害薬の使用も含めた対策を考慮する。特に腎機能障害が認められる場合には定期的に採血を行い、鎮痛薬開始後の腎機能への影響をモニターする。

　保存的治療による体動時痛やADLの低下が顕著な際には手術療法を考慮する必要があり、整形外科医受診を考慮する。近年、経皮的椎体形成術の1術式であるBalloon Kyphoplasty（BKP）が、本邦で最も頻繁に行われている[4]。BKPは体動時の疼痛を改善しADLを容易にする低侵襲術式であるが、続発性骨折の発生率が比較的高いことから術後も専門医と連携して慎重に経過観察する必要がある。

2．大腿骨近位部骨折の対応

　大腿骨近位部骨折の多くは転倒により発生する[5]。それ以外でも近年では介護施設などで介護の際に発生する"オムツ交換骨折"がある。骨折後は歩行時の疼痛を訴える。多くは強い疼痛のため歩行できなくなる。股関節には圧痛があり自動運動を行うことができない場合が多い。他動的に動かすと強い疼痛がある。しかし不完全骨折では疼痛はあるものの歩行できる場合もあるので、歩行できるからといって大腿骨骨折を否定することはできない。

　本邦では、高齢者の大腿骨近位部骨折における早期治療に関する明確な指針は示されていない。その一方で、英国整形外科学会（BOA）と英国老年病学会（BGS）が2007年に出版したBOA/BGS Blue Book［The Care of Patients with Fragility Fracture（BOABGS-Blue-Book）< http://www.fractures.com/pdf/BOA-BGS-Blue-Book.pdf. >］には脆弱性大腿骨近位部骨折治療に関しての明確な指標が記述されている（表5）。このように英国では高齢者の大腿骨近位部骨折には早期診断ならびに早期治療が強く優先されている。従って他動的に動かすと強い疼痛がある場合、疼痛部に内出血が見られる場合などは、たとえ起立歩行が可能であっても早期に整形外科受診を行うべきである。また、最初の受診で骨折の診断がなされなかった場合でも、疼痛が改善されない、もしくは増悪する場合には受診の翌日であっても躊躇なく再受診を行うべきである。

　大腿骨近位部骨折が疑われた場合には股関節のX線前後像と軸写像の二方向を撮影する。X線で判断できない骨折を不顕性骨折とよぶ。不顕性骨折にはMRIの診断が必要となる。このように大腿骨近位部骨折の診断は困難を呈することが多く、その初期治療は入院が基本となるため、診断においては入院施設を有する整形外科医へのコンサルトは必須である。

　大腿骨近位部骨折は大腿骨頸部骨折、頸基部骨折、転子部骨折、転子下骨折など手術が第一選択となる。大腿骨転子部骨折の不完全骨折では保存治療が可能である。骨頭軟骨下骨折も杖使用などで荷重歩行を制限して経過観察を行うが、疼痛が持続する場合は人工骨頭置換術などの手術を行う。

3．骨折の二次予防

　図3に示したように、脆弱性骨折を受傷した患者は骨密度などの検査を受けなくても骨粗鬆症と診断し、骨粗鬆症の薬物治療適用となることを忘れてはならない。アレンドロネートやリセドロネート、デノスマブなどの骨粗鬆症治療薬の骨折予防率は40～50％程度であり、最初の脆弱性骨折の後に確実に薬物治療を開始すれば反対側の大腿骨近位部骨折の頻度を約半分にできる可能性がある[6]。しかしながら現状においても骨粗鬆症の治療を受けていない患者が多数存在し、1度目の大腿骨近位部骨折受傷後に骨粗鬆症の治療を受けていた者はわずかに19％であったとの報告もある[7]。このように本邦では脆弱性骨折を受傷したにもかかわらず骨粗鬆症の治療がほとんど行われておらず、二次骨折予防の取り組みがきわめて不十分である現

転倒と骨折

表5 Six standards for hip fracture care

1. すべての大腿骨近位部骨折患者は、来院してから4時間以内に救急整形外科病棟に入院させなければならない。
2. すべての全身状態に問題のない大腿骨近位部骨折患者は、入院後48時間以内の通常勤務時間帯に手術をしなければならない。
3. すべての大腿骨近位部骨折患者は、褥瘡のリスクを最小にするよう評価しケアしなければならない。
4. すべての脆弱性骨折患者は、入院時から定期的な救急整形外科診療を受けられるよう整形外科病棟に入院させなければならない。
5. すべての脆弱性骨折患者は、二次骨折を予防するために骨粗鬆症治療の必要性を評価しなければならない。
6. 転倒によって脆弱性骨折を生じたすべての患者は、今後の転倒を予防するために学際的な評価と介入を行わなければならない。

（松下 隆：整形外科医から見た骨粗鬆症における脆弱性骨折の予防と治療の現状 日老医誌 2019；56：130-5）

状を理解する必要がある。

　現在こういった状況を打開するため、二次骨折の予防には多職種連携による取り組みが有効であることを考慮し、骨粗鬆症リエゾンサービス（Osteoporosis Liaison Services；OLS）を軸にした取り組みが行われている。骨折後の患者において地域、診療所ならびに病院などさまざまな場面でOLSを行うことは骨折リスクの軽減に不可欠な活動と考えられ、2014年からは骨粗鬆症マネージャーの資格認定が始まっている。看護師、理学療法士、薬剤師、診療放射線技師ならびに管理栄養士といった他職種連携で、骨折既往患者の薬物治療の継続や転倒予防の指導を行うことでの二次骨折予防がなされつつある。OLSの活動は二次骨折の予防のみならず、骨粗鬆症ならびにその予備軍まで対象を広げ骨粗鬆症の予防活動を行なっている。

文献

1) Solomono DH, et al: Arch Intern Med 2005；165: 2414-9.
2) Ross PD, et al: Int J Epidemiol. 1995；24（6）: 1171-7.
3) Lindsay R, et al: JAMA 2001；285: 320-3.
4) 戸川大輔：Medical Practice 2018；35：1731-5.
5) Committee for Osteoporosis Treatment of The Japanese Orthopaedic Association: Nationwide survey of hip fractures in Japan. J Orthop Sci 2004；9: 1-5.
6) 日本骨粗鬆症学会：骨粗鬆症の予防と治療ガイドライン2015年版
7) Hagino H, et al: The risk of a second hip fracture in patients after their first hip fracture. Calcif Tissue Int 2012；90: 14-21.

第 6 章　栄養

▶ 6.1　低栄養とは

> **POINT**
> 1. 低栄養状態が継続すると健康障害が顕在化する。
> 2. 低栄養はサルコペニア（筋肉量減少）のリスクであり、フレイルを介して要介護状態に陥る危険が高まる。
> 3. 低栄養の原因は多彩であり、包括的な治療介入が必要である。

　高齢者は、低栄養が継続すると除脂肪体重が減少し健康障害が顕在化しやすい。特にタンパク質摂取量の減少はサルコペニア（筋肉量減少）の原因であり、低栄養状態が長期間続くと筋肉量の減少から歩行障害（フレイル状態の1つ）が顕在化して要介護状態に陥る危険が高くなる。そのため高齢者の健康維持には適切な栄養摂取が重要であると強調されている。

　高齢者の低栄養の原因は、個人が持つ遺伝的素因だけでなく、加齢による生理的変化、がんなどの慢性疾患、認知症やうつ病といった精神障害、さらに独居生活や貧困といった社会的・経済的状況など多岐にわたる。介護予防の観点から、高齢者に低栄養のスクリーニングとアセスメントを施行し、加齢による生理的変化、慢性疾患、精神障害、社会的・経済的状況を勘案した包括的な栄養介入が望まれる。

1．高齢者の低栄養と健康障害

　高齢者は低栄養が原因で免疫異常、感染症、褥瘡発症、創傷治癒の遅延（手術後の回復遅延）、貧血、薬剤代謝の変動がみられるようになる。また、低栄養が原因で筋肉量減少（サルコペニア）や骨粗鬆症が目立つようになり、転倒、骨折、呼吸機能の低下、疲労感が顕在化しやすくなる。

2．介護予防と低栄養

①加齢による生理変化とサルコペニア：一次性サルコペニア

　高齢者の筋肉量は、老化（加齢による生理的変化）の過程で「筋タンパク合成」と「筋タンパク分解」の動的平衡が崩れ、「筋タンパク分解」優位に傾くことで減少する。「筋タンパク分解」が優位になるのは、老化の過程でのインスリン抵抗性の悪化と、

IGF-1や性ホルモン、成長ホルモンの低下、さらにコルチゾールやTNF-α、IL-6などの炎症性サイトカインの増加が原因である（図1）。

②**慢性炎症性疾患、廃用、低栄養とサルコペニア：二次性サルコペニア**

　がんや膠原病などの慢性炎症性疾患はサルコペニアの悪化要因である。慢性炎症性疾患では炎症性サイトカイン（TNA-α、IL-6）が加齢による生理的変化を超えて増加して「筋タンパク分解」が優位になり、筋肉の減少量が多くなる。また、廃用と低栄養もサルコペニアの悪化要因であり、日中のほとんどをベッド上で過ごすような活動量低下や食事量減少があるとIGF-1やアミノ酸などの低下から「筋タンパク合成」が劣勢になり筋肉の減少量が多くなる（図1）。

3. フレイルサイクル：低栄養とサルコペニア

　壮健からフレイルを介して要介護に移行する期間に観察されるADL低下のメカニズムは、フレイルサイクルとよばれる概念で説明される（図2）。このフレイルサイクルの起動因子は、サルコペニアと低栄養である。前述（図1）のように、高齢者は加齢による一次性サルコペニアが原因で筋肉量が減少すると筋肉量維持に必要なエネルギーも減少して食欲が低下する。加齢によるサルコペニア（一次性サルコペニア）は生理的な加齢変化と考えられ、筋肉量を増やす適切な工夫がなければ、常に筋肉量は低下し食欲は低下する。さらに、ここに二次性のサルコペニアの原因である炎症性疾患、廃用、低栄養が加わるとフレイルサイクルの回転が加速され筋肉の低下量がさらに多くなる。

　またこのサイクルが連続的に可動する過程で、全身の筋肉量低下に伴い、"体重減少"、"疲労感"、"筋力低下"、"歩行速度低下"、"活動性低下"などのFriedのフレイル因子が顕在化し、やがて要介護状態に陥っていく。

　このサイクルにブレーキをかけるには、「筋タンパク合成」の促進と「筋タンパク分

図1　高齢者の筋肉の分解と合成

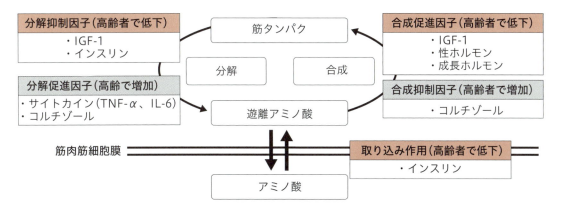

（Marcell TJ: J Gerontol A Biol Sci Med Sci. 2003 Oct; 58 (10): M911-6. より改変）

図2　フレイルサイクル：低栄養とサルコペニア

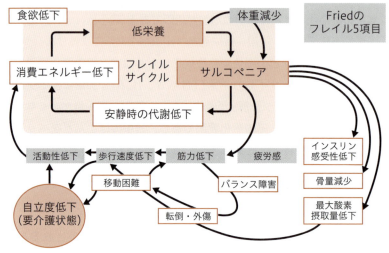

(Walston J, Fried LP: Frailty and the older man. Med Clin North Am 1999：83：1173-94.より改変)

解」の抑制が必要である。「筋タンパク合成」の促進には低栄養の改善（適切なアミノ酸摂取）と運動（IGF-1の増加を期待）が有効であり、「筋タンパク分解」の抑制には炎症性疾患の適切なコントロール（TNA-α、IL-6の低下を期待）が有効である（図1）。

▶ 6.2 低栄養のスクリーニングと診断

POINT
1. 低栄養状態のスクリーニングは、すべての高齢者が対象となる。
2. 低栄養スクリーニングで低栄養リスクありと判定されたら、低栄養の診断に進む。
3. 低栄養の診断は体重減少と体組成の変化（BMI低下や除脂肪体重減少）が必須である。

1．低栄養のスクリーニング

①栄養スクリーニングの対象
　高齢者の低栄養は病院や長期療養施設で高頻度に観察されるが、低栄養状態の高齢者の絶対数は地域社会に多く、すべての高齢者が対象となる。

②低栄養のスクリーニング方法の種類と特徴
　低栄養スクリーニング方法の種類を（表1）に示す。高齢者の低栄養スクリーニングは、食事摂取量の低下、体重減少の有無、栄養障害に関連する疾患や外傷の有無、精神障害の有無などを含む包括的なスクリーニング方法が適している。そのためSGA、MNA-SF、MUST、NRSが使用されることが多い。

栄養

表1　栄養スクリーニングの種類

	SGA	MNA-SF	MUST	NRS	GNRI	CONUT	MST	PNI
体重減少	○	○	○	○			○	
摂食量減少	○	○	○	○			○	
BMI		○	○	○				
理想体重					○			
消化器症状	○							
身体機能	○	○						
急性疾患	○	○	○	○				
精神状態		○						
身体計測	○	○						
アルブミン					○	○		○
総リンパ球						○		○
総コレステロール						○		

SGA：Patient-Generated Subjective Global Assessment、MNA-SF：Mini Nutritional Assessment-Short Form、MUST：Malnutrition Universal Screening Tool、NRS：Nutritional Screening Tool、GNRI：Geriatric Nutritional Risk Index、CONUT：Controlling Nutritional Risk Index、MST：Malnutrition Screening Tool、PNI：prognostic Nutritional Index

(Momosaki R, et al; Jpn J Rehabil Med 2017; 54: 82-6. より改変)

2. 低栄養の診断

　低栄養スクリーニングで低栄養が疑われたら、低栄養の診断へと進む。2015年の欧州臨床栄養代謝学会（ESPEN）からの勧告では、低栄養の診断には、体重減少と体組成の変化（BMI、または除脂肪量指数）が必須とされ、低栄養の疑いのある高齢者は、意図しない体重減少があり、さらにBMIの低下、または除脂肪量指数の低下があるとき、低栄養と診断される（図3）。また、低栄養の診断では低栄養状態を炎症の有無で分類している（図4）。多くの高齢者は、「飢餓に関連する低栄養」と「慢性疾患に関連する低栄養」が混在する状態にあり、この状態に急性肺炎、急性心不全などの急性疾患を発症して、さらに低栄養状態が悪化すると考えられる。

▶ 6.3　栄養アセスメント

POINT

1. 低栄養と診断されたら栄養アセスメントを施行し低栄養状態の原因とリスクを特定する。
2. 栄養アセスメントは、「病歴・診察」、「身体計測」、「体組成測定」、「臨床検査」によって行われる。

図3 低栄養の診断基準

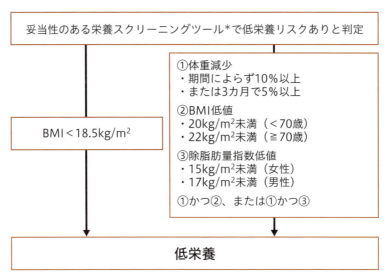

＊SGA、MNA-SF、MUST、NRSなど

（欧州臨床栄養代謝学会：2015）

図4 低栄養状態を炎症の程度で分類

炎症の有無を確認		
炎症なし	軽度〜中等度の炎症あり	高度の炎症あり
飢餓に関連した低栄養 （Starvation-Related Malnutrition）	慢性疾患に関連した低栄養 （Chronic Disease-Related Malnutrition）	急性疾患に関連した低栄養 （Acute Disease-Related Malnutrition）
慢性飢餓や 神経性食思不振症など	慢性腎臓病、COPD、がん、膠原病、サルコペニア肥満	急性感染症、熱傷、外傷

（欧州臨床栄養代謝学会：2015）

1．病歴による低栄養リスクの特定

　低栄養の原因は多岐にわたり、「老化に伴う健康問題」、「疾患・フレイル・要介護状態・疼痛」、「不健康な行為」、「経済的・社会的状況」が低栄養と関連があるかアセスメントを行う。

①老化に伴う健康問題と低栄養

　高齢者は、老化に伴う口腔歯科の問題や、嚥下障害、胃腸障害が原因で食欲が低下して低栄養になりやすい。特に口腔歯科の問題は、義歯の不具合や口腔内乾燥などの問題を解決するだけで、食事量が増える可能性がある。また、食形態の工夫や嚥下ポジションの指導で嚥下障害による誤嚥のリスクが軽減される。胃腸問題では、

栄養

逆流性食道炎を治療することで嘔気が軽減し、水分摂取を増やすことで便秘が軽減して食欲改善が期待される。

②疾患・フレイル・要介護状態・疼痛と低栄養

高齢者は、多疾患の罹患や治療に使用される薬剤の多剤服用、認知症、うつ病、その他の精神疾患、フレイル、移動能力の低下、要介護状態、未治療の疼痛などが原因で低栄養になる。

慢性腎臓病、慢性閉塞性肺疾患（COPD）、がん、膠原病などの慢性炎症性疾患は高齢者の栄養状態を悪化させるので、低栄養改善のため疾患のコントロールに努める。また、食欲低下と関連がある薬剤を同定し可能な限り減薬・中止を試みる。また、異なる医療機関からの重複与薬や不適切な与薬などによる多剤内服は食欲低下と関連があり、薬剤整理に努める。また、認知症・うつ病などの精神疾患では食への興味が低下し食事摂取量が低下して低栄養になるが、薬物治療や環境整備で改善を試みる。また、フレイルや脳卒中後遺症などによる移動能力低下から要介護状態になった高齢者は社会参加が制限され不活発になり食欲低下・低栄養の原因となるので、不活発にならないように支援が求められる。また、疼痛は食欲低下を助長するので、疼痛の原因を診断し除痛を試みる。

③不健康な行為と低栄養

限られた食嗜好品、アルコール依存症、運動不足、健康的な食習慣に関する知識不足などが低栄養の原因となる。高齢者は咀嚼能力低下により、柔らかいパンや菓子類などを好む傾向にある。また、飲酒量が増えると副食の摂取が少なくなる。このような状態では炭水化物摂取量が増え、タンパク質、ビタミン、ミネラルの摂取量は減り栄養バランスが悪くなり、低栄養になりやすい。病院では管理栄養士による指導が可能だが在宅栄養指導の普及は限定的であり、地域的包括的な取り組みが望まれる。

④経済・社会的状況と低栄養

貧困、社会的孤立、食糧の調達不便などが低栄養の原因となる。社会参加を促す環境整備やヘルパーによる生活援助が低栄養改善に有効である。

2. 診察による低栄養リスクの特定

体重減少、皮下脂肪の減少は低栄養の可能性がある。体重の減少をマスクするような浮腫は重症低栄養の可能性が高い。筋量の低下、握力の低下で示される機能低下はフレイルの可能性があり低栄養の可能性がある。また、口、髪質、目、皮膚、爪の異常徴候は低栄養で顕在化する。

3. 身体計測による低栄養リスクの特定

①体重測定

体重減少は栄養アセスメントにおける重要な要素である。ESPENの低栄養の診断では、期間によらず10％以上、または3カ月で5％以上の体重減少の観察が必須で

ある。

②下腿周囲長

　下腿の最も太い部位の周囲長を測定する。下腿周囲長は高齢者の筋量を判断するのに最も信頼性の高い臨床検査法である。カットオフ値は30.5cm以下で低栄養の指標となる

4．体組成による低栄養リスクの特定

①BMI：体重(kg)/身長(m)²

　70歳以上の目標BMIは、21.25〜24.9である。ESPENの低栄養の診断ではBMI＜22かつ意図しない体重減少で低栄養と判断されるが、BMIのみに頼るべきではない。

②除脂肪量指数(kg/m²)

　BIA（生体電気インピーダンス法）、DXA（二重エネルギーX線吸収測定法）から除脂肪体重を測定して、身長測定値と合わせて除脂肪量指数（kg/m²）を求めることができる。

　除脂肪量指数の低値（女性：15kg/m²未満、男性：17kg/m²未満）は低栄養の指標であり、意図しない体重減少が同時に認められると低栄養と診断される。

5．臨床検査値による低栄養リスクの特定

　生化学的データは、低栄養の指標になる。特に血清アルブミン：3.5g/dL未満は低栄養の指標になる。アルブミンの半減期は20日ほどであり、長期的な栄養状態を反映している。

　また、血清トランスサイレチン（プレアルブミン）：10mg/dL未満も低栄養の指標となり、半減期2日と短く、短期的な栄養状態を反映する。

6．栄養管理の見直し

　「老化に伴う健康問題」、「疾患・フレイル・要介護状態・疼痛」、「不健康な行為」、「経済的・社会的状況」の低栄養リスクは解決したか、その結果、体重、BMI、除脂肪量指数、血清アルブミンの変化があるか、定期的にアセスメントを施行しその後の栄養管理を見直す。

▶6.4 低栄養状態の高齢者の栄養管理

 POINT

1. 栄養摂取経路（経口栄養、経腸栄養、静脈栄養）を決定する。
2. 必要エネルギー量、タンパク質量、および水分量を簡易式から推定し、活動量と炎症の程度で補正する。
3. 栄養不足分を経口的栄養補助食品（Oral Nutritional Supplementation；ONS）、経腸栄養、静脈栄養で埋め合わせする。
4. ONSの種類は病態に合わせて使い分ける。
5. 栄養療法開始時にrefeeding syndrome（リフィーディング症候群）の危険があるときは、10 kcal/kg/日から開始する。

1．栄養摂取経路の決定

経口摂取できないとき、または経口でのエネルギー摂取量が目標の50％に達しないときは、原則経腸栄養を使用する。また、4週間を超える経腸栄養の使用が予測される患者や、神経疾患により不可逆性の嚥下機能低下が予測される患者では、経鼻経管ではなく胃瘻からの経腸栄養が好ましい。また、消化管が使用できないとき（消化管が機能していないとき、経腸栄養が安全に実施できないとき）は、静脈栄養を使用する。

2．栄養必要量の決定

低栄養状態では現在の体重（理想体重ではない）を使用してタンパク質、エネルギー、水分の必要量を簡易式から推定する（簡易式：タンパク質：1～1.5 g/kg/日、エネルギー：30～35 kcal/kg/日、水分：30 mL/kg/日）。高齢者のエネルギー消費量は、活動量や疾患・炎症によるストレスに影響を受け、活動量が上がるほど、また疾患・炎症によるストレスが強いほど、エネルギー消費量や必要タンパク質量が多くなるので摂取不足にならないよう多めに設定する。

3．タンパク質量の調整

タンパク質必要量のベースラインを1.0～1.2 g/kg/日として、急性疾患や慢性疾患の併存時は1.2～1.5 g/kg/日、重度な疾患または顕著な栄養障害があれば1.5～2.0 g/kg/日で調整する。腎機能障害がある場合、推定GFR（eGFR）＜30 mL/分/1.73 m^{2}のときは0.8 g/kg/日で調整する。30＜eGFR＜60では腎機能をモニターしつつ0.8 g/kg/日以上使用可能で、60＜eGFRではタンパク制限なしとする。

4．栄養製品

経口摂取のみで目標のエネルギー摂取に達しないとき、ONSを用いて補充する。ONSは基本的に3大栄養素がバランスよく含まれ、エネルギー量、タンパク質量や水分量が病態に合わせて調節してあるONSも使用できる。特にエネルギーとタンパク質が多く必要な病態は心不全、COPD、がんであり、慢性腎臓病も透析期ではタンパク質が多く必要になる。

また、n3系不飽和脂肪酸、抗酸化物質、アミノ酸、アミノ酸代謝物など特殊な栄養素の摂取が有効な病態があり、それらの栄養素を含有したONSも使用可能である。

表2に、病態と有効な特殊栄養素を列記する。

5．リフィーディング症候群 （refeeding syndrome；RFS）

RFSは「飢餓状態への再栄養摂取で生じる細胞内への水分や電解質移動に伴う症候群」と定義される。生化学的検査では低リン血症だけでなく、ビタミンB_1やMgの低下、糖/タンパク質/脂質の変化があり全身臓器に障害がみられる。臓器症状として意識障害、不整脈、心不全、呼吸不全、溶血、白血球機能障害、脱力、横紋筋融解などが観察される。

BMI 18.5未満、10%以上の最近の体重減少、5日以上の経口摂取不良、アルコール依存の既往、インスリン・利尿薬・がん化学療法の薬剤使用歴などがあるときは、栄養管理を始める前に十分にビタミンを補充して、少量の栄養（10kcal/kg/日）から開始し、電解質をモニターしながら1週間ほどかけて漸増する管理が勧められる。

表2　病態に有効な特殊栄養素

病態	特殊栄養素
がん	n3系：EPA（エイコサペンタエン酸）、DHA（ドコサヘキサエン酸）
胃腸機能障害	MCT（中鎖脂肪酸）、ペプチド
サルコペニア	HMB（β-ヒドロキシ-β-メチルブチレート）、BCAA（分岐鎖アミノ酸）、ロイシン、ビタミンD
創傷・褥瘡	HMB、アルギニン、グルタミン
重症病態	抗酸化物質：EPA、GLA（ガンマリノレン酸）、免疫調整成分：グルタミン

第7章 口腔機能・嚥下機能障害

▶ 7.1 口腔機能と口腔ケア、歯科との連携

👉 POINT

1. 硬いものが食べにくい、お茶や汁物でむせる、口の渇きが気になるといった主観的訴えに速やかに対応する。
2. 口腔機能の低下は栄養摂取だけでなく、会話や容姿などへの影響も大きい。
3. 栄養や会話、容姿などの問題が口腔と関連している可能性があれば、歯科受診を勧める。
4. 代謝、循環器、呼吸器疾患など慢性疾患の管理は歯科との連携が重要である。
5. 誤嚥性肺炎の既往があれば、口腔機能の低下が疑われるため、歯科における定期的な口腔健康管理を勧める。
6. 口腔機能の低下に対しては、高齢者自身が自分ごととして取り組むことが重要であり、地域包括ケアシステムのなかで多職種で支援していく必要がある。

1. 高齢期の口腔機能の低下

　高齢期になると意欲が低下し、口腔の健康への関心も低下するため、セルフケアがおろそかになる。これにより歯周病が悪化したり、齲蝕が進行したりすると痛みなどのため食べやすい食事を選択するようになる。その結果さらに口腔機能が低下するだけでなく、味覚、食感などが損なわれ、食欲も減退する。食欲の低下は、買い物、外食、それらに伴う会話の機会を減少させ、滑舌の低下、食べこぼし、むせ、噛めない食品の増加など口腔機能の低下が急速に進行するようになる。このような状態が長期間続くと、必要な栄養素が欠乏し、身体機能の低下や感染症などを繰り返すことで、さらに意欲が低下するという悪循環に陥る（図1）。このような口腔の健康への意識の低下、口腔機能の低下、栄養状態の悪化から、最終的に摂食嚥下障害、生活機能障害に至るといった栄養（食/歯科口腔）から見たフローが提唱されている（図2）。この概念図のなかで口腔の機能低下は「オーラルフレイル」と表現される。

2. 高齢者の口腔機能と心身機能との関係

　歯の欠損や咬耗、着色、歯並びの乱れ、歯肉の退縮、口周りの皺など容姿の問題や、食べこぼし、食渣の口腔内残留、食事中のむせ、食後の痰の増加、口臭の指摘、会話や電話中に何度も聞き返されるなど、高齢者は自身の老化を実感させられる機会

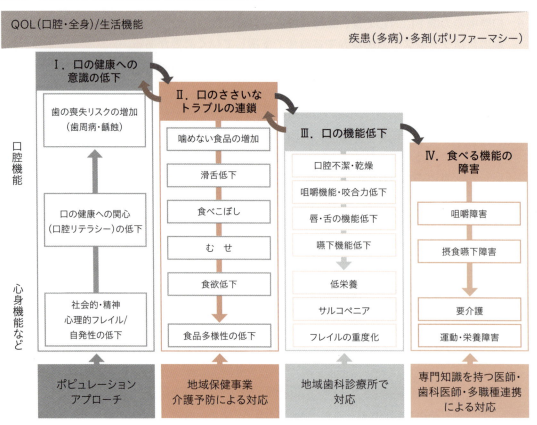

図1 口腔機能低下による悪循環

図2 栄養（食/歯科口腔）から見た虚弱型フロー

（鈴木隆雄，飯島勝矢，平野浩彦，小原由紀，菊谷 武，渡邊 裕ほか：2013.を，神奈川県オーラルフレイルプロジェクトチーム改変．2018）

が多くなってくる。これらは周囲との不調和を自覚する契機となり、人との繋がりを避けるようになる。これにより、外出、外食、会話、電話などの頻度が少なくなるだけでなく、それらを楽しむことができなくなる。これにより、抑うつが生じ、さらに外出頻度が減少すると、身体機能の低下、栄養状態の悪化、コミュニケーション能力や認知機能の低下と悪循環が加速する。これに友人、親族とのコミュニケーション不足による関係性の悪化による孤立、経済的問題などが加わることで、回復することが困難な状態に陥る。このような状況にならないようにするには、歯科を定期的に受診し、容姿の回復や摂食嚥下、会話といった機能回復、口腔衛生の管理を通して、口腔機能を維持、改善し、心身機能の低下を予防する必要がある。

3. 口腔健康管理と慢性疾患の管理

　口腔ケアという用語は一般的に広く用いられているが、商標登録されていることもあり、学術用語としては口腔健康管理が使用されている。口腔健康管理は口腔衛生管理と口腔機能管理からなり、前者は口腔清掃を含む口腔環境の改善など口腔衛生にかかわる行為を示し、後者は口腔の機能回復および維持・向上にかかわる行為を示す。

　高齢者においても糖尿病や高血圧、心臓病、呼吸器疾患などの慢性疾患の管理は重要であるが、歯周病による口腔内の慢性炎症は、それに対する免疫反応などが全身に波及し、糖尿病、動脈硬化性疾患、認知症などの管理の良否や重度化と関連する。また、現在歯数や咬合、口腔機能と栄養との関連もある。一方、歯周病の治療は、口腔局所の慢性炎症を改善するだけではなく、歯や歯周組織を安定化させ、痛みを除き口腔機能を回復する。これにより栄養指導の効果も向上し、糖尿病や動脈硬化性疾患の管理が改善する可能性がある。

　咬合や咀嚼機能と歩行速度や転倒との関連など、口腔機能は運動、栄養ともに関連しており、運動療法や栄養療法による慢性疾患の管理への効果も期待できる。

　高齢者は、免疫能が低下しており、インフルエンザや誤嚥性肺炎、尿路感染症などに罹患しやすいが、定期的な歯科受診による口腔健康管理は、口腔衛生状態と摂食嚥下機能の維持向上を通して、感染症の予防に貢献しうる。特に誤嚥性肺炎の既往がある者は口腔機能の低下が疑われるため、専門医療機関への受診を検討するだけでなく、歯科における定期的な口腔健康管理を受けることが重要である。

4. 口腔機能と栄養の関係

　咀嚼機能が低下している高齢者は食事のバランスが悪く、特に栄養素では、タンパク質、脂質、鉄、ビタミン類が、食品群別では、いも類、緑黄色野菜、その他の野菜、海藻類、豆類、魚介類、肉類、種実類の摂取率が少なくなる。反対に炭水化物や調味料・香辛料類、穀類、砂糖類、菓子類の摂取率が多くなる傾向がある（図3）。つまり水分の多い軟らかい食事は咀嚼を必要としないため、味が感じにくく、砂糖や塩など調味料の使用量が相対的に多くなる。これにより糖尿病や高血圧などの管

図3 噛む能力と食品群別・栄養素等別の摂取量
噛めるグループの1日の摂取量を100％としたときの噛めないグループの1日の摂取量の割合を算出した。

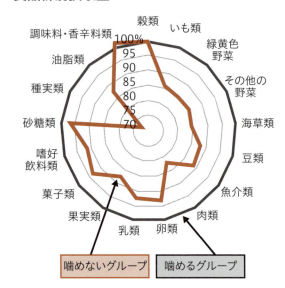

理が困難になる可能性がある。また、タンパク質摂取に効率的な赤身の肉や魚は、咀嚼を必要とするため、口腔機能の低下により敬遠される可能性がある。また、ビタミン、ミネラル、食物繊維の摂取に必要な野菜や海藻類も同様に、口腔機能の低下により敬遠される食品が多い。低栄養状態にある高齢者は食欲が低下しており、摂取エネルギー量の維持に苦慮することが多いが、食物繊維の摂取不足は便秘を助長し、食欲低下を悪化させる可能性があることから、十分な配慮が必要となる。つまり栄養の質、量ともに良好な状態を維持し、慢性疾患の管理や感染症の予防を図るためにも口腔機能の維持は不可欠といえる。

5. 口腔健康管理に関する歯科との連携

　口腔機能の低下を予防するには、まず、口腔機能のささいな低下を見逃さないことである。それには「硬いものが食べにくい」「お茶や汁物でむせる」「口の渇きが気になる」といった主観的訴えを放置せず、速やかに対応する必要がある。なぜなら高齢者はこれらを自覚しても「年のせい」「少し調子が悪いため」などとあきらめてしまい、食品の選択や食形態の調整、水分制限などで対応してしまうことが多いからである。このことは前述のように、口腔機能をさらに低下させるだけでなく、栄養状態を悪化させる可能性がある。また脱水や脳梗塞、心疾患などのリスクも増大させる可能性がある。よってこれらの訴えから、口腔機能の低下を早期に発見し、適切に評価して高齢者自身に自分ごととして対応することを促すとともに、歯科受診を勧め歯科的問題を評価、治療する必要がある。しかし、歯科的問題がなくなっても、習慣化した不適切な食事を含む生活習慣が自然に改善することはほとんどない。

これらを改善するには、口腔機能を改善し、それに応じて食事や生活習慣を見直し、改善しなければならない。それには歯科と連携し、口腔の状態を把握し、適切な栄養指導と生活習慣の改善を段階的に行っていく必要がある。具体的には、摂取する食品の種類を増やすこと、そのときに肉や野菜など噛みにくい食品を意識的に時間をかけて咀嚼し、しっかり飲み込むこと、意識的に大きく唇や舌、顎を動かして話す機会を増やすこと、外出頻度や行動範囲を広げること、定期的に歯科を受診し、口腔健康管理を受けるとともに、自らが行う日々の口腔清掃を見直し励行するなど、日常生活のなかに口腔健康管理を位置付けるよう指導する。

6. 地域包括ケアシステムにおける口腔健康管理

　口腔機能は咀嚼や会話などの機能低下が注目されるが、口腔は容姿への影響も大きく、高齢者の精神・心理的、社会的側面に与える影響も大きい。これらは身体機能や栄養状態の低下と相互に影響しあいながら急速に悪化し、改善が困難な状態になることも多い。このことから口腔健康管理では、単に口腔機能を維持改善するだけでなく、それにより栄養状態および身体機能の改善を図ること、さらに会話や容姿を改善し、認知機能、精神・心理的状態の改善、社会的問題の解決など多面的、包括的な介入と支援を行うといった視点が重要である（図4）。これには、本人、家族、医科、歯科だけでなく、看護、薬局、介護、行政、ボランティア、商店、コンビニエンスストア、飲食店、交通機関、企業などを巻き込んだ地域を包括した取り組み、すなわち地域包括ケアシステムで支えていく必要がある。

図4　口腔健康管理の目的

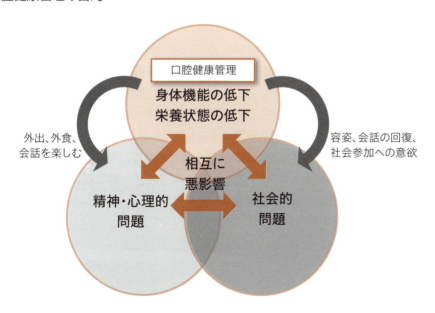

口腔機能の低下が顕在化してくる70歳代の高齢者はかかりつけ歯科医院への受療率が高い世代である。2018年から齲蝕や歯周病、歯の欠損といった、これまでの歯科特有の病名に加え、口腔機能低下症が新たに加わった。これにより口腔機能低下に関する情報は歯科医院を受診した患者を通して地域に広がっていくと思われる。今後、口腔健康管理に高齢者自身が自分ごととして取り組むこと、そして医療機関を含めた、地域包括ケアシステムのなかで、それを支える仕組みが構築されていくことが期待されている。

7.2　嚥下機能障害の評価と対策

> **POINT**
> 1. 脳梗塞・認知症・円背・消化管運動機能低下など高齢者は誤嚥性肺炎・摂食能低下の誘因となるさまざまな嚥下機能低下のリスクを有する。
> 2. 嚥下機能障害を評価するツールの長所短所を把握し、嚥下機能障害部位を特定および背景疾患を鑑みて対策を立てる。
> 3. 嚥下機能検査はさまざまなものがあるが、嚥下内視鏡や嚥下造影で健常でも「不顕性誤嚥」の存在は否定されない。
> 4. 誤嚥予防アプローチは、個々の障害部位に応じ、体位、食形態、香辛料・温度、口腔ケア、嚥下リハビリ、ACE阻害薬などにより嚥下障害の機能改善を行う。

1. 診断の仕方

①背景知識

　摂食嚥下という一連の動作は、a) 先行期（認知期）：何をどのように食べるかを判断する時期、b) 口腔前期（咀嚼期）：食べ物を咀嚼して食塊を作る時期、c) 口腔期：食塊を口腔から咽頭に送り込む時期、d) 咽頭期：食塊を咽頭から食道に送り込む時期、e) 食道期：食塊を胃に送りこむ時期、の5期に分けて考えられる。嚥下障害をきたすとされる疾患が、各々どの病期の障害をきたしやすいのか理解する（**表1**）。

　消化器疾患、悪性腫瘍やアレルギーなどの器質的疾患がないにもかかわらず、摂食不良・体重減少・不明熱・慢性咳嗽・慢性喀痰・繰り返す気管支炎肺炎などが認められる場合は、嚥下機能障害の存在を考える。

2. 嚥下機能障害の診断のための検査

　一長一短があるため、それぞれに応じて、うまく組み合わせて診断する（**表2**、**図5**）。

①反復唾液嚥下テスト

　反復唾液嚥下テストは、検者は指腹を患者の喉頭隆起に置き、唾を実際に嚥下す

口腔機能・嚥下機能障害

表1　嚥下機能障害をきたしやすい疾患

1. 器質的原因	
①口腔・咽頭期	舌炎、口内炎、歯槽膿漏、扁桃炎、扁桃周囲膿瘍、咽頭炎、喉頭炎、頭頸部腫瘍
②食道期	食道炎、食道潰瘍、食道蛇行、変形、狭窄、食道腫瘍、食道裂孔ヘルニア、頸椎による圧迫
2. 機能的原因	
①咽頭期	脳血管障害、頭部外傷、脳腫瘍、脳膿瘍、脳炎、髄膜炎、錐体外路疾患、脊髄小脳変性症、運動ニューロン疾患、多発性硬化症、末梢神経疾患、筋疾患、重症筋無力症、加齢に伴う変化、サルコペニア
①食道期	食道アカラシア筋炎、強皮症、SLE、胃食道逆流

表2　日常診療における誤嚥評価テストとその特徴

反復唾液嚥下テスト (repetitive saliva swallowing test：RSST)	30秒間に空嚥下を何回できるかで判定するものであり、2回以下の場合は、誤嚥が疑われるとされる。認知機能低下例、抗コリン薬内服例には向かない。
改訂水飲みテスト (modified water swallowing test：mWST)	改訂版では、3mLを口腔前庭に注ぎ、嚥下してもらい、むせる、あるいは湿性嗄声や呼吸促迫の有無などにより判定する。顕性（液体）の誤嚥を検出。座位保持要。
フードテスト	主として顕性。
嚥下反射潜時測定	不顕性誤嚥検出に有用。咽頭期障害を表出。意識・ADLに関係なく可能。摂食問題弱、正常値は3秒以内。0.4mLで3秒以上なら誤嚥性肺炎リスク群。0.4mLで3秒以内なら、ほぼ摂食も可能。
咳反射感受性テスト	不顕性・顕性の両者の障害を判定するのに有用である。咽頭期と気道の咳受容体を診るのに優れている。嚥下反射と抱き合わせで判定するが、嚥下障害のステージが進むと、本検査結果の低下（45mg/mL以上が閾値になる）をきたし、肺炎をきたしやすくなる。
嚥下内視鏡(VE)	主に咽頭期観察可能。ある程度の唾液量流入は可視できるが、微量な唾液による不顕性誤嚥リスク判定は難しい。物性判定も可能。梨状窩貯留も可視。摂食問題判定に適している。
嚥下造影(VF)	顕性・不顕性、全期の観察可能。微量な誤嚥でも造影剤を通して判定できる。ADL（座位保持）やメンタル面で施行不可の場合もある。意識状態低下例には困難。
シンチグラム	不顕性誤嚥の検出精度は高い。咽頭期障害の判別に有用。夜間の不顕性誤嚥を検出できる唯一の検査法。意識・ADLに関係なく可能。摂食問題に弱い、アイソトープ使用。

（海老原孝枝：内分泌・糖尿病・代謝内科 2016；43(6). より引用改変）

るよう命じ、嚥下運動を観察する。患者に空嚥下（唾液嚥下）を反復させ、嚥下反射の随意的な惹起能力を評価する。口腔乾燥のある場合は人工唾液などで口腔を湿潤させてから空嚥下を指示する。高齢者では30秒間に3回以上、空嚥下の反復ができることが正常の目安となり、2回以下だと誤嚥をしている者が多い。空嚥下の評価は、嚥下とともに喉頭がしっかり挙上運動することで判断する。しかしながら、高度認知症の患者にはこの検査の指示が入らないことが多い。

②改訂水飲みテスト（表3）

　　改訂水飲みテストは3mLの水を口腔内に入れて嚥下を行わせ、嚥下反射誘発の有

図5 嚥下機能評価のためのフロー

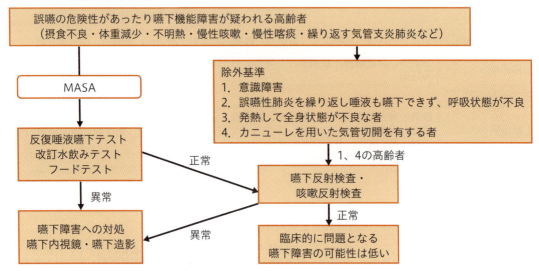

表3 改訂水飲みテストの判定

評点	症状
1点	嚥下なし、むせる and/or 呼吸切迫
2点	嚥下あり、呼吸切迫
3点	嚥下あり、呼吸良好、むせる and/or 湿性嗄声
4点	嚥下あり、呼吸良好、むせなし
5点	4に加え、反復嚥下が30秒以内に2回可能

(日本摂食・嚥下リハビリテーション学会：摂食・嚥下障害の評価【簡易版】2015)

無、むせ、呼吸の変化を評価する。頸部聴診法を併用すると本検査の判定をより正確に行うことができる。液体の誤嚥を診るのに適していると思われるが、夜間の唾液の誤嚥はわからない。

③**フードテスト(表4)**

フードテストはプリン4gを口腔内に入れ、改訂水飲みテストと同様に嚥下反射誘発の有無、むせ、呼吸の変化を評価する。本検査も頸部聴診法との併用で判定をより正確に行うことができる。

④**嚥下反射潜時測定**

蒸留水(0.4mL、1mL、2mL)を口蓋垂の高さまで挿入した経鼻カテーテル(4Fr)より注入し、蒸留水注入から嚥下運動が起こるまでの時間を「嚥下反射潜時」として測定する。3秒以内を健常範囲とする。潜時が5秒以上になるときは夜間の不顕性誤嚥が存在している可能性が高く、誤嚥性肺炎リスク群とされる。

⑤**咳反射感受性テスト**

カプサイシンやクエン酸などの刺激物をネブライザー吸入により咳反射を誘発させる方法である。気道防御反射を診ることができ、通常、嚥下反射と抱き合わせで

口腔機能・嚥下機能障害

表4 フードテストの判定

評点	症状
1点	嚥下なし、むせる and/or 呼吸切迫
2点	嚥下あり、呼吸切迫
3点	嚥下あり、呼吸良好、むせる and/or 湿性嗄声、口腔内残留中等度
4点	嚥下あり、呼吸良好、むせなし、口腔内残留ほぼなし
5点	4に加え、反復嚥下が30秒以内に2回可能

(日本摂食・嚥下リハビリテーション学会：摂食・嚥下障害の評価【簡易版】2015)

判定する。クエン酸法では、0.07%〜36%までの生理食塩水に溶解したクエン酸液を低濃度液から順に1分間ずつネブライザーで吸入させる。5回以上咳が出たクエン酸濃度を「咳反射閾値」とするが、本人の体力や集中力あるいは時間がなければ、誤嚥性肺炎リスク群とされる4.5%のクエン酸液で咳が惹起されるか否かで判定してもよい。進行したCOPDなどブラがある患者、大動脈解離や冠動脈疾患、気管支喘息など気道過敏性を有する患者には、この検査は適さない。

⑥ **The Mann Assessment of Swallowing Ability(MASA)(表5)**

誤嚥および嚥下機能の重症度診断を総合的に行える客観的指標。このツールは意識障害や認知機能の評価も加味されており、この指標による結果は食の物性の選択の根拠にもなりえる。比較的、摂食の判定に有用なツールである。

⑦ **嚥下内視鏡(Swallowing Videoendoscopy：VE)(図6)**

2015年より保険点数計上可能になったことにより、耳鼻咽喉科医だけではなく、他の内科医による施行が急速に広がっている。顕性と不顕性、両者とも判定可能であるが、ある程度の唾液量流入は可視できるが微量な不顕性誤嚥のリスク判定は難しい。しかし、主に咽頭期の物性による誤嚥が直接可視でき、物性判定も行いやすい。梨状窩貯留も診ることができる。

⑧ **嚥下造影(Swallowing Videofluorography：VF)**

食道期も含めた全期が観察可能であるが、座位保持可能であることが必要で、認知機能や意識状態低下の患者には行えない。VEと同様、物性の判定ができる。食塊の形成の段階も診ることができる。

実臨床においてフードテストやVEで明らかな誤嚥を示唆する所見が認められないことから「誤嚥」の存在を否定する場合があるが、「誤嚥」の存在を示唆するような症状があれば、より鋭敏な嚥下反射潜時や咳反射感受性試験で「誤嚥性肺炎リスク」であることを検出できる場合もあるので注意する。

3. 予防治療としてのアプローチ

嚥下機能障害への対策は、不顕性・顕性誤嚥に起因する誤嚥性肺炎予防と摂食嚥下改善である。上記の検査にて嚥下機能の低下が認められた場合には、誤嚥性肺炎

表5 MASA

MASA 日本語版スコアシート

名前：　　　　　　　　性別：男・女　　　　　生年月日：　　　　　　年齢：

ID：　　　　　　　　検査年月日：　　　　　検査者：

意識	2 無反応	5 覚醒困難	8 傾眠・覚醒レベルの変動		10 意識清明
協力	2 協力不可	5 非協力的	8 協力にムラあり		10 協力的
聴覚理解	2 声かけに無反応	4 手がかりがあれば ときどきは返事ができる	6 繰り返せば簡単な指示に 従える	8 ほとんど問題なく 日常会話可能	10 スクリーニング上 異常なし
呼吸状態	2 吸引／感染の疑い／ 人工呼吸器管理	4 呼吸理学療法に伴う 断続性ラ音（水泡音）	6 肺底部捻髪音／自己喀出可能	8 上気道の痰／感染症以外 の呼吸器疾患	10 異常所見なし
嚥下と呼吸の関係	1 自己調節不可	3 コントロールが ある程度可能	5 コントロール可能		
失語	1 評価不能	2 意味のある会話困 難／認識困難な 単語の表出	3 限られた手段を用いて 自分の意志表出可能	4 喚語や意志の 表出がやや困難	5 スクリーニング上 異常なし
発語失行	1 評価不能	2 何度も音を出そう とするが不正確で 正しい発話が困難	3 指示下では発話が遅くなったり 不正確	4 試行錯誤あるが 正確な発話可能	5 スクリーニング上 異常なし
構音障害	1 評価不能	2 言葉は 聞き取れない	3 言葉は聞き取れるが障害がある	4 速度が遅い／ためらい／ 呂律不全	5 スクリーニング上 異常なし
唾液	2 大量の唾液	3 いつも少しの 流涎あり	4 ときどき流涎あり	4 泡沫状の唾液を吐き出す	5 スクリーニング上 異常なし
口唇閉鎖	2 全く閉鎖しない／ 評価不能	3 閉鎖不全／ わずかに動く	3 片側に麻痺／ 部分的に動きが悪い	4 軽度の障害／ ときどきもれがある	5 スクリーニング上 異常なし
舌の動き	2 全く動かない	4 ごくわずかに動く	6 不完全な動き	8 可動域わずかに制限	10 制限なし／異常なし
舌の筋力	2 著しく減弱	5 明らかに片側性に 低下	8 わずかに低下		10 スクリーニング上 異常なし
舌の協調運動	2 全く動かない／評価不能	5 重度の協調障害	8 わずかな協調障害		10 スクリーニング上異常なし
口腔準備	2 評価不能	4 全く形成できない／食 塊形成しようとしない	6 咀嚼不良／代償的に頭部後屈 口腔全体に広がる	8 口唇や舌の運動障害で 食物保持困難	10 スクリーニング上 異常なし
絞扼反射（gag）	1 咽頭反射消失	2 一側性に消失	3 一側性に減弱	4 両側性に減弱	5 異常なし／反射亢進
口蓋	2 全く挙上しない	4 わずかに動く／鼻腔逆 流／鼻に息が漏れる	6 軟口蓋の動きが片側に低下／ 動きに一貫性がない	8 わずかに左右差あるが よく動く	10 スクリーニング上 異常なし
食塊のクリアランス （口腔内残留）	2 全量残留	5 若干クリアされているが、 残留著明	8 わずかに残留	10 口腔残留なし	
口腔通過時間	2 動きの観察不可能／評価不可能	4 10秒以上かかる	6 5秒以上かかる	8 1秒以上かかる	10 スクリーニング上異常なし／1秒以内
咳反射	1 咳反射がない／評価不能		3 咳反射が減弱している	5 スクリーニング上異常なし／ 誘発すれば咳反射あり	
随意的な咳	2 咳をしようとしない／評価不能	5 努力するが困難	8 クリアでない咳／しゃがれた咳	10 スクリーニング上異常なし／強くクリアな咳	
声	2 声が出ない／評価不能	4 湿性／がらがら声	6 しわがれ声／高さや強さの調節 ができない	8 少し声がかすれている	10 スクリーニング上異常なし
気管切開	カフ付きカニューレ		5 気管切開孔あり／カフなしカニューレ	10 気管切開なし	
咽頭相	2 嚥下反射が起こらない／ 評価不能	5 喉頭挙上不十分／ 通常みられないような嚥下運動／ 咽頭残留・貯留／湿性嗄声	8 喉頭挙上やや不良／挙上開始遅延／ 唾液や食塊のクリアランス不良	10 喉頭挙上が素早く食塊や 唾液のクリアランスが良好	
咽頭の反応	2 うまく対処できない／がらがらしてしまう		5 嚥下前・中・後に咳が出る	10 スクリーニング上異常なし	
推奨する食形態（固体）	経口不可	ピューレ状	ミンチ状／すりつぶした状態	軟食	常食
推奨する食形態（液体）	経口不可	とろみつきの液体 （バッター状）	とろみつきの液体（はちみつ状）	とろみつきの液体（ネクター状）	普通の液体
総合評価　嚥下障害	嚥下障害が確実	嚥下障害の可能性が高い	嚥下障害があるかもしれない	嚥下障害はなさそう	
誤嚥	誤嚥が確実	誤嚥の可能性が高い	誤嚥があるかもしれない	誤嚥はなさそう	

MASA合計点＝_____

サマリー　嚥下障害：重度・中等度・軽度・異常なし
　　　　　誤嚥：重度・中等度・軽度・異常なし

その他の問題_____

アドバイス_____

診断_____

（MASA日本語版 嚥下障害アセスメント. 医歯薬出版、2014）

図6 嚥下内視鏡スコア

嚥下内視鏡初見のスコア評価シート

評価項目	スコア 正常←　　　→高度障害
梨状陥凹などの唾液貯留	0 ・ 1 ・ 2 ・ 3
咳反射・声門閉鎖反射の惹起性	0 ・ 1 ・ 2 ・ 3
嚥下反射の惹起性	0 ・ 1 ・ 2 ・ 3
咽頭クリアランス	0 ・ 1 ・ 2 ・ 3
誤嚥	なし・軽度・高度
随伴初見	鼻咽腔閉鎖不全・早期咽頭流入 声帯麻痺　・（　　　）

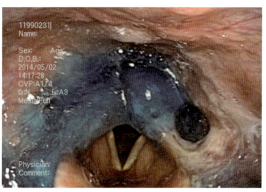

(左の表の出典：兵頭政光、西窪加緒里、弘瀬かほり：嚥下内視鏡検査におけるスコア評価基準（試案）の作成とその臨床的意義．日耳鼻 2010；113：670-8．より引用改変)

および摂食嚥下障害のリスクがあると考えられる。対処としてはまず嚥下障害を引き起こしている原因を検索し、できるだけそれに対処する。次に、抗誤嚥薬の投与、嚥下訓練、体位、食事法、代償的栄養法、歯科的管理などがあり、さらに必要に応じて手術的対応がある。

①先行期障害へのアプローチ

高齢者認知期障害は、主に認知症の高齢者に認められることが多い。抗コリンエステラーゼ阻害薬（なかでも貼付剤）による摂食能の改善が期待されている。

②口腔前期・口腔期障害へのアプローチ

7.1項参照。

③咽頭期障害へのアプローチ

a) アンジオテンシン変換酵素（ACE）阻害薬

b) ドーパミン遊離促進薬

c) 食事の温度、「アイスマッサージ」

d) 香辛料（カプサイシン、メンソール）、ブラックペッパーアロマ

e) 物性/ゼラチンを使用したり、ミキサーを使ったり、刻んだりと、個々の嚥下可能な食形態を供する。

f) 口腔ケア

④食道期障害へのアプローチ

a) 食道蠕動運動促進薬

ガスモチンや半夏厚朴湯など、食道蠕動運動を促進する薬剤、ひいては、消化管全体の蠕動運動を促進する薬剤の投薬を考慮する。

b) 体位

栄養摂取のための経管挿入中や消化管逆流をきたしやすい器質的構造がある場合は、食後2時間の座位保持介入を行う。食後の体位はなるべく30°以上、2時間のギャッジアップが望ましい。

⑤**食事開始前の嚥下体操**

　誤嚥は食べ始めの1口目に起こりやすいので、食事開始前の準備運動を行ったほうが誤嚥のリスクが低下すると考えられる。深呼吸をしたり、ブローイングや発声、首を回す、あるいは肩の上下運動など、顔や首の筋肉の緊張を食事前に解く体操を行う。

4. 専門医へ紹介するタイミング

　おおむね、一般医家が簡便に行える前述の検査（VFを除く）の組み合わせで、ある程度診断は可能である。しかし、これらの検査で嚥下障害の部位の特定診断ができないとき、あるいは必要ににもかかわらず設備の問題などからできないときなどが、専門医に紹介するタイミングであるかもしれない。また、認知期障害の評価は脳画像を含めた認知機能障害あるいは認知症の有無の診断が必要とされるため、専門医への紹介が必要とされる。

第 8 章 排尿・排便の障害

▶ 8.1 排尿障害（頻尿・尿失禁）

> **POINT**
> 1. 頻尿・尿失禁の病態は、排尿筋過活動、排尿筋低活動、下部尿路閉塞、尿道括約筋不全、炎症に分類されるが、高齢者ではその他に全身的要因や環境要因が関与することが多い。
> 2. 高齢者の頻尿、尿失禁、排尿困難、夜間頻尿などの症状にはさまざまな病態が関与している。
> 3. 尿失禁は病態に基づいて、切迫性尿失禁、腹圧性尿失禁、溢流性尿失禁、機能性尿失禁に分けられる。
> 4. 病態を把握したうえで、生活指導、行動療法、薬物治療、外科的治療などの治療選択を行う。
> 5. 初期治療によっても症状が改善あるいは消失しない場合は、専門医による精査・治療が必要となる。

1. 排尿障害に関する本邦のガイドライン

　排尿障害に関係するガイドラインの主要なものを文献として示した[1〜4]。このうちの主要な内容はwebに公開されており、医療情報サービスMinds（http://minds.jcqhc.or.jp/index.aspx）の「尿失禁」と「前立腺肥大症」の項から詳細を参照できる。本ハンドブックで不十分な点は、個々のガイドラインまたはMindsを参照いただきたい。

2. 高齢者に多い頻尿・尿失禁の病態診断

　頻尿・尿失禁の病態は多岐にわたり（**表1**）、種々の下部尿路機能障害に加え、高齢者では循環器系・内分泌系などの併存する疾患、認知機能などを含む総合的機能、フレイルやサルコペニアといった状態、投与されているさまざまな薬剤（多剤服用）の影響、トイレ環境や介護力などの環境因子などが症状を修飾する。これらの病態が複合的に関与することが少なくないため、適切な対処を行うには病態の正確な把握が重要であり、病態に基づいて、生活指導、行動療法、薬物治療、外科的治療などの治療選択を行う必要がある。加えて高齢者総合的機能評価を行えば、頻尿・尿失禁に対するトータルケアを行うことが可能となる。プライマリケアの段階では、症状の

表1 高齢者の頻尿・尿失禁の要因別にみた病態と対応

要因	病態	疾患
下部尿路機能障害の要因		
排尿筋過活動	・蓄尿時の膀胱不随意収縮による機能的膀胱容量減少 ・尿失禁タイプ（切迫性尿失禁）	・中枢神経障害（脳血管障害、パーキンソン病、多発性硬化症、多系統萎縮症など） ・加齢による膀胱機能変化 ・下部尿路閉塞
排尿筋低活動	・尿排出障害に伴う残尿増加による機能的膀胱容量減少 ・膀胱コンプライアンス低下による器質的膀胱容量減少 ・尿失禁タイプ（溢流性尿失禁）	・末梢神経障害（糖尿病、腰椎椎間板ヘルニア、腰部脊柱管狭窄症、子宮癌・直腸癌手術など） ・加齢による膀胱機能変化
下部尿路閉塞	・残尿増加による機能的膀胱容量減少 ・下部尿路閉塞に基づく排尿筋過活動 ・尿失禁タイプ（切迫性尿失禁、溢流性尿失禁）	・前立腺肥大症 ・尿道狭窄、膀胱頸部硬化症
尿道括約筋不全	・尿道抵抗の低下 ・尿失禁タイプ（腹圧性尿失禁）	・尿道過活動（妊娠・出産・加齢・婦人科手術による骨盤底筋弛緩） ・内因性括約筋不全（閉経後の女性ホルモン低下、婦人科手術、放射線治療などによる括約筋障害）
炎症	・排尿筋過活動 ・知覚神経過敏	・細菌性膀胱炎 ・間質性膀胱炎 ・前立腺炎
下部尿路機能障害以外の要因		
全身的要因	・多尿 ・トイレ習慣や動作の異常	・潜在性心不全、腎機能障害、多飲、抗利尿ホルモン分泌障害、糖尿病、睡眠時無呼吸症候群（夜間多尿）など ・認知症、精神・身体的障害
環境的要因	・トイレ環境の不備 ・着衣の不備 ・介護力の不足 ・薬剤の影響（多剤服用など）	

詳細な聴取、排尿日誌、残尿測定が排尿状態の評価に必要である。

　診断に際して注意が必要な点は、前立腺肥大症、膀胱頸部硬化症などの膀胱出口閉塞を有する患者では過活動膀胱を合併し、排尿困難に加えて、尿意切迫感、頻尿（昼間・夜間）、切迫性尿失禁などの症状を伴うことが多いことである。このような患者に不用意に抗コリン薬を投与すると残尿増加や尿閉、溢流性尿失禁を引き起こすことがある。高齢者、特に男性患者においては、尿排出障害の有無を最初に確認することが重要である。

3. 頻尿・尿失禁の治療の原則と専門医の紹介

　詳細な症状の問診、排尿日誌、残尿測定により基本的な病態を把握し、問題となる残尿（明らかな根拠は示されていないがおおよそ100mL以上）がなければ、すぐ

排尿・排便の障害

に治療を開始してよい。

専門医による精密検査が必要となるのは、初期治療を行っても症状が改善あるいは消失しない場合である。ただし高齢者では、全身状態から検査を見合わせたり、患者が精密検査を望まなかったりする場合も多い。専門医での精密検査には、尿流動態検査、内視鏡検査、放射線検査・超音波検査などの画像検査がある。

4．高齢者の頻尿・尿失禁の治療の原則

頻尿・尿失禁に対する病態別の初期治療と専門医との連携の原則を**表2**に示す。また、以下に高齢者に多くみられる病態について対処法を示す。

①排尿筋過活動の治療

過活動膀胱[1]は排尿筋過活動によって引き起こされる症状症候群で、尿意切迫感を主症状として通常頻尿や夜間頻尿を伴い、切迫性尿失禁をきたすこともある。生活指導、膀胱訓練、骨盤底筋訓練などの行動療法、あるいは抗コリン薬またはβ_3作動薬による治療を行う。神経疾患を合併する例、前立腺肥大症などの排尿障害を伴う例、100 mL以上の残尿を伴う例、薬物療法により改善のみられない場合は専門医（泌尿器科医）に紹介する。

抗コリン薬は口内乾燥、便秘、排尿困難、残尿増加に加え、抗コリン負荷の原因となり認知機能への影響も懸念されるため、抗コリン作用のないβ_3作動薬の使用がよいかもしれない。β_3作動薬の症状改善効果は抗コリン薬と同等であり、抗コリン薬に特徴的な副作用（口内感想や便秘など）がほとんど認められないとされており、最近は過活動膀胱の第一選択薬として位置付けられるようになっている。β_3作動薬はプライマリー医においても使用可能であり、高齢者や男性においても比較的安全に使用できる。

・**膀胱訓練**：尿意を感じたらすぐに排尿するのではなく、排尿を我慢することにより、尿意切迫感や切迫性尿失禁などを改善させる方法である。最初は尿失禁が起こらない程度の数分の我慢から始めて少しずつ時間を延ばしていく。膀胱訓練は通常切迫性尿失禁の治療として行われ、その効果は抗コリン薬とほぼ同等との報告もある。副作用の報告はなく、安全性は高いとされている。

・**骨盤底筋訓練**：仰向けの姿勢や、床に座って壁に寄りかかった姿勢で始める。慣れてきたら、椅子に座った姿勢や、立ったままの姿勢でも練習する。方法としては、陰部全体をじわっと引き上げるつもりで骨盤底筋を締める（このとき他の部分に力を入れないようにし、男性は肛門を締めるイメージ、女性は膣を締めるイメージ）。そのまま5秒くらい力を入れたままにし、息を吐きながら力を抜く。慣れてきたら10〜15秒くらい締めるようにする。力を抜いたら、45秒くらいそのまま体をリラックスさせる。これを1日10セットを目安に行う。締めて緩めるのを1回とカウントすると、1回はおよそ1分、10セットで10分程度となる。

②排尿筋低活動の治療

排尿筋低活動に対して有効性が確立された薬剤はない。高度な残尿のために頻尿や

表2 頻尿・尿失禁の病態別治療法と専門医との連携

病態	生活指導や行動療法	薬物治療（商品名）	外科的治療	専門医との連携
排尿筋過活動	・膀胱訓練 ・骨盤底筋訓練 ・排尿誘導 ・干渉低周波刺激療法 ・磁気刺激療法	・抗コリン薬（ベシケア、デトルシトール、トビエース、バップフォー、ウリトス、ステーブラ、ネオキシテープなど） ・β3作動薬（ベタニス、ベオーバ）前立腺肥大に合併する場合 ・α1遮断薬（ハルナール、フリバス、ユリーフなど） ・PDE5阻害薬（ザルティア）	・前立腺肥大症などの下部尿路閉塞に起因する場合は、経尿道的前立腺切除術や経尿道的レーザー前立腺切除術などによる閉塞解除 ・仙骨神経刺激療法	100mL以上の残尿を認める場合、1〜2カ月の治療により症状が改善しない場合は、泌尿器科専門医受診
排尿筋低活動	・清潔間歇（自己）導尿	・α1遮断薬（エブランチル）	膀胱コンプライアンスの低下が高度な場合は膀胱拡大術	病因精査、上部尿路機能障害チェックのため、泌尿器科専門医受診
下部尿路閉塞（前立腺肥大症）		・α1遮断薬（ハルナール、フリバス、ユリーフなど） ・PDE5阻害薬（ザルティア） ・抗男性ホルモン薬（アボルブ、プロスタールなど）	・経尿道的前立腺切除術や経尿道的レーザー前立腺切除術 ・経尿道的膀胱頚部切除術	100mL以上の残尿を認める場合、1〜2カ月の治療により症状が改善しない場合、PSA（前立腺特異抗原）上昇を認める場合は、泌尿器科専門医受診
膀胱括約筋不全	・骨盤底筋訓練 ・干渉低周波刺激療法	・β刺激薬（スピロペント）	・尿道スリング手術 ・恥骨後式膀胱頚部挙上術	行動療法（骨盤底筋訓練）により改善しない場合は、泌尿器科専門医受診
炎症		抗菌薬〈膀胱炎、前立腺炎〉	・膀胱水圧拡張術（間質性膀胱炎）	初期治療により改善しない場合は、泌尿器科専門医受診
多尿、トイレ習慣や動作の異常、精神身体的異常、環境要因	・水分摂取量調整 ・排尿習慣の再教育 ・排尿誘導 ・環境の整備（トイレの表示、段差・障害物の解消、ポータブル便器、尿器の使用など）	潜在性心不全、腎機能障害、抗利尿ホルモン分泌障害、糖尿病、睡眠時無呼吸症候群〈夜間多尿〉、認知症、精神・身体的障害などに対する治療		下部尿路機能障害が合併する場合には、必要に応じて泌尿器科専門医受診

尿失禁（溢流性尿失禁）が起こっている場合もあり、過活動膀胱と誤って抗コリン薬などの薬物療法が開始されると症状が悪化し尿閉となることがある。高度な残尿が存在する際には下腹部の膨隆がみられることがあるが、残尿を疑う場合には超音波検査により残尿の存在を確認することが推奨される。また、水腎症などの上部尿路機能障害を合併する場合には専門医に紹介する。対処としては、自己あるいは介護者による清潔間歇導尿による排尿管理を行う。

排尿・排便の障害

③下部尿路閉塞の治療

下部尿路閉塞の原因として最も高頻度にみられるのは、前立腺肥大症である。前立腺肥大症[2]による下部尿路閉塞には交感神経α_1遮断薬を投与するが、100 mL以上の残尿がある場合、尿路感染を繰り返す場合、上部尿路機能障害を併発する場合には専門医に紹介する。専門医は下部尿路閉塞の有無や原因を精査し、5α還元酵素阻害薬による前立腺サイズの縮小、経尿道的前立腺切除術などの外科的治療を考慮する。

④尿道括約筋不全の治療

尿道括約筋不全は女性に多いが[3]、男性においても前立腺手術による括約筋障害で発生することがあり、尿道抵抗低下のため腹圧時の膀胱内圧上昇が尿道抵抗を凌駕し、膀胱収縮を伴わずに尿が漏れる。軽度〜中等度の尿失禁は骨盤底筋訓練により改善するが、改善不良の場合は専門医への紹介が必要である。女性の腹圧性尿失禁に対しては手術による治療が可能である。

⑤夜間頻尿の病態と治療

高齢者の夜間頻尿[4]では夜間多尿が重要な要因となる。高血圧、腎機能低下、心機能低下、水分の過剰摂取が夜間多尿の原因となる。多量の水分を摂取すると血液粘稠度の低下（血液がサラサラになる）により、脳梗塞や心筋梗塞が予防できるとの一般的な認識が広く信じられている。しかし科学的根拠はなく、夜間多尿では水分摂取の調整が重要な対策となる。過活動膀胱や尿排出障害による機能的膀胱容量の低下が病因の場合には、専門医へ紹介する。

▶ 8.2 排便障害

> **☞ P O I N T**
>
> 1. 高齢者の便秘は、生理的な加齢変化や食事・生活習慣の変化、併存疾患、社会的・精神的変化など、さまざまな要因が絡み合って生じる。
> 2. この1、2年で新たな便秘治療薬が次々と発売された。便秘治療薬の選択肢の広がりとともに、医療者にも個々の病態に応じた便秘薬の使い分けが求められている。

1. 排便障害は加齢とともに増加する

地域在住高齢者における排便障害の有症率は便秘で約30％（在宅患者で50〜60％、施設入所者で80％）、便失禁で約7％にのぼる。原因として以下のような複数要因が関係していると考えられる。

・加齢に伴う食事量の低下

・ADLの低下

・骨盤底筋群の脆弱化

表3　便秘を生じる薬剤の種類とそのメカニズム

薬の種類	便秘のメカニズム
・抗コリン薬(パーキンソン病治療薬など) ・ドパミン作動薬 ・三環系抗うつ薬 ・抗ヒスタミン薬 ・抗不整脈薬(ジソピラミドなど) ・頻尿・過活動膀胱治療薬	抗コリン作用による消化管の緊張や運動の減少
・フェノチアジン系抗精神病薬	腸管の筋層間神経叢障害
・麻薬系鎮痛薬	腸平滑筋の持続的緊張による蠕動運動の低下
・緩下剤(センナなど)	腸平滑筋の緊張と収縮性消失による腸管の蠕動抑制
・制酸剤(水酸化アルミニウムなど)	収斂作用
・陰イオン交換樹脂の脂質異常症治療薬(コレスチミドなど) ・鉄剤(硫酸鉄)	腸管運動の低下、脱水や水分制限により腸閉塞の原因となる
・K喪失性利尿薬	脱水により硬い便塊が形成
・Ca拮抗薬	消化管運動を低下

・腹筋力、蠕動運動の低下

・心理的要因

・基礎疾患の増加(脳梗塞、認知症、パーキンソン病、糖尿病など)

・薬剤性(下剤の乱用を含む:**表3**)

2. 排便障害の分類・診断・治療

　排便障害の分類・診断・治療については**図1**に示した。便秘とは、「本来体外に排出すべき糞便を十分量かつ快適に排出できない状態」と定義される。高齢者における便秘は、加齢による食事・飲水量の低下、肛門括約筋を含む骨盤底筋群の脆弱化や協調運動障害、腹筋の筋力低下、大腸の蠕動運動低下が関係することが多いが、まずは問診、理学所見、血液検査、便潜血の有無などから大腸癌などの器質的疾患、糖尿病・甲状腺機能低下症などによる症候性便秘や薬剤性便秘を除外する。

　機能性便秘であれば、食事や規則正しい生活、軽い運動、ストレスの除去などの生活指導を行い、毎日排便がなくても数日おきに排便があれば病的ではないことを説明し、安易な薬物療法は慎むべきである。高齢者においては糞便が直腸内に充満し糞便イレウスや溢流性便失禁を起こすことがあり、注意が必要である。

　便秘の治療薬を**表4**にまとめた。便秘治療の基本は、習慣性のない緩下剤をベースに用い、刺激性下剤は頓用として必要最小限に留め、連用や乱用による習慣性の誘発を避ける。緩下剤として酸化マグネシウムが主に使われているが、腎機能の低下している者では高マグネシウム血症のリスクがあること、また併用注意薬も多いので、使用にあたっては高マグネシウム血症による徐脈や起立性低血圧、筋力低下、意識

排尿・排便の障害

図1 排便障害の分類・診断・治療

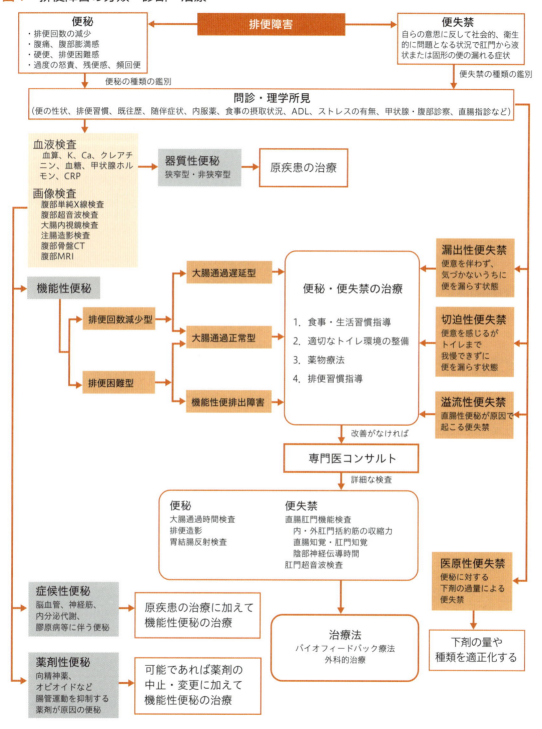

表4 便秘の治療薬とその作用機序

分類	薬剤		作用機序・副作用・注意点など
1)浸透圧性下剤	a. 塩類下剤	酸化マグネシウム	腸内容を軟化・増大させ腸管運動を亢進させる。高Mg血症に注意。
	b. 糖類下剤	ラクツロース	浸透圧作用で腸管蠕動運動を亢進させる。
	c. PEG*製剤	マクロゴール4000	腸内の水分量を増加させる。腸内容を軟化・増大させ蠕動運動を亢進させる。
	d. 浸潤性下剤	ジオクチルソジウムスルホサクシネート	界面活性作用により便を軟化膨張させる。重度硬結便には禁忌。
2)膨張性下剤	カルボキシメチルセルロース、カンテン		多量の水分で膨張し排便促進。軽症弛緩性便秘に有効。
3)大腸刺激性下剤	a. アントラキノン系	センナ、センノシド、ダイオウ、アロエ	腸管内で分解され、その分解産物が腸粘膜や粘膜下神経叢を刺激して腸管蠕動運動を亢進させる。さらに大腸粘膜上皮細胞のNa^+-K^+ ATPaseを抑制し、水分、Na^+の吸収を阻害する。過剰投与で腸管の痙攣や電解質異常、脱水を起こす。習慣性があり、粘膜の炎症を起こすことがあり、長期連用は避ける。
	b. ジフェノール系	ピコスルファートナトリウム	
4)上皮機能変容薬	a. クロライドチャネル・アクチベーター	ルビプロストン	小腸粘膜上皮細胞内に取り込まれたクロルイオンが小腸粘膜内腔側にある選択的タイプ2クロライドチャネルを活性化することで、Na^+イオンも腸管内腔に移動させ、腸管内への水分分泌を促進し、便を柔らかくして腸管内の輸送を高め、排便を促進する。
	b. グアニル酸シクラーゼC受容体アゴニスト	リナクロチド	腸粘膜上皮細胞に発現しているグアニル酸シクラーゼC受容体に局所的に結合して活性化することにより、腸管分泌および腸管輸送能を促進し、加えて内臓痛覚過敏を改善する。
5)胆汁酸トランスポーター阻害薬	エロビキシバット		回腸末端部の上皮細胞に発現している胆汁酸トランスポーターを阻害し、胆汁酸の再吸収を抑制することで、大腸管腔内に流入する胆汁酸の量を増加させる。胆汁酸は、大腸内に水分を分泌させ、さらに消化管運動を促進させるため便秘を改善する。
6)末梢性オピオイド拮抗薬	ナルデメジン		消化管のオピオイド受容体に結合し、オピオイド鎮痛薬に拮抗する。
7)漢方薬	大黄甘草湯、麻子仁丸、潤腸湯など		大腸刺激性、浸透圧性、軟便化、クロライドチャネル刺激など。
8)外用薬	a. 浣腸液	グリセリン	直腸を物理的に刺激し蠕動運動を誘発し排便を促す。
	b. 坐薬	炭酸水素ナトリウム配合坐薬 ビサコジル坐剤	直腸挿入後速やかに溶解し炭酸ガスを発生し、腸管壁を刺激することで便排出を誘発する。

＊ PEG：ポリエチレングリコール

障害などの症状の出現に注意するとともに、定期的に血中マグネシウム濃度をモニターしながら使用すべきである。ところで、ここ数年新たな便秘治療薬が次々と発売されている。上皮機能変容薬や胆汁酸トランスポーター阻害薬は重篤な副作用などの報告がほとんどなく、酸化マグネシウムに代わる緩下剤として、あるいは併用薬として期待できる。さらに浸透圧性下剤としてポリエチレングリコールやラクツロースも慢性便秘症の保険適応となった。そのほか、漢方薬や消化管運動機能改善薬、プロバイオティクス、外用薬が有効な症例もある。便秘治療の選択肢の広がりとともに、医療者にも個々の便秘の病態に応じた便秘薬の使い分けが求められる時代となった。

便失禁の原因に関しては、肛門括約筋収縮力の低下、直腸性便秘に夜溢流性便失禁、便秘に対する下剤の過量投与、トイレ移動に時間がかかるなどがあり、排便環境の

整備、括約筋の強化、薬剤による便の固形化を試みる。

　排便障害は生命にはかかわらないものの、日常生活やQOL、心理面に大きな影響を及ぼす。漫然と薬剤投与するのではなく、排便のメカニズムを熟知し、原因や病態に応じた適切な治療を行うことが大切である。排便機能検査や特殊な治療が必要な場合は積極的に専門医にコンサルトするとよい。

文献

1）　日本排尿機能学会・過活動膀胱診療ガイドライン作成委員会編：過活動膀胱診療ガイドライン（第2版）．リッチヒルメディカル，2015.
2）　日本泌尿器科学会編：男性下部尿路症状・前立腺肥大症診療ガイドライン．リッチヒルメディカル，2017.
3）　日本排尿機能学会・女性下部尿路症状診療ガイドライン作成委員会編：女性下部尿路症状診療ガイドライン．リッチヒルメディカル，2013.
4）　日本排尿機能学会・夜間頻尿診療ガイドライン作成委員会編：夜間頻尿診療ガイドライン．ブラックウェルパブリッシング，2009.

第9章 サルコペニア

▶ 9.1 サルコペニアの定義と診断

☞ POINT

1. サルコペニアの診断基準はいくつか存在するが、本邦を含むアジア諸国ではアジアの サルコペニアワーキンググループ（AWGS）の基準が広く用いられている。
2. サルコペニアの診断基準には四肢筋量、握力、歩行速度が指標として用いられており、 それぞれのカットオフ値に基づいてサルコペニアを診断する。

1. サルコペニアの定義

　サルコペニアは1989年にRosenbergによって提唱された概念であり、ギリシャ語 で筋肉を意味するsarxと、喪失を意味するpeniaによる造語である。当初は筋量減少 のみに着目していたが、近年は筋量減少に伴う身体機能低下の意義が注目されるよ うになり、さまざまな定義と基準が用いられるようになった。2010年に欧州の European Working Group on Sarcopenia in Older People (EWGSOP)[1]より操 作的定義から発表され、それに続き日本人を含むアジアの疫学データをもとにした Asian Working Group for Sarcopenia（AWGS）[2]からの定義など、次々と各研究グ ループによる定義が発表された。2016年にはサルコペニアがICD-10に収載され、 その意義と重要性が広く認識されるようになった。

　サルコペニア診療ガイドライン2017年版[3]では、世界の各ワーキンググループか らの操作的定義のうち7つを採択している。7つのうち、論文で頻用されているのは EWGSOPの定義であり、AWGSの定義とともに本邦のサルコペニアの定義と診断 に用いられている。基本的にすべての定義が骨格筋量低下とそれによる機能低下か ら構成されており、骨格筋量はいずれの定義でも必須項目である。筋力と身体機能 については、両者あるいはどちらか一方のみを採用するものに分かれているが、筋 力については握力、身体機能については歩行速度の測定がいずれの定義でも採用さ れている。

　EWGSOPでは、低筋量をベースに低筋力または低身体機能のいずれかを満たすと サルコペニア、低筋量のみでプレサルコペニア、すべて満たすと重度サルコペニアと、 その病期が定義されている。また分類については、加齢以外に明らかな原因がない 一次性サルコペニアと、二次性サルコペニアに分類される。二次性サルコペニアには、

サルコペニア

活動低下や摂取エネルギー低下によるものの他、糖尿病などの生活習慣病や心臓、肺、腎臓等の重症臓器不全や悪性腫瘍等に伴う疾患に関連するものがあり、こちらには廃用障害やカヘキシアの要素も含まれる。サルコペニアは元来、脳血管障害や神経疾患、運動器疾患、外傷などがない場合の疾患概念であるため、それらが原因で麻痺や歩行障害が生じている場合は、同じ基準で評価することはできない。

　一方、サルコペニアと肥満もしくは体脂肪の増加を併せもつ状態をサルコペニア肥満と呼び、サルコペニア単独、肥満単独よりも予後の悪い病態とされている。筋量低下とBMI、体脂肪率、ウエスト周囲径の増加で操作的に定義されるが、確立されたものはない。

2. サルコペニアの診断

　サルコペニアの診断は、四肢筋量、筋力、身体機能の3つを評価し、それぞれのカットオフ値により診断する。

　四肢筋量の測定方法については、多くの定義でDXA法やBIA法が採用されている。表1に示すすべての定義においてDXA法を推奨しており、そのうちEWGSOPとAWGSについてはBIA法も同時に推奨している。四肢骨格筋量の補正方法は統一されておらず、多くは四肢骨格筋量を身長の2乗値で補正しているが、BMIでの補正や四肢除脂肪量を用いているものもある。ほとんどの定義で筋力は握力測定（左右2回ずつ測定し最大値を採用）、身体機能は歩行速度（加速・減速を除く通常歩行速度を4m以上の歩行により評価）の測定を採用しているが、カットオフ値はそれぞれの定義で異なっている。このように、サルコペニアは統一された診断方法やカットオフ値がなく、サルコペニア肥満に関しても統一された診断コンセンサスはないが、体脂肪の増加で肥満を定義することが推奨される。

　本邦では、その成り立ちからAWGSの診断アルゴリズムを使用することが推奨される。図1に示すように、65歳以上の高齢者に対し、握力または歩行速度を測定し、握力が男性26kg未満、女性18kg未満、通常歩行速度が0.8m/秒以下のいずれかまたは両方満たす場合に四肢筋量を測定し、BIA法で男性7.0kg/m²未満、女性5.7kg/m²未満、DXA法で男性7.0kg/m²未満、女性5.4kg/m²未満を満たせばサルコペニアと診断する。

　サルコペニアのスクリーニング法として、SARC-F質問票、指輪っかテスト（自身の左右の手の母指と示指で輪っかを作り、下腿周囲の最大径を囲めるかで判定）などが知られており、可能性があると判定されれば前述のサルコペニア診断アルゴリズムを用いて診断する。

第9章

73

表1 各ワーキンググループによるサルコペニアの操作的定義

		EWGSOP	AWGS	IWGS	FNIH	FNIH slowness	SSCWD	JSH
四肢筋量	評価基準	四肢筋量の身長補正値（ASM）	四肢筋量の身長補正値（ASM）	四肢筋量の身長補正値（ASM）	四肢筋量のBMI補正値	四肢筋量のBMI補正値	四肢除脂肪量(kg)	第3腰椎(L3)レベルの身長補正値/四肢筋量の身長補正値（ASM）
	カットオフ値（測定方法）	DXA 若年層の平均値−2SD未満 BIA 若年層の平均値−2SD未満	DXA 男性＜7.0kg/m² 女性＜5.4kg/m² BIA 男性＜7.0kg/m² 女性＜5.7kg/m²	DXA 男性＜7.23kg/m² 女性＜5.67kg/m²	DXA 男性＜0.789kg/BMI 女性＜0.512kg/BMI	DXA 男性＜0.789kg/BMI 女性＜0.512kg/BMI	DXA 若年層(20〜30歳)の平均値−2SD未満	(CT) L3レベルの筋量の身長補正値 男性＜42cm²/m² 女性＜38cm²/m² BIA 男性＜7.0kg/m² 女性＜5.7kg/m²
筋力(握力)		男性＜30kg 女性＜20kg	男性＜26kg 女性＜18kg	—	男性＜26kg 女性＜16kg	男性＜26kg 女性＜16kg	—	男性＜26kg 女性＜18kg
身体機能（通常歩行速度）		0.8m/秒以下(4m)	0.8m/秒以下(6m)	1.0m/秒未満	—	0.8m/秒以下	1.0m/秒未満 あるいは400m未満(6分間歩行)	—

EWGSOP：European Working Group on Sarcopenia in Older People、AWGS：Asian Working Group for Sarcopenia、IWGS：International Working Group on Sarcopenia、FNIH：Foundation of the National Institute of Health、SSCWD：Society on Sarcopenia, Cachexia and Wasting Disorders、JSH：Japan Society of Hepatology

（サルコペニア診療ガイドライン作成委員会：サルコペニア診療ガイドライン2017版.より引用改変）

図1 サルコペニアの診断アルゴリズム（AWGS基準）

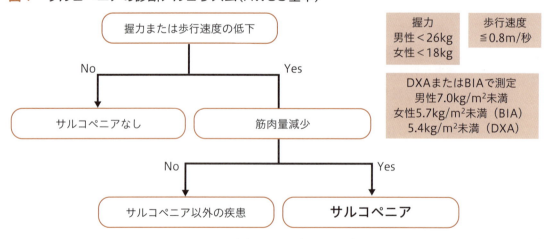

(Chen LK, et al：J Am Med Dir Assoc 2014；15：95-101.より引用改変)

▶9.2 サルコペニアの対策

> **POINT**
> 1. 栄養、特にタンパク質の摂取と運動習慣、豊富な身体活動量はサルコペニアを予防する可能性がある。
> 2. サルコペニアを有する人への必須アミノ酸と中心とする栄養介入、レジスタンス運動などの運動介入、さらにその併用はサルコペニア指標を改善する可能性がある。
> 3. サルコペニアを誘導しうる疾患に対する治療は、サルコペニアを予防する可能性がある。

　本邦における75歳以上人口の増加は今後も継続することから、サルコペニアへの対策、すなわち予防や治療が重要である。サルコペニアには不動（不活動）や低栄養をはじめとし、さまざまな要因が関与している（図2）[4]。なかでも、栄養と運動による予防・治療の有効性については、よく検討されている。

1．栄養

　高齢期において、さまざまな要因が栄養障害または低栄養をもたらすが、栄養障害によりサルコペニアが発症し、その結果として日常生活機能の低下が生じ、要介護状態に移行する。高齢期では骨格筋タンパク質同化作用に対する抵抗性（anabolic resistance）が存在するため、サルコペニア予防には適切な栄養摂取、特に十分なタンパク質の摂取が不可欠である。特にタンパク質摂取については、筋肉量維持の視点から最低でも1.0g/kg体重/日が望ましい。しかし、根拠となるエビデンスはまだ少ない。

図2　サルコペニアの成因

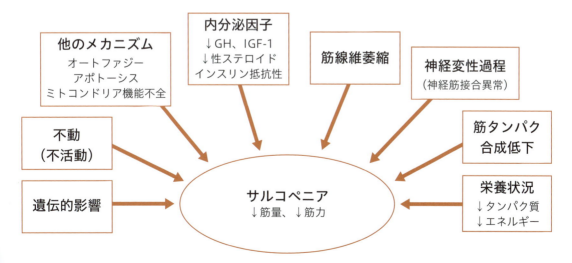

(Smoliner C, et al：J Am Med Dir Assoc 2014；15：267-72.より引用改変)

一方、サルコペニアを有する人に対する栄養療法は、必須アミノ酸を中心とする栄養介入が、膝伸展筋力の改善に効果がある。ただし、長期的効果、介入の内容については十分なエビデンスがない。

2．運動

　サルコペニアの成因において、栄養障害または低栄養とならび不動（不活動）は大きな要素であるため、予防のために適切な運動が有効であると考えられる。しかしながら、介入研究のエビデンスがほとんどなく、結論づけるには至っていない。

　一方、サルコペニアを有する人への運動介入は、四肢骨格筋量、膝伸展筋力、通常または最大歩行速度の改善効果があるとされる。しかし、現時点では運動介入の内容（レジスタンス運動、バランス運動、振動トレーニングなど）が統一されておらず、ランダム化比較試験が少ないため、エビデンスレベルは低い。

　さらに、レジスタンストレーニングを含む包括的運動と栄養療法の併用による介入は、それぞれ単独の介入に比べサルコペニアの改善に有効であるとされているが、長期的アウトカム改善効果は明らかでない。

3．疾患への介入と薬物治療

　サルコペニアを誘導しやすい疾患、すなわち二次性サルコペニアの原因として挙げられている慢性閉塞性肺疾患（COPD）、慢性腎臓病（CKD）、心不全、肝不全（肝硬変）といった疾患に対する運動・栄養管理、またはテストステロン補充により筋量や身体機能の改善が期待できるが、EWGSOPやAWGSで用いられている指標をアウトカムとしたものがまだ少ないのが現状である。

　図2で示したサルコペニアの成因のうち、性ステロイド（アンドロゲン）の減少または作用低下があるが、SARM（selective androgen receptor modulator）については、サルコペニア高齢者に対するSARMの投与により筋量改善はみられたが、筋力や身体機能の改善はみられなかった。その他、基礎的な検討で筋量や身体活動量に対する効果が示され一部臨床試験も行われている、ACE阻害薬やIGF-1、ミオスタチン阻害薬、グレリン、ビタミンD製剤（転倒に対して有効性を示すエビデンスはあるが、サルコペニアに関しては極めて少ない）なども期待されているが、現段階では有用性は不明である。

文献

1) Cruz-Jentoft AJ, Baeyens JP, Bauer JM, et al: European consensus on definition and diagnosis: Report of the European Working Group on Sarcopenia in Older People. Age Ageing 2010 ; 39 : 412–23.
2) Chen LK, Liu LK, Woo J, et al: Sarcopenia in Asia: consensus report of the Asian Working Group for Sarcopenia. J Am Med Dir Assoc 2014 ; 15 : 95-101.
3) サルコペニア診療ガイドライン作成委員会: サルコペニア診療ガイドライン2017年版. ライフサイエンス出版. 2017, 東京.
4) Smoliner C, Sieber CC, Wirth R: Prevalence of sarcopenia in geriatric hospitalized patients. J Am Med Dir Assoc 2014 ; 15 : 267-72.

第10章 フレイルと介護予防

▶ 10.1 フレイルの定義と診断・介入

> **POINT**
> 1. フレイルは、加齢に伴う予備能力の低下のため、ストレスに対する回復力が低下した状態であり、要介護状態の前段階として位置づけられる。
> 2. フレイルの診断方法は統一された基準はなく、本邦で用いやすい方法としてはJ-CHS基準や基本チェックリストが挙げられる。
> 3. フレイル高齢者への介入は、栄養、運動、精神的な側面、社会的活動、服用薬剤などの評価を行い、多職種で連携して関わることが望ましい。

1. フレイルの定義

　加齢に伴う予備能力低下のため、ストレスに対する回復力が低下した状態をフレイルと呼ぶ。これは、要介護状態の前段階として位置づけられるが、身体機能が弱っただけではなく、意欲や気力の衰え、社会的な交流減少など、多面的な問題を抱えやすいため、適切な対策が行われないと健康寿命を減ずる危険性の高いハイリスク状態を意味する。「歳のせい」として片づけられやすい問題の裏には、薬剤による有害事象や未診断疾患の存在、生活習慣の問題などが潜んでいることもしばしばある。生物学的な加齢による影響としてよいか否かを吟味する作業が高齢者の健康寿命を維持するためには重要である。

2. フレイルの診断

① Cardiovascular Health Study(CHS)基準

　フレイルの診断方法は、現在のところ統一されていない。最も広く用いられている方法は、米国のLinda P. Friedらが提唱したPhenotype modelに基づく診断法で、1)筋力の低下、2)歩行速度の低下、3)倦怠感・易疲労性、4)活動性の低下、5)体重減少の5つの症候のうち、3つ以上の項目に該当する場合にフレイルと診断する。1~2つに該当する場合はプレフレイル、いずれにも該当しない場合を健常と評価する。原法の基準は、Cardiovascular Health Study (CHS)というコホート調査で用いられた方法であるが、現在はその基準値がさまざまに修正された変法が多数存在し用いられている。本邦では、長寿医療研究開発費事業(25-11)において、この

CHS基準を本邦の実臨床で利用しうる内容に修正した日本版CHS（J-CHS）基準が提案された（**P.193「巻末資料」**）。この基準のなかには、介護予防事業において本邦で開発された基本チェックリスト（後述）の質問が2つ含まれているため、基本チェックリストを予診として実施し、診察室で握力、歩行速度、活動状態の確認を行うと、フレイルの診断とともに生活機能の問題領域を抽出することができる。

②基本チェックリスト

2006年の介護予防事業において、要介護に至る危険性の高い高齢者の抽出を目的として作成された自記式質問票で、体格指数の算出以外は「はい」か「いいえ」で回答する簡便な生活機能評価法である（**表1**）。この質問票を用いることで、手段的ADL、移動機能、栄養状態、口腔機能、社会的ADL（閉じこもりを含む）、認知機能、気分（うつ）に関する多面的な評価を行うことができ、どの領域に問題があるかを絞りこむことができる。得点が高くなるほど機能障害に至る危険性が高いことを示し、合計で8点以上になるとその後3年間の新規要介護発生や死亡の危険性が有意に高まることが報告されている。後述の介護予防・日常生活支援総合事業において、基本チェックリストは第一段階の高齢者評価として用いられることになっている。

また各領域には、厚生労働省が従来示した基準があり（**表1**）、慢性疾患で通院する高齢者の生活機能評価として、定期的に用いると有益である。健康寿命延伸を目指した高齢者医療の展開として、医療機関でも基本チェックリストを実施し、地域包括支援センターと連携することも重要と考えられる。

3. フレイルに対する介入

フレイル高齢者に対して行うべきことは、健康寿命を促進する生活習慣や社会的活動を後押しするだけでなく、フレイルを加速する原因を抽出し、それに対する対応策を講じることである。基本的には栄養摂取状態、運動や活動状況、社会的活動、服用薬剤とその管理状況などを評価する。たとえば、倦怠感の増悪により意欲が低下した高齢者が診察室に訪れた場合、潜在する疾患の検査を行うことは言うまでもないが、生活環境や状態、服用薬剤による有害事象についても吟味することが必要である。降圧薬や血糖降下薬、睡眠薬や抗アレルギー薬、向精神薬などが処方されている場合、薬剤の効果が日常生活に悪影響を及ぼしていないか確認する必要がある。また、社会生活における対人関係の問題、認知機能、栄養摂取状況、移動機能や活動状態などを基本チェックリストの結果を踏まえて対応を検討していくとよい。医師一人がすべてに関わることは難しいため、看護師、管理栄養士、リハビリスタッフ、ソーシャルワーカーとの協働体制を築いておくことも重要である。フレイル高齢者に対するアプローチとして、近年アジア太平洋フレイル診療ガイドラインが発表されているので参考にするとよい（**表2**）。

フレイルと介護予防

表1 基本チェックリスト：構成と各分野の該当基準

No.	質問事項	回答（いずれかに○をお付け下さい）			
1	バスや電車で一人で外出していますか	0	はい	1	いいえ
2	日用品の買い物をしていますか	0	はい	1	いいえ
3	預貯金の出し入れをしていますか	0	はい	1	いいえ
4	友人の家を訪ねていますか	0	はい	1	いいえ
5	家族や友人の相談にのっていますか	0	はい	1	いいえ
6	階段を手すりや壁をつたわらずに昇っていますか	0	はい	1	いいえ
7	椅子に座った状態から何もつかまらずに立ち上がっていますか	0	はい	1	いいえ
8	15分くらい続けて歩いていますか	0	はい	1	いいえ
9	この1年間に転んだことがありますか	1	はい	0	いいえ
10	転倒に対する不安は大きいですか	1	はい	0	いいえ
11	6カ月間で2〜3kg以上の体重減少がありましたか	1	はい	0	いいえ
12	身長 cm、体重 kg（BMI＝ ）（注）				
13	半年前に比べて固いものが食べにくくなりましたか	1	はい	0	いいえ
14	お茶や汁物等でむせることがありますか	1	はい	0	いいえ
15	口の渇きが気になりますか	1	はい	0	いいえ
16	週に1回以上は外出していますか	0	はい	1	いいえ
17	昨年と比べて外出の回数が減っていますか	1	はい	0	いいえ
18	周りの人から「いつも同じことを聞く」などのもの忘れがあると言われますか	1	はい	0	いいえ
19	自分で電話番号を調べて、電話をかけることをしていますか	0	はい	1	いいえ
20	今日が何月何日かわからない時がありますか	1	はい	0	いいえ
21	（ここ2週間）毎日の生活に充実感がない	1	はい	0	いいえ
22	（ここ2週間）これまで楽しんでやれていたことが楽しめなくなった	1	はい	0	いいえ
23	（ここ2週間）以前は楽にできていたことが今ではおっくうに感じられる	1	はい	0	いいえ
24	（ここ2週間）自分が役に立つ人間だと思えない	1	はい	0	いいえ
25	（ここ2週間）わけもなく疲れたような感じがする	1	はい	0	いいえ

（注）BMI＝体重（kg）÷身長（m）÷身長（m）が18.5未満の場合に該当する。

基本チェックリストの構成

#1〜5 ：日常生活関連動作
#6〜10 ：運動器の機能
#11〜12：低栄養状態
#13〜15：口腔機能
#16〜17：閉じこもり
#18〜20：認知機能
#21〜25：抑うつ気分

「旧二次予防事業対象者」の選定基準

①「抑うつ気分（#21〜25）を除く20項目（#1〜20）」のうち10項目以上
②「運動器の機能（#6〜10）」のうち3項目以上
③「低栄養状態（#11〜12）」の2項目
④「口腔機能（#13〜15）の2項目以上
①〜④のいずれかに該当

「旧二次予防事業対象者」が併せて支援を考慮される分野の基準

⑤「閉じこもり（#16、17）」のうち#16に該当
⑥「認知機能（#18〜20）」のうち1項目以上に該当
⑦「抑うつ気分（#21〜25）」のうち2項目以上に該当

表2 アジア太平洋フレイル診療ガイドライン

強く推奨される事項
1. フレイルは妥当性のある測定法を用いて評価することを強く推奨する。
2. フレイル高齢者には、レジスタンス運動の要素を含む、漸増的で個別性の高い身体活動プログラムを適用することを強く推奨する。
3. 多剤併用に対しては、不適切な薬剤/余分な薬剤の減薬や中止を検討することを強く推奨する。

条件次第で推奨される事項
1. フレイルを伴う人に対して、疲労の原因をスクリーニングすることを推奨する。
2. 意図せぬ体重減少のあるフレイル高齢者には、回復可能な原因を見出すために検査を行い、食物強化/蛋白質やカロリーの補充を考慮することを推奨する。
3. ビタミンDの不足が見出された人には、その処方を行うことを推奨する。

＊フレイル高齢者のための個別的な支援と教育計画の提供については推奨なし

(Dent E, et al：The Asia-Pacific Clinical Practice Guidelines for the Management of Frailty. J Am Med Dir Assoc 2017；18：564-75.より引用改変)

10.2 介護予防とは何か：疾病予防とは異なる概念

> **POINT**
> 1. 要介護状態への移行は、主に疾病に起因する場合（疾病モデル）とフレイル状態を経由する場合（フレイルモデル）がある。
> 2. 介護予防の目的は、主にフレイルを経由する過程を回避することである。
> 3. 疾病概念に属さない高齢者特有の問題は「老年症候群」と呼ばれ、放置しておくと要介護状態に至る過程に拍車がかかるため、早期に発見し対応することが重要である。

　　介護が必要になる原因として、2016年の「国民生活基礎調査の概況」によると、「認知症」が第1位、「脳血管障害」が第2位となっているが、第3位は「高齢による衰弱」、第4位は「転倒・骨折」、第5位が「関節疾患」となっている。脳血管障害の予防や関節疾患などによる要介護状態への進行を最小限に食い止める疾病管理は重要であるが、疾患への対処だけでは介護予防は片手落ちであり不十分である。それは、高齢期になると、社会的、心理的、身体的な面においてさまざまな喪失体験を繰り返し、多面的な機能低下を招き、フレイル状態に至るためである。このように疾病の発症を基盤にした要介護状態（図1a）への移行のみではなく、フレイル状態を経由した要介護状態への移行も存在している（図1b）。介護予防の目的は、主にフレイルの進行を予防することにある。

　　「高齢による衰弱」や「転倒・骨折」という問題は、疾患という捉え方には適さないが、要介護状態をもたらす問題として注意を要する。このように、加齢に伴う高齢者特有の問題のうち、自立機能やQOLの低下に影響を及ぼす一群の症候を「老年症候群」と呼び、その予防や対策を講じることで要介護に至る危険性を回避する重要性を、

フレイルと介護予防

図1 要介護状態への移行モデル

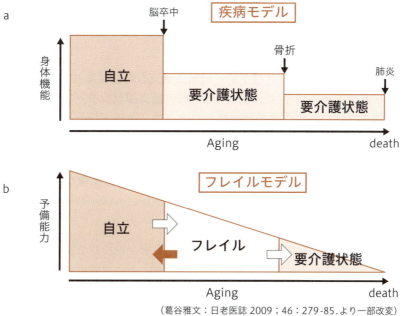

(葛谷雅文：日老医誌 2009；46：279-85. より一部改変)

表3 老年症候群

・視覚機能の問題 ・聴覚機能の問題 ・歩行障害 ・転倒 ・尿失禁 ・褥瘡・創傷ケア ・認知機能障害(せん妄、認知症)	・抑うつ ・栄養障害(低栄養) ・摂食・嚥下の問題 ・フレイル(虚弱) ・骨粗鬆症 ・めまい(ふらつき) ・失神 ・睡眠障害

(Pascala JT, Sullivan GM, eds：Geriatrics Review Syllabus, 2010. より一部改変)

　老年医学の先人たちは繰り返し喚起している(**表3**)。老年症候群は、加齢に伴う問題を内含した臓器同士の複雑な因果関係に起因するため、一筋縄では解決できないことも多い。解決が困難な場合には、少なくとも他の老年症候群を惹起しないように、増悪の連鎖を予防する対策を講じていくことが重要である。

10.3 介護予防の実際

> **POINT**
> 1. 介護予防事業は、2014年に介護予防・日常生活支援総合事業として改正された。
> 2. 介護予防を希望する高齢者は、市町村の地域包括支援センターで基本チェックリストによる評価を受け、一般介護予防事業か介護予防・生活支援サービス事業のいずれかに参加することができる。
> 3. 慢性疾患などで通院する高齢者に対し、医療機関でもフレイル状態を評価し地域包括支援センターと連携することは、健康寿命の延伸のために重要な手立てである。

　高齢者は、身体機能や認知機能の低下、社会的役割の喪失、配偶者との死別や友人との交流機会の減少など、さまざまな面において喪失体験を繰り返す。これらのイベントと相まって、外出機会の減少、栄養状態の悪化などからフレイル状態に至り、転倒や感染症を契機に要介護状態に陥っていく。このような経過に至る徴候を早く発見し、進行を予防することが重要であるとして、本邦では2006年に介護予防事業が創設され実施されてきた。この仕組みは、2014年の介護保険法改正により、介護予防・日常生活支援総合事業(以下「総合事業」)として改正された事業に移行している(図2)。

1. 総合事業の仕組み

　この事業の趣旨は、「市町村が中心となって、地域の実情に応じて、住民等の多様な主体が参画し、多様なサービスを充実することにより、地域の支え合いの体制づくりを推進し、要支援者等に対する効果的かつ効率的な支援等を可能とすることを目指すもの」とされている。従来の介護予防事業との違いは、一次予防事業・二次予防事業の区別がなくなり、65歳以上のすべての高齢者が参加できる一般介護予防事業と、サービス事業対象高齢者が利用可能な介護予防・生活支援サービス事業に分けられることになったことである(図3)。

　前者のなかには、地域リハビリテーション活動支援事業が創設され、住民が運営する体操教室などへのリハビリテーション専門職等の関与を支援する取り組みが行われるようになった。一方後者では、掃除や洗濯などの訪問型サービスや配食サービスによる生活援助、外出・交流の機会を提供する送迎サービスや、専門職による体操教室や口腔ケア指導、栄養指導などの教室を開催したりする通所型サービス提供が行われる。このなかの一部は、従来、要支援認定者に対する介護予防給付として提供されてきたものが含まれ、2014年の改正により、介護認定を受けなくても生活支援サービスが利用できることになった。介護認定には至らないが、介護に至る危険の高い高齢者(おおむねフレイル高齢者)の増加を視野に入れた対応となっている。

図2 介護保険制度の概要

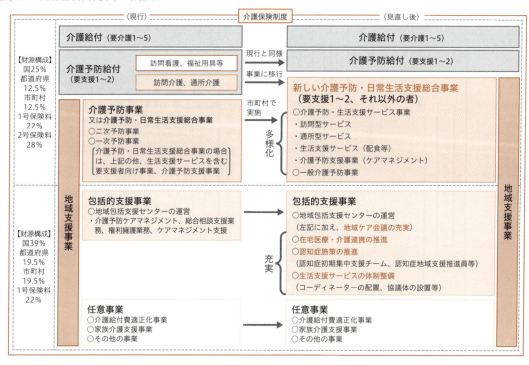

(https://www.mhlw.go.jp/file/06-Seisakujouhou-12300000-Roukenkyoku/0000088276.pdf)

図3 介護予防・日常生活支援総合事業

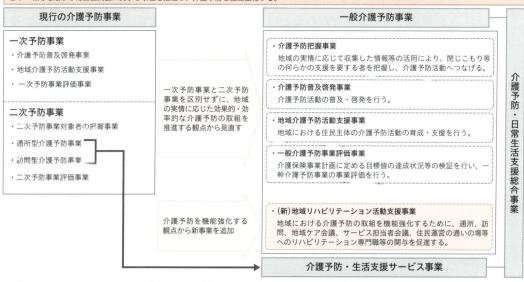

(https://www.mhlw.go.jp/file/06-Seisakujouhou-12300000-Roukenkyoku/0000088276.pdf)

図4　介護サービスの利用時の流れ

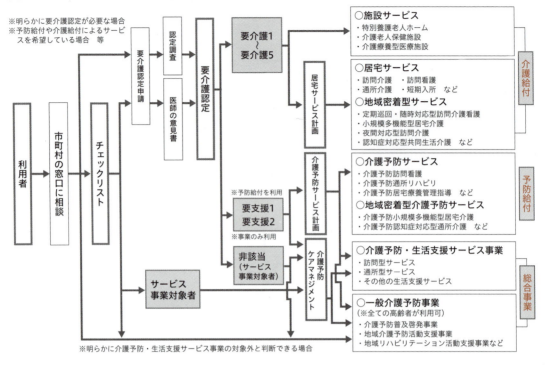

(https://www.mhlw.go.jp/file/06-Seisakujouhou-12300000-Roukenkyoku/0000088276.pdf)

2. 介護予防の流れ(図4)

　この総合事業は、高齢者が市町村・地域包括支援センターへ相談することから始まるため、従来のように基本チェックリストが郵送され、その結果に応じて介護予防事業への参加が促されるという行政主導的な制度ではなくなっている。基本チェックリストは相談者に対して実施され、その結果に応じて適応となるサービスを紹介・提供する流れになっている。前述のように、医療機関へ定期的に通院する高齢者に対しても、疾患の管理のみではなく生活機能や心身両面の評価を積極的に行い、健康寿命を延伸するために総合事業への参加を促すことが望ましい。その意味では、定期通院する高齢者に対して、基本チェックリストなどを実施し、適宜包括支援センターへの相談につなげることは、今後の高齢者医療の作法として位置づけると良いかもしれない。

第11章 睡眠障害、慢性疼痛、褥瘡

▶ 11.1 睡眠障害の原因と対策、注意点

> **POINT**
> 1. まずは不眠の原因を検索し対処する。
> 2. 睡眠衛生指導が大切である。
> 3. 睡眠薬治療では安全性に配慮する。
> 4. ベンゾジアゼピン系睡眠薬は特に慎重に使用すべき薬剤である。
> 5. 非ベンゾジアゼピン系薬剤も認知機能の低下、転倒、骨折のリスクが報告されており、漫然と長期投与せず少量の使用にとどめるなど慎重に使用する。

　加齢により総睡眠時間が短くなる。また深睡眠時間が短くなるため、夜間中途覚醒が多くなる。しかしこれらは生理的現象であり日中の生活に支障がなければ治療の対象にはならない。高齢者はさまざまな原因から不眠になりがちである。まずは不眠の原因を検索し、該当するものがあれば、それに対処する。

1．高齢者の睡眠障害に関連する要因

　呼吸困難、掻痒、頻尿などはしばしば不眠の原因となる。原因となっている身体疾患の治療が必要である。呼吸器疾患に対して安易に睡眠薬を処方すると呼吸状態が悪化することもあるので注意する。睡眠呼吸障害、睡眠時ミオクロニー、レストレスレッグ症候群なども不眠の原因となる。問診でこれらの有無について確認し、疑われれば睡眠外来など専門医へ紹介する。

　うつ病では不眠が遷延しやすい。「気分が晴れ晴れしない」などの抑うつ気分、「今まで楽しかったことが楽しめない」など、喜びや興味の喪失といったうつ病の基本症状を確認する。治療薬が不眠の原因になることがある。ステロイド製剤、抗パーキンソン薬（アマンタジン、L-ドパ）、気管支拡張薬、β遮断薬などは不眠をきたしうる代表的な薬剤である。うつ病の治療薬であるセロトニン選択的再取り込み阻害薬（SSRI）も不眠を悪化することがある。薬剤性の不眠が考えられる場合、薬剤の減量、中止、または他剤への変更を考える。SSRIで不眠が出現した場合、ミルタザピンやミアンセリン、トラゾドンなど睡眠に効果がみられる抗うつ薬を選択するのも一法である。ただし大うつ病エピソードを満たすうつ状態であれば、精神科や老年精神科

などの専門医に紹介するのがよい。

　明らかな原因を認めない場合、まずは睡眠衛生指導を行う。定時の離床および就寝、朝方の日光浴、散歩などの適度な運動、午睡時間の制限（30分以内）、就寝前の過剰な水分摂取の抑制、アルコール、ニコチンなどの制限、静穏な寝室環境などが睡眠衛生指導に含まれる。高齢者では特に日中の運動不足、長時間の午睡、日光への曝露の少なさが不眠の原因となりやすい。

　睡眠衛生指導でも十分効果がみられず、日中の生活や活動に支障がある場合は、睡眠薬治療が検討される。

2. 睡眠薬使用の際の一般的注意

　高齢者は睡眠薬の代謝や排泄が遅く副作用が出現しやすくなることから、高齢者に対して睡眠薬を用いる場合、安全性の配慮が最も大切である。高齢者はベンゾジアゼピン（BZ）系睡眠薬に対する感受性が亢進しているため、特に有害事象に注意が必要である。睡眠薬の使用ではふらつきや転倒などの身体機能の低下のほかに、認知機能低下もみられる。近年では睡眠薬の長期使用が認知症の発症リスクと関連するという報告も散見されるようになった。

3. 睡眠薬の種類

　代表的な睡眠薬は、ベンゾジアゼピン受容体作動薬（BZ系と非BZ系薬剤）、ラメルテオン、スボレキサントである。以下に各睡眠薬の特徴について簡単に紹介する。

①BZ系睡眠薬

　作用時間により超短時間作用型（トリアゾラム）、短時間作用型（ブロチゾラム、エチゾラムなど）、中間作用型（ニトラゼパム、フルニトラゼパムなど）、長時間作用型（フルラゼパム、ハロキサゾラム、クアゼパム、ジアゼパム）に分類される。いずれも抗コリン作用や筋弛緩作用があり、認知機能の低下、転倒、骨折のリスクがある。中間作用型や長時間作用型のBZ系睡眠薬は日中の過鎮静のリスクがある。長期間継続使用により依存が生じることがあり、急な中止で離脱症状が出現することがある。これらのことから、高齢者に対してBZ系睡眠薬は特に慎重に投与すべき薬剤といえる。

②非BZ系薬剤

　非BZ系睡眠薬にはゾルピデム、ゾピクロン、エスゾピクロンの3剤があるが、いずれも作用時間は短く、また抗コリン作用や筋弛緩作用、依存性も軽い。しかしながら非BZ系薬剤も認知機能の低下、転倒、骨折のリスクが報告されており、漫然と長期投与せず少量の使用にとどめるなど慎重に使用する。

③ラメルテオンとスボレキサント

　この両者はBZ系でみられる副作用がみられず、高齢者に対して比較的安全と考えられる。ただし併用注意薬や併用禁忌薬があり注意する。

・ラメルテオン

　メラトニン受容体作動薬で、主に入眠作用を発現する。ラメルテオンの主な代謝酵

素はCYP1A2であり、1A2を強く阻害するフルボキサミンとの併用は禁忌である。
・スボレキサント
　オレキシンの受容体を阻害し、覚醒中枢を抑制することで睡眠効果をもたらす。CYP3Aで代謝されるため、クラリスロマイシンなどCYP3Aを強く阻害する薬剤との併用は禁忌である。

　いずれの睡眠薬も漫然と長期間処方するのではなく、不眠症が改善した場合は患者と相談しながら減量、中止を検討するべきである。難治の不眠症は専門医へ紹介する。

11.2 慢性疼痛の原因と対策

POINT
1. 慢性疼痛の病態には、侵害受容性の要因や神経障害性の要因に、心理社会的要因が加わっていることが多い。
2. 慢性疼痛の患者の思考を、疼痛そのものを治療することでなく、疼痛があってもADLを維持することへ導くことが重要である。
3. 疼痛をしっかりコントロールできた場合や、逆に使用した薬剤が無効であった場合には、漫然と薬物療法を継続することがないように注意する。
4. 慢性疼痛が生活や心理状態へ強く影響しているときには、多職種連携による集学的な対策が必須である。

1. 慢性疼痛の病態

　慢性疼痛の要因として、変形性関節症に代表される侵害受容性の要因と、脊柱管狭窄症や帯状疱疹後神経痛に代表される神経障害性の要因が挙げられる。さらに、これらの要因に心理社会的要因がかかわっていることも多い。このような症例では、疼痛の原因や治療などへの執着により、患者の思考が疼痛に集中することで疼痛の閾値が下がり、さらなる疼痛の持続・増悪につながる悪循環が働いており（図1）、多職種連携による集学的なアプローチが重要になる。

2. 慢性疼痛患者の問診

　慢性疼痛の診療にあたって、問診で確認すべきことを表1[3)]に示した。
　痛みの性質についての質問は、疼痛の病態を検討するうえで重要である。体動に伴う痛みは、運動器の侵害受容性の疼痛と推定される。神経の走行に一致する痛みであれば、神経障害性疼痛と推定される。実際には痛みの原因を特定できない場合も少なくなく、身体的な要因に比し痛みに伴う生活の障害が著しい場合には、心理社会的要因の関与にも配慮する。一方、表1の他の項目は、慢性疼痛を有する患者の生活状

図1　慢性疼痛によりQOLが低下していく負のサイクル
疼痛を意識するほど慢性疼痛が増悪し、生活が慢性疼痛に支配されるようになる。

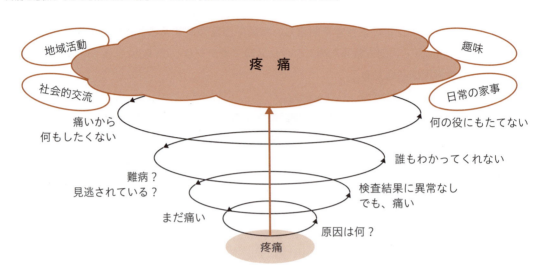

表1　慢性疼痛患者の問診による評価

・痛みの強さ、部位、性質、経過、日内変化、増強因子、緩和因子
・心理状態
・1日の過ごし方、日常生活の障害度
・家族構成とその状況
・精神科領域の疾患や病態
・職歴、仕事内容や状況
・（交通事故や労災の場合には）補償や訴訟
・睡眠、食事、体重変化

（慢性疼痛治療ガイドライン作成ワーキンググループ編：慢性疼痛治療ガイドライン 2018. より作成）

況や心理状態を知るための項目であり、これらのことも加味して疼痛対策をたてる必要がある。

3. 心理的サポート

　慢性疼痛への心理的サポートとして、疼痛に執着する患者の思考を疼痛があってもADLを維持することに導くことが重要である。薬物療法や神経ブロックを実施しているときも、患者を正しいゴール設定に導くことが欠かせない。また、痛みの原因となる異常がないときに、患者の疼痛の存在まで否定するような説明は不満や不安

睡眠障害、慢性疼痛、褥瘡

を助長し、疼痛はますます悪化しかねない。特定の原因の有無にかかわらず生活への影響が大きいときには、理学療法を導入したり、認知行動療法を実施できる施設を紹介したりするなど、集学的な対策を提案することが必要である。

4. 慢性疼痛の薬物療法

　薬物療法においては、疼痛の病態に応じた薬物の選択が重要である。加えて、単に痛いから薬物を開始・増量するのではなく、生活状況や心理状態への影響もみながらその必要性を判断する。心理的サポートや理学療法などの非薬物療法を実施し、薬ばかりに頼らないことも重要である。また、疼痛をしっかりコントロールできた場合や、逆に使用した薬剤が無効であった場合には、漫然と継続せず常に減量・中止の可否を検討する。

　慢性疼痛ガイドラインでは、運動器疼痛にはアセトアミノフェンやNSAIDs、トラマドールなどが推奨されている。安全面では、アセトアミノフェンが優れている。ただし、その効果は比較的弱いので、他の疼痛対策とあわせて使用するなど工夫が必要である。疼痛が急性に増悪してADLに大きく影響している場合や、せん妄・興奮の要因になっている場合には、最初からNSAIDsを使用するべきケースもある。ただし、NSAIDsには、消化管潰瘍や腎障害、アスピリン喘息例での重篤な喘息発作などの副作用もみられるので注意する。COX-2選択阻害薬は胃腸障害や喘息発作のリスクが低いので比較的使用しやすいが、腎障害は他のNSAIDsと同程度にあるので注意する。

　トラマドールも有効であるが、使用初期には悪心の副作用が多いため、初回は最小量とし、さらに制吐剤を併用することもある。また、ケースによっては強い眠気などの精神・神経系の副作用が出現することがある。トラマドールを減量・中止する際には、急激に行うと退薬症候を発症するリスクがあるため漸減することが望ましい。

　神経障害性疼痛に対して推奨される薬剤としては、プレガバリンやトラマドールなどがある。ただし、プレガバリンも、特に高齢者では眠気やふらつきの副作用が多く、最小量から開始する。

　そのほか、慢性疼痛治療ガイドラインでは、セロトニン・ノルアドレナリン再取り組み阻害薬のデュロキセチンが運動器疼痛および神経障害性疼痛に、三環系抗うつ薬のアミトリプチリンが神経障害性疼痛に、抗てんかん薬のガバペンチンが神経障害性疼痛に推奨されている。しかし、アミトリプチリンは、強い抗コリン作用を有し、高齢者の安全な薬物療法ガイドラインにおいても、可能な限り使用を控えるように記載されている[4]。デュロキセチンには、強い抗コリン作用はないものの、吐き気などの副作用がしばしばみられる。不安、焦燥、自律神経障害、動悸、ミオクローヌスなどを呈するセロトニン症候群にも注意する。特にデュロキセチンとトラマドールの併用はセロトニン症候群発症の危険を高める。いずれの薬剤についても、低用量から慎重に開始するとともに、常に効果の有無と副作用の有無を確認し調整することが重要である。

5. 慢性疼痛に対するリハビリテーション

　一般的な運動療法や、モーターコントロールエクササイズは慢性疼痛に有効である。運動療法によって体を動かせるようにすることは、疼痛そのものにも有効であるし、患者の自信を取り戻し、患者の思考を疼痛から逸らすためにも有効である。特に高齢者では、通所リハビリテーションや訪問リハビリテーションを中心とするさまざまな社会支援を利用することで、多職種による集学的治療を受けることが、疼痛対策にもたいへん有効である。

6. 専門医へのコンサルト

　慢性疼痛のコントロールは困難なことが多い。専門医へのコンサルトの明確な基準はないが、2から5に記載した対処を実施したにもかかわらず、図1のような負のサイクルで患者の疼痛への意識が軽減に向かわないときやADLに影響しはじめたときには、むやみに薬剤を増やしたり、逆に患者の訴えを無視してしまったりするよりも、専門医に相談すべきである。

11.3 褥瘡の発生要因および予防法

> **POINT**
> 1. 褥瘡の発生要因は圧迫と組織耐久性に大別され、それらを評価することが褥瘡のリスクアセスメントとなる。
> 2. 褥瘡予防の基本は、体圧分散寝具や体圧分散クッションを用いて体に加わる圧力を分散させること、栄養状態を保つこと、スキンケアによって皮膚を健常に維持すること、である。

1. 褥瘡の発生要因

　褥瘡の発生要因は「圧迫」と「組織耐久性」の2つに大別される。圧迫には、可動性の減少、活動性の低下、知覚の認知の低下が関連し、組織耐久性には湿潤の増加、摩擦とずれの増加、栄養状態の低下が関連している。可動性とは体位を変えたり整えたりできる能力、活動性とは患者自身の行動の範囲であり、障害されると圧迫が加わりやすい状況となる。また、知覚の認知とは圧迫による不快感に対して適切に対応できる能力である。皮膚が湿潤にさらされる程度が増加すると、皮膚バリア機能の低下および表皮真皮結合の脆弱化のために、組織耐久性の低下につながる。摩擦とずれが加わることにより皮膚および深部組織への損傷が加わることや、栄養が低下することでも組織耐久性が低下する。これらの発生要因を点数化して、褥瘡発生リスクをアセスメントするスケールがブレーデンスケールであり、世界中で使用されている（表2）。

睡眠障害、慢性疼痛、褥瘡

第11章

表2　ブレーデンスケール

知覚の認知 圧迫による不快感に対して適切に対応できる能力	1. 全く知覚なし 痛みに対する反応（うめく、避ける、つかむ等）なし。この反応は、意識レベルの低下や鎮静による。 あるいは、体のおおよそ全体にわたり痛覚の障害がある。	2. 重度の障害あり 痛みにのみ反応する。不快感を伝えるときには、うめくことや身の置き場なく動くことしかできない。 あるいは、知覚障害があり、体の1/2以上にわたり痛みや不快感の感じ方が完全ではない。	3. 軽度の障害あり 呼びかけに反応する。しかし、不快感や体位変換のニードを伝えることが、いつもできるとは限らない。 あるいは、いくぶん知覚障害があり、四肢の1、2本において痛みや不快感の感じ方が完全ではない部位がある。	4. 障害なし 呼びかけに反応する。知覚欠損はなく、痛みや不快感を訴えることができる。
湿潤 皮膚が湿潤にさらされる程度	1. 常に湿っている 皮膚は汗や尿などのために、ほとんどいつも湿っている。患者を移動したり、体位変換するごとに湿気が認められる。	2. たいてい湿っている 皮膚はいつもではないが、しばしば湿っている。各勤務時間中に少なくとも1回は寝衣寝具を交換しなければならない。	3. 時々湿っている 皮膚は時々湿っている。定期的な交換以外に、1日1回程度、寝衣寝具を追加して交換する必要がある。	4. めったに湿っていない 皮膚は通常乾燥している。定期的に寝衣寝具を交換すればよい。
活動性 行動の範囲	1. 臥床 寝たきりの状態である。	2. 座位可能 ほとんど、または全く歩けない。自力で体重を支えられなかったり、椅子や車椅子に座るときは、介助が必要であったりする。	3. 時々歩行可能 介助の有無にかかわらず、日中時々歩くが、非常に短い距離に限られる。各勤務時間中にほとんどの時間を床上で過ごす。	4. 歩行可能 起きている間は少なくとも1日2回は部屋の外を歩く。そして少なくとも2時間に1回は室内を歩く。
可動性 体位を変えたり整えたりできる能力	1. 全く体動なし 介助なしでは、体幹または四肢を少しも動かさない。	2. 非常に限られる 時々体幹または四肢を少し動かす。しかし、しばしば自力で動かしたり、または有効な（圧迫を除去するような）体動はしない。	3. やや限られる 少しの動きではあるが、しばしば自力で体幹または四肢を動かす。	4. 自由に体動する 介助なしで頻回にかつ適切な（体位を変えるような）体動をする。
栄養状態 普段の食事摂取状況	1. 不良 決して全量摂取しない。めったに出された食事の1/3以上を食べない。蛋白質・乳製品は1日2皿（カップ）分以下の摂取である。水分摂取が不足している。消化態栄養剤（半消化態、経腸栄養剤）の補充はない。あるいは、絶食であったり、透明な流動食（お茶、ジュース等）なら摂取したりする。または、末梢点滴を5日間以上続けている。	2. やや不良 めったに全量摂取しない。普段は出された食事の約1/2しか食べない。蛋白質・乳製品は1日3皿（カップ）分の摂取である。時々消化態栄養剤（半消化態、経腸栄養剤）を摂取することもある。あるいは、流動食や経管栄養を受けているが、その量は1日必要摂取量以下である。	3. 良好 たいていは1日3回以上食事をし、1食につき半分以上は食べる。蛋白質・乳製品を1日4皿（カップ）分摂取する。時々食事を拒否することもあるが、勧めれば通常補食する。あるいは、栄養的におおよそ整った経管栄養や高カロリー輸液を受けている。	4. 非常に良好 毎食おおよそ食べる。通常は蛋白質・乳製品を1日4皿（カップ）分以上摂取する。時々間食（おやつ）を食べる。補食する必要はない。
摩擦とズレ	1. 問題あり 移動のためには、中等度から最大限の介助を要する。シーツでこすれず体を動かすことは不可能である。しばしば床上や椅子の上でずり落ち、全面介助で何度も元の位置に戻すことが必要となる。痙攣、拘縮、振戦は持続的に摩擦を引き起こす。	2. 潜在的に問題あり 弱々しく動く。または最小限の介助が必要である。移動時皮膚は、ある程度シーツや椅子、抑制帯、補助具等にこすれている可能性がある。たいがいの時間は、椅子や床上で比較的よい体位を保つことができる。	3. 問題なし 自力で椅子や床上を動き、移動中十分に体を支える筋力を備えている。いつでも、椅子や床上でよい体位を保つことができる。	
＊Copyright：Braden and Bergstrom. 1988 訳：真田弘美／大岡みち子			Total	

91

2. 褥瘡の予防法

①体圧を下げる

　体に加わる圧力である体圧を下げるために最も有効なのは、体圧分散寝具の使用である。これは体の接触面積を増加させることで体圧を減少させる、または体圧のかかる部位を一時的に浮かせることで体圧を解除する機能を持つ寝具・クッションを指す。簡易体圧測定器で体圧を測定することで褥瘡好発部位の発生リスクを評価し、褥瘡発生リスクが高い者にはエアマットレスを、自身で体を動かせる者にはウレタンマットレスを使用する。近年、体圧を24時間連続測定し、自動的に各個人の最適な圧力に調整するロボティックマットレスが利用可能になってきており、体圧分散ケアは進化している。

②栄養を管理する

　褥瘡患者の多くは栄養不良の合併が多い可能性が高い。特に高齢になると経口摂取が困難となるため、栄養管理が難しくなる。高タンパク食の経口摂取により、褥瘡の発生率を低下させることが可能である。褥瘡発生予防の1つの大きな柱として、栄養管理に重点を置くことが肝要である。

③皮膚を清潔に保つ：スキンケア

　失禁は皮膚のバリア機能を低下させ、また化学的刺激により皮膚の脆弱性をもたらす。皮膚洗浄料を用いて排泄物および排泄物由来のタンパク分解酵素および化学物質を十分に洗い流し、皮膚保護剤を用いて皮膚への排泄物の付着を回避することで褥瘡発生が低下する。日ごろのスキンケアが褥瘡予防の重要な鍵を握っているといえる。

▶11.4 褥瘡の評価・治療

POINT

1. 褥瘡の評価にはDESIGN-R®を用いると、深さ、滲出液、大きさ、炎症／感染、肉芽組織、壊死組織、ポケットの評価を包括的に行える。治療すべきポイントが明確になるとともに治癒経過をモニタリングできる。
2. 褥瘡治療のポイントとして、創底管理、創周囲皮膚の清潔、湿潤環境の保持が重要である。

1. 褥瘡の評価

　褥瘡は重症度評価スケールであるDESIGN-R®を用いて評価する（**表3**）。これは褥瘡の評価に重要と考えられる項目であるDepth（深さ）、Exudate（滲出液）、Size（大きさ）、Inflammation/Infection（炎症/感染）、Granulation tissue（肉芽組織）、Necrotic tissue（壊死組織）およびPocket（ポケット）の頭文字をとって作成された評価スケールである。このスケールは各項目を点数化することで褥瘡の重症度および治

睡眠障害、慢性疼痛、褥瘡

表3　DESIGN-R® 褥瘡経過評価用

カルテ番号（　） 患者氏名（　）			月日	/	/	/	/	/	/

Depth：深さ　創内の一番深い部分で評価し、改善に伴い創底が浅くなった場合、これと相応の深さとして評価する									
d	0	皮膚損傷・発赤なし	D	3	皮下組織までの損傷				
	1	持続する発赤		4	皮下組織を越える損傷				
				5	関節腔、体腔に至る損傷				
	2	真皮までの損傷		U	深さ判定が不能の場合				

Exudate：滲出液									
e	0	なし	E	6	多量：1日2回以上の ドレッシング交換を要する				
	1	少量：毎日のドレッシング交換を要しない							
	3	中等量：1日1回の ドレッシング交換を要する							

Size：大きさ　皮膚損傷範囲を測定：［長径（cm）×長径と直交する最大径（cm）］									
s	0	皮膚損傷なし	S	15	100以上				
	3	4未満							
	6	4以上　　16未満							
	8	16以上　　36未満							
	9	36以上　　64未満							
	12	64以上　　100未満							

Inflammation/Infection：炎症/感染									
i	0	局所の炎症徴候なし	I	3	局所の明らかな感染徴候あり （炎症徴候、膿、悪臭など）				
	1	局所の炎症徴候あり（創周囲の 発赤、腫脹、熱感、疼痛）		9	全身的影響あり（発熱など）				

Granulation：肉芽組織									
g	0	治癒あるいは創が浅いため 肉芽形成の評価ができない	G	4	良性肉芽が、創面の10%以上 50%未満を占める				
	1	良性肉芽が創面の90%以上を 占める		5	良性肉芽が、創面の10%未満を 占める				
	3	良性肉芽が創面の50%以上 90%未満を占める		6	良性肉芽が全く形成されていない				

Necrotic tissue：壊死組織　混在している場合は全体的に多い病態をもって評価する									
n	0	壊死組織なし	N	3	柔らかい壊死組織あり				
				6	硬く厚い密着した壊死組織あり				

Pocket：ポケット　　毎回同じ体位で、ポケット全周（潰瘍面も含め） ［長径（cm）×長径と直交する最大径（cm）］から潰瘍の大きさを差し引いたもの									
p	0	ポケットなし	P	6	4未満				
				9	4以上　16未満				
				12	16以上　36未満				
				24	36以上				

部位［仙骨部、坐骨部、大転子部、踵骨部、その他（　　　　　　　　）］	合計						

※深さ（Depth：d，D）の得点は合計点には加えない。

93

癒経過を評価できる。また、重症度の低い項目を小文字で、重症度の高い項目を大文字で表すことにより、褥瘡の状態を簡便に把握することが可能となっている。点数が高ければ高いほど褥瘡の重症度が高いことを示す(**図2**)。DESIGN-R®は週1回を目安に採点し、今行っている治療・ケアが適切かどうかを判断する。

2. 褥瘡の治療

　褥瘡の治療には、①原因の除去、すなわち外力を取り除くことと、②治癒を阻害する要因の除去、すなわち失禁のコントロールと細菌汚染の軽減が重要である。また、褥瘡発生の引き金となった基礎疾患の治療も並行して行われるべきである。これらが十分に管理されたうえで、はじめて局所治療を論じることができる。
　褥瘡の局所管理では、創底管理(Wound Bed Preparation)、創周囲皮膚の清潔(Periwound Skin Cleansing)および湿潤環境(Moist Wound Healing)が基本原則となる。つまり、創部の壊死組織を除去し、周囲皮膚を洗浄することで創の清浄化を図り、ドレッシング材などを貼付することで湿潤環境を提供することが重要となる。褥瘡管理のためのフローチャートは**図3**のとおりである。以下に、具体的な手順を示す。

①ドレッシング材の剥離

　ドレッシング材を剥離する際は創傷周囲皮膚を傷つけないよう十分に注意して愛

図2 各重症度別の褥瘡

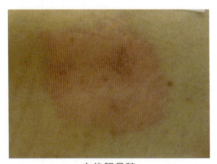

右後腸骨稜
d_1-$e_0s_{12}i_1g_0n_0p_0$：13点

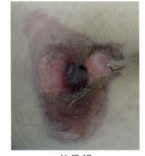

仙骨部
d_2-$e_1s_{12}i_0g_0n_0p_0$：13点

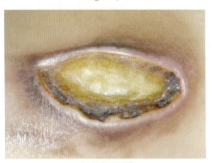

右大転子部
D_3-$e_3s_6i_1G_6N_3p_0$：19点

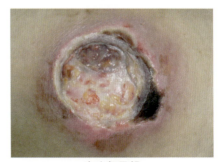

左大転子部
D_4-$E_6s_9I_3G_5N_6p_0$：29点

図3 保存的治療のアルゴリズム

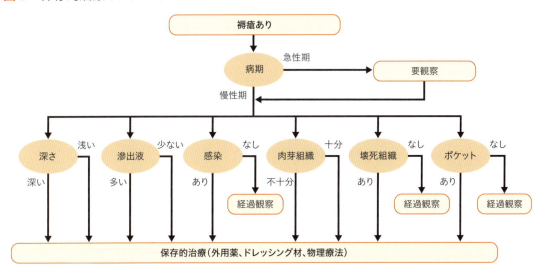

（日本褥瘡学会編：褥瘡予防・管理ガイドライン（第4版）．より引用改変）

護的に行う。剥がれにくい場合は、微温湯や剥離剤を用いて剥離する。

②創の清浄化

創および創周囲を洗浄することで創の清浄化を図る。褥瘡治療のなかで最も重要なステップである。創部の洗浄は、治癒を阻害する創表面の異物やバイオフィルム、壊死組織のデブリードマンを目的に行う。シャワーボトルなどを用いてある程度の圧をかける。その際に創部の下に使い捨ての吸水パッドを敷いておくと寝具を濡らさなくてすむ。創周囲皮膚は、通常の皮膚と同様に清潔にしておく必要がある。効果的に洗浄を行うため、弱酸性のソープを十分に泡立てて洗浄する。

③ドレッシング材の貼付

従来、褥瘡などの創傷は、消毒薬を用いて創面を洗浄し、ガーゼをあてて乾燥させることが治癒を速めると考えられてきた。しかし、消毒薬は選択的に細菌を死滅させることができず、肉芽増生に必要な線維芽細胞や、好中球などの炎症性細胞まで死滅させてしまうことから、逆に創傷治癒を遅延させることが明らかになってきている。創傷治癒過程を正常に進めるには、その主体となる細胞がスムーズに活動できる場を提供しなければならない。そこで現在では、ドレッシング材を用いて湿潤環境を提供するMoist Wound Healing（湿潤環境下での創傷治癒）という概念が広く一般に受け入れられるようになってきた。一方で明らかな感染が生じている場合、または感染症状がなくともMoist Wound Healingで治癒が進まない場合には、細菌による創傷治癒阻害が起こっていることを想定し一時的に消毒薬を使用して細菌を死滅させるほうが、細胞毒性よりも利益があると判断されることもある。

褥瘡の評価を適切に行い、褥瘡の状態にあったドレッシング材や外用薬を選ぶことが重要である。

文献

1) 厚生労働省：高齢者の医薬品適正使用の指針（総論編）について．https://www.mhlw.go.jp/stf/houdou/0000208852.html（2018年1月31日参照）
2) 「高齢者の薬物治療の安全性に関する研究」研究班：高齢者の安全な薬物療法ガイドライン2015．日本老年医学会編，メジカルビュー社，2015：40-51．
3) 慢性疼痛治療ガイドライン作成ワーキンググループ編：慢性疼痛治療ガイドライン．真興交易（株）医書出版部，2018．
4) 日本老年医学会：高齢者の安全な薬物療法ガイドライン2015

第12章 高齢者で重視すべき慢性疾患管理の要点

▶ 12.1 高齢者の高血圧

 POINT

1. 高齢者では血圧の動揺性が増大し、収縮期高血圧、白衣高血圧、仮面高血圧、起立性低血圧を伴う高血圧の頻度が増加する。
2. 第一選択薬はCa拮抗薬、ACE阻害薬、ARB、サイアザイド系利尿薬であり、それぞれの薬剤の利点と副作用を考慮して使用する。
3. 高齢者では有害事象が発生しやすいことに考慮して、降圧療法を行う必要がある。
4. 身体機能が大きく低下した高齢者に対する降圧療法のエビデンスは確立しておらず、個別の判断が必要である。

　高齢者の生活習慣病を管理する際は、脳心血管病の予防だけでなく、食事準備の状況、栄養状態（体重変動）、服薬状況、フレイル、認知機能、日常生活動作などを把握し、心身機能や生活機能が低下しない管理を目指す。食事指導や運動指導などの生活習慣修正においても、食思低下、サルコペニアのリスク、運動時の転倒リスクなどに配慮して、具体的な介入法の選択と目標設定を行う。個別の生活習慣病治療ガイドラインに沿った管理を原則とするが、個々の患者の状況に応じて判断すべき場合も多いことに注意する。

1．高齢者高血圧の特徴

　高血圧は加齢とともに増加し、75歳以上の80％が高血圧を有している。加齢に伴う生理的・病理的変化により高齢者の高血圧は以下の特徴を有する。
①収縮期高血圧と脈圧の増大
②血圧動揺性の増大
③白衣高血圧の増加
④夜間血圧のnon-dipper型が増加
⑤早朝昇圧（モーニングサージ）例の増加
⑥起立性低血圧や食後血圧低下の増加

２．降圧薬の選択

　第一選択薬はCa拮抗薬、ARB、ACE阻害薬、サイアザイド系利尿薬である。特定の降圧薬が積極的適応となる病態を**表1**に示す。降圧目標達成には2剤以上を要することが多い。Ca拮抗薬、RA系阻害薬、利尿薬の3者から2つを選んだ組み合わせは、高齢者においてもいずれも有効と考えられるが、ARBとACE阻害薬の併用は非高齢者と同様に勧められない。

表1　主な降圧薬の特徴と使用上の注意点

a. Ca拮抗薬 (CCB)
・降圧薬としては血管選択性が高いジヒドロピリジン（DHP）系を主に用いる。 ・冠動脈拡張作用があり、安静時狭心症を有する高血圧患者には第一選択となる。 ・下腿浮腫や顔面紅潮、歯肉腫脹などの副作用に注意する。特にCCBによる下腿浮腫は加齢で増加するため、CCB内服高齢者の原因不明の下腿浮腫は薬剤性を疑う必要がある。また、頻度は高くないが頻尿の原因になることがあり、CCB内服に伴う夜間頻尿はQOLを損ねることもあるため注意が必要である。

b. ACE阻害薬
・アンジオテンシンⅡによる血管収縮作用とアルドステロンによるNa貯留作用を抑制する。 ・ARBと共通の作用として新規糖尿病発症抑制や心肥大抑制、蛋白尿抑制などの臓器保護効果が報告されているが、高齢者におけるエビデンスは十分でない。 ・ACE阻害薬特有の副作用としてブラジキニン濃度上昇による空咳があるが、咳反射の亢進により誤嚥性肺炎を減らすという報告もあり、誤嚥性肺炎の既往や脳卒中既往等の高リスクを有する患者では投与が推奨される。腎機能低下例に対してはARBと同様、高カリウム血症、Cr上昇に注意して極少量から開始する。

c. ARB
・ACE阻害薬と類似の薬理作用を有するが、空咳の副作用は認めない。また、ヒドロクロロチアジドやCa拮抗薬との合剤が使用可能であり、服薬アドヒアランスを向上させるため、併用療法時の使用が推奨される。

d. サイアザイド系利尿薬
・食塩摂取過剰な患者や、食塩摂取により血圧が上昇しやすい食塩感受性の強い患者には特に有効である。ループ利尿薬と異なり、サイアザイド系利尿薬が頻尿の原因になることは少ない。 ・脂質、糖代謝の悪化、尿酸値の上昇など代謝性の副作用に注意する。また低ナトリウム血症、低カリウム血症などの電解質異常が認められることがあり、特に夏季には脱水による過降圧に注意が必要である。 ・腎機能が低下すると効果が減弱するため、ループ利尿薬への変更が必要となる場合がある。 ・サイアザイド系類似薬のインダパミドを基礎薬として用いたHYVET試験のサブ解析では、プラセボ群に比べて治療群での骨折発症抑制が確認されており、骨粗鬆症合併患者では積極的適応とされる。ただし、ループ利尿薬については骨折リスクを上昇させる可能性があり注意が必要である。

e. β遮断薬
・高齢者への投与はふらつきや眠気、意欲の低下などを引き起こすことがある。 ・収縮不全を伴う心不全、安定狭心症、心筋梗塞後、頻脈性不整脈を伴う高血圧には投与が推奨される。 ・副作用としては喘息の悪化（特にβ_1非選択薬）、脂質、糖代謝の悪化などがある。β遮断薬の投与にあたっては、徐脈の出現、心機能の悪化、副作用の出現等に注意しながら少量から開始するなどの工夫が必要である。

3. 降圧目標の考え方

　高血圧治療に関する各国のガイドラインにおいて、降圧目標の推奨が異なる。もっとも緩やかな推奨で、収縮期血圧150mmHg 未満、最も厳格な推奨で130mmHg未満である。実臨床においては後述する身体・精神機能の低下した高齢者を除いては、有害事象、内服薬剤数、薬剤間相互作用、薬剤費などを考慮しつつ、できるだけ積極的に降圧することを基本とする。以下、日本高血圧学会による高血圧治療ガイドライン2019年版[1]の推奨を示す。

● 自力で外来通院可能なレベルの患者については、以下の値を目標とする。
　　→ 65～74歳：130/80mmHg未満
　　→ 75歳以上：140/90mmHg未満

● 75歳以上でも、脳心血管病の既往、糖尿病合併、タンパク尿を有するCKD合併、抗血栓薬内服中のような患者では、忍容性に注意して130/80mmHg未満を目指すことが望ましい。ただし、エビデンスは十分でない。

● 高齢者高血圧での降圧目標を厳格にする際に注意すべきことは過降圧であるが、明確な基準はない。有害事象として、ふらつき、腎機能障害などに注意する。特に、脳血管障害の既往があっても、両側頸動脈狭窄や脳主幹動脈閉塞がある場合やこれらが未評価の場合、および、タンパク尿を伴わないCKDでは過降圧に注意が必要で、130～139/80～89mmHgを目標とする。

4. 降圧薬治療の注意点

　高齢者では起立性低血圧や食後血圧低下の頻度が高く、また食事や水分摂取量の減少による血圧低下の程度が高いことから、家庭血圧を含めて患者の血圧値を慎重に評価することが求められる。また、高齢者では降圧薬開始初期に転倒・骨折が増加することがコホート研究から明らかとなっている。そのため原則として、通常の半量から降圧薬を開始し、1～3カ月かけて緩徐に降圧することが推奨される。また、認知機能の低下などで服薬アドヒアランスが低下することがあり、一包化や合剤の使用、家族への服薬指導などの工夫が必要である。合剤使用時の問題点として過降圧や薬剤が関連する有害事象が疑われる場合、来院しないと単剤のみを変更できない点がある。そのため、合剤変更時にはまず単剤の併用で安全性を確認し、そのうえで合剤へ切り替えるなどの工夫を行う。

5. 身体・精神機能の低下した高齢者への降圧療法

　降圧薬治療開始や降圧目標について個別判断が求められる患者像は以下のとおりである。
① 自力で外来通院できないほど身体能力が低下した患者
② 高度な身体機能低下を伴う介護施設入所者
③ 認知症を有する患者
④ エンドオブライフにある患者

これまで高齢者に対する降圧療法の有効性が示されてきた大規模臨床試験において、これらの病態を有する患者がほとんど含まれていないことがその理由である。身体活動の低下した介護施設入所者や超高齢者等を対象にした多くの疫学研究において、高血圧が予後因子と関連することを否定する結果が得られている。また、エンドオブライフにある高齢者に対しては降圧薬の減薬、中止も積極的に検討すべきである。

12.2 高齢者の糖尿病

> **POINT**
> 1. 高齢者糖尿病では、患者のADLや認知機能の評価に基づいて、血糖コントロールの目標を定める必要がある。
> 2. 糖尿病の薬物療法では、特に低血糖の出現に注意を払い、個々の薬剤がもつ副作用を念頭に置きながら治療を行う。

　加齢に伴う身体活動量や筋肉量の低下、またインスリン分泌能の低下と内臓脂肪の増加に起因するインスリン抵抗性の増大などにより、高齢者では糖尿病の頻度が増加する。高齢者においても、高血糖は網膜症や腎症、動脈硬化症などの慢性合併症や高浸透圧高血糖症候群など、急性合併症の危険因子である。また、高血糖はサルコペニアやフレイル、認知症の発症リスクを高めることも近年明らかとなってきた。一方で、高齢の糖尿病患者は低血糖も起こしやすく、若年者と比べて自覚症状に乏しいことから、結果として重症低血糖をきたしやすい。重症低血糖は認知症、心血管疾患発症、死亡の危険因子となるほか、糖尿病に対する負担感の増加、うつ、QOL低下や転倒・骨折の誘因となる。

　以上より、高齢者糖尿病では、血糖を厳格に管理することで得られるメリット（慢性合併症予防、長期予後改善など）とデメリット（低血糖、治療に伴う負荷など）のバランスを勘案し、目標設定を行う必要がある。

　このような背景に基づき、2016年5月に「高齢者糖尿病の血糖コントロール目標（HbA1c値）」（**表2**）が発表された。これは本邦における初めての高齢者糖尿病の管理目標であり、患者の特徴や健康状態、特に認知機能やADLの評価に基づいている。高齢者糖尿病では、治療を厳格に行うことによる低血糖頻度の増加を避けることが重要と考え、特にインスリン製剤やスルホニルウレア（SU）薬、一部のグリニド薬などの"重症低血糖が危惧される薬剤"を使用している症例では、HbA1cの目標値をやや高めに設定し、さらに下限値を設定した点が特徴的である。

　実際の臨床現場ではこの指針に基づき、患者の心理状態、QOL、社会・経済状況、服薬管理状況、患者や家族の希望なども考慮して、個々の患者ごとに目標を設定することとなる。

表2 高齢者糖尿病の血糖コントロール目標（HbA1c値）

患者の特徴・健康状態[注1]		カテゴリーⅠ		カテゴリーⅡ	カテゴリーⅢ
		①認知機能正常 かつ ②ADL自立		①軽度認知障害～軽度認知症 または ②手段的ADL低下、基本的ADL自立	①中等度以上の認知症 または ②基本的ADL低下 または ③多くの併存疾患や機能障害
重症低血糖が危惧される薬剤（インスリン製剤、SU薬、グリニド薬など）の使用	なし[注2]	7.0%未満		7.0%未満	8.0%未満
	あり[注3]	65歳以上 75歳未満	75歳以上	8.0%未満 （下限7.0%）	8.5%未満 （下限7.5%）
		7.5%未満 （下限 6.5%）	8.0%未満 （下限 7.0%）		

治療目標は、年齢、罹病期間、低血糖の危険性、サポート体制などに加え、高齢者では認知機能や基本的ADL、手段的ADL、併存疾患なども考慮して個別に設定する。ただし、加齢に伴って重症低血糖の危険性が高くなることに十分注意する。

注1：認知機能や基本的ADL（着衣、移動、入浴、トイレの使用など）、手段的ADL（IADL：買い物、食事の準備、服薬管理、金銭管理など）の評価に関しては、日本老年医学会のホームページ（http://www.jpn-geriat-soc.or.jp/）を参照する。エンドオブライフの状態では、著しい高血糖を防止し、それに伴う脱水や急性合併症を予防する治療を優先する。

注2：高齢者糖尿病においても、合併症予防のための目標は7.0%未満である。ただし、適切な食事療法や運動療法だけで達成可能な場合、または薬物療法の副作用なく達成可能な場合の目標を6.0%未満、治療の強化が難しい場合の目標を8.0%未満とする。下限を設けない。カテゴリーⅢに該当する状態で、多剤併用による有害作用が懸念される場合や、重篤な併存疾患を有し、社会的サポートが乏しい場合などには、8.5%未満を目標とすることも許容される。

注3：糖尿病罹病期間も考慮し、合併症発症・進展阻止が優先される場合には、重症低血糖を予防する対策を講じつつ、個々の高齢者ごとに個別の目標や下限を設定してもよい。65歳未満からこれらの薬剤を用いて治療中であり、かつ血糖コントロール状態が表の目標や下限を下回る場合には、基本的に現状を維持するが、重症低血糖に十分注意する。グリニド薬は、種類・使用量・血糖値等を勘案し、重症低血糖が危惧されない薬剤に分類される場合もある。

【重要な注意事項】 糖尿病治療薬の使用に当たっては、日本老年医学会編「高齢者の安全な薬物療法ガイドライン」を参照すること。薬剤使用時には多剤併用を避け、副作用の出現に十分に注意する。

（高齢者糖尿病の治療向上のための日本糖尿病学会と日本老年医学会の合同委員会：高齢者糖尿病診療ガイドライン2017より引用改変）

　　食事・運動・薬物療法は高齢者においても糖尿病の重要な治療法である。特に肥満を有した高齢糖尿病患者への食事療法は、インスリン抵抗性の改善や内臓脂肪減少に有効である。一方で、厳格な食事制限の実施は低栄養をもたらし、サルコペニアやフレイルなどの発症・悪化を招く危険性がある。そのため、十分なエネルギー量とタンパク質を摂取し、運動療法を併用して筋肉量を減らさないための指導が必要である。具体的には、標準体重当たりのエネルギー量を28～30kcal/kg程度の設定が望ましい。

　　薬物療法にあたっては、より安全性に配慮した治療を選択する。そのため、SU薬はできるだけ少量で使用し、HbA1cや低血糖の症状の有無により減量ないしは中止を検討する。特にグリベンクラミドは、作用時間が長く高齢者への使用は望ましくない。また、インスリン治療も重症低血糖を引き起こすことがあり、手技も煩雑であるため、投与回数や投与量をできるだけ減らす工夫が重要となる。メトホルミンは低血糖リスクが低いものの、腎機能低下例において乳酸アシドーシスのリスクが高くなるため、定期的に腎機能を評価するなど慎重に使用する必要がある。チアゾリジン薬では、心不全や（特に閉経後の女性では）骨折のリスクに注意が必要である。αグルコシダーゼ阻害薬は便秘や腹満に加え、腸閉塞の発症に注意を要する。DPP-4

阻害薬やGLP-1受容体アナログなどのインクレチン関連薬は、単独使用においては低血糖リスクが比較的低い。SGLT2阻害薬は、EMPA-REG OUTCOMEにおいて全死亡や心血管死の低下が報告されているが、尿糖排泄亢進作用に伴う脱水や性器・尿路感染症など、高齢者で問題となる副作用に対して注意が必要となる。

高齢糖尿病患者は合併症や併発症により多剤併用が多くなりがちであるが、服薬アドヒアランスの低下や相互作用による副作用の増加が懸念されるため、可能な限りシンプルな治療を心掛けることが望ましい。

12.3 高齢者の脂質異常

POINT

1. 高血圧、糖尿病などの生活習慣症も包括的に管理する。続発性脂質異常症を見逃さないように注意する。
2. 食事療法と運動療法、禁煙が重要だが、低栄養にも注意する。
3. 高齢者でもスタチンは冠動脈疾患の二次予防に有効である。前期高齢者におけるスタチンによるLDL-C低下は一次予防にも有効である。

脂質異常症は動脈硬化性疾患の危険因子である。疫学調査では少なくとも、前期高齢者（65～74歳）ではLDL-Cの高値が冠動脈疾患のリスクとなることが明らかとなっている。近年、高齢者の脂質異常症についてもエビデンスが蓄積しつつあり、日本老年医学会によって「高齢者脂質異常症診療ガイドライン2017」が策定された。

脂質異常症は生活習慣病の1つであり、高齢者においても糖尿病や高血圧、肥満などとの合併が多い。肥満はトリグリセライド（triglyceride；TG）高値やHDL-C低値を伴いやすい。メタボリックシンドロームはその診断基準の1項目に脂質異常症（TG高値またはHDL-C低値）を含む。また、脂質異常症のなかには他の疾患が原因で発症しているもの（続発性脂質異常症）がある。たとえばLDL-C高値の場合、甲状腺機能低下症やネフローゼ症候群などを見逃さないようにする。

診断基準は、高齢者においても若年者と同様であり、日本動脈硬化学会の定める診断基準（**表3**）によって行う。Non-HDL-Cは、TCからHDL-Cを引いて算出する。

脂質異常症の治療においては、脂質だけでなく、高血圧や糖尿病などの他の動脈硬化リスク因子も包括的に管理することが重要である。生活習慣の改善が第一であり、肥満の軽減は脂質プロファイルを改善させるため、過食を抑えて体重を適正に保つことが重要である。これは耐糖能や血圧にも好影響を及ぼす。

食事療法としては、TG高値の者には、糖質、特に糖類の多い果物や砂糖、清涼飲料水、アルコールの摂取を控えさせる。LDL-C高値の者には、動物性脂肪を控え、食物繊維の摂取を励行する。ただし、高齢者における過度の食事制限は低栄養や筋

高齢者で重視すべき慢性疾患管理の要点

表3　脂質異常症診断基準（空腹時採血）＊

LDLコレステロール	140mg/dL以上	高LDLコレステロール血症
	120〜139mg/dL	境界域高LDLコレステロール血症＊＊
HDLコレステロール	40mg/dL未満	低HDLコレステロール血症
トリグリセライド	150mg/dL以上	高トリグリセライド血症
Non-HDLコレステロール	170mg/dL以上	高non-HDLコレステロール血症
	150〜169mg/dL	境界域高non-HDLコレステロール血症＊＊

＊　10時間以上の絶食を「空腹時」とする。ただし水やお茶などカロリーのない水分の摂取は可とする。
＊＊　スクリーニングで境界域高LDL-C血症、境界域高non-HDL-C血症を示した場合は、高リスク病態がないか検討し、治療の必要性を考慮する。
・LDL-CはFriedewald式（TC−HDL-C−TG/5）または直接法で求める。
・TGが400mg/dL以上や食後採血の場合はnon-HDL-C（TC−HDL-C）かLDL-C直接法を使用する。ただしスクリーニング時に高TG血症を伴わない場合はLDL-Cとの差が＋30mg/dLより小さくなる可能性を念頭においてリスクを評価する。

（日本動脈硬化学会：動脈硬化性疾患予防ガイドライン2017年版より引用改変）

肉量の減少を伴った体重減少につながりうるため、必ず体重をモニターし、運動療法と並行しながら行う。

身体活動量の低下は低HDL-C血症をきたしやすいので、日常生活での身体活動を増やし、運動療法を行う。運動はウォーキングなどの有酸素運動が望ましいが、筋量・筋力の維持のためのレジスタンス運動も有用である。ただし、重篤な心疾患などを有する場合は禁忌であるし、骨関節疾患を有する患者では整形外科医に相談し、無理のない範囲で行うよう指導する。喫煙はHDL-C低下の要因になるため、可能な限り禁煙させる。食塩の摂取も控えるようにする。

高齢者における脂質低下療法の意義に関して、冠動脈疾患の二次予防については、年齢を問わずスタチン治療による再発予防効果が認められている。一次予防については、前期高齢者ではスタチン治療によるLDL-Cの低下により、冠動脈疾患や非心原性脳梗塞の予防効果が認められている。これらは「動脈硬化性疾患予防ガイドライン」のリスク区分別脂質管理目標値に従って管理する。リスク区分は危険因子の集積により判定され、その基準としては絶対リスクを表す吹田スコアがあるが、煩雑なため、リスク因子の数による簡易版も利用できる（**表4**）。

一方、後期高齢者の一次予防効果については明らかなエビデンスはなく、患者のADL、認知機能や併存疾患、多剤併用などを考慮して主治医が個々に判断する。高齢者においてもスタチンは安全に使用できるが、糖尿病の新規発症を増加させるとする報告があるため注意する。TG高値に対しては、フィブラートが第一選択となるが、中等度以上の腎機能障害では、禁忌となっているものがあり、注意を要する。また、スタチンとフィブラートの併用は行わないことが望ましく、特に腎機能低下例では急激な腎機能悪化を伴う横紋筋融解症が現れやすいので、自覚症状（筋肉痛、脱力感）、腎機能、CK（CPK）、血中および尿中ミオグロビンを定期的に確認する必要がある。

表4 60～74歳のリスク区分別脂質管理目標値

治療方針の原則	管理区分	脂質管理目標値(mg/dL)			
		LDL-C	Non-HDL-C	TG	HDL-C
一次予防 まず生活習慣の改善を行った後薬物療法の適用を考慮する	低リスク	<160	<190	<150	≥40
	中リスク	<140	<170		
	高リスク	<120	<150		
二次予防 生活習慣の是正とともに薬物療法を考慮する	冠動脈疾患の既往	<100 (<70)*	<130 (<100)*		

* 家族性高コレステロール血症、急性冠症候群の時に考慮する。糖尿病でも他の高リスク病態（引用元ガイドラインの表1-3b）を合併する時はこれに準ずる。
- 一次予防における管理目標達成の手段は非薬物療法が基本であるが、低リスクにおいてもLDL-Cが180mg/dL以上の場合は薬物治療を考慮するとともに、家族性高コレステロール血症の可能性を念頭においておくこと（引用元ガイドライン第5章参照）。
- まずLDL-Cの管理目標値を達成し、その後non-HDL-Cの達成を目指す。
- これらの値はあくまでも到達努力目標値であり、一次予防(低・中リスク)においてはLDL-C低下率20～30％、二次予防においてはLDL-C低下率50％以上も目標値となり得る。
- 高齢者(75歳以上)については引用元ガイドライン第7章を参照。

（日本動脈硬化学会：動脈硬化性疾患予防ガイドライン2017年版より引用改変）

12.4 高齢者の肥満

> **POINT**
> 1. 肥満と肥満症の定義は異なり、「肥満症診療ガイドライン」と「高齢者肥満症診療ガイドラインが」参考になる。
> 2. 高齢者の肥満は必ずしも予後を悪化させず、若中年者と異なる配慮が必要である。
> 3. 肥満に対しては食事療法と運動療法の併用が推奨されるが、高齢者では慎重に減量を行う。

　日本人を対象とした調査では、65歳までは加齢とともにBMIは増加し、その後は減少に転じる。一方、内臓脂肪は加齢とともに増加する。高齢者の場合、BMIが体脂肪量を正確に反映しないことがあるので注意が必要である。具体的には、浮腫が存在する場合や脊椎圧迫骨折などによって身長が短縮した場合はBMIが実際よりも高値となるので注意が必要である。
　肥満と肥満症の定義は異なり、日本肥満学会による診断基準を**表5**に示す。高齢者においても、内臓脂肪型肥満や高度肥満はADL低下のリスクとなり、メタボリックシンドロームやサルコペニア肥満を合併する場合には、転倒・骨折や認知機能の低下と関連する。一方、特に75歳以降ではこの関連性が希薄となり、無理な減量が認知機能低下や生命予後を悪化させる場合もあるため、慎重に治療方針を判断する。
　高齢者に対する肥満の治療として、食事療法と運動療法の併用が勧められるが、減量を行う際にはサルコペニアや骨量減少に注意が必要である。減量による利益と

高齢者で重視すべき慢性疾患管理の要点

表5　日本肥満学会による肥満の判定と肥満症の診断基準

肥満の定義：
　脂肪組織が過剰に蓄積した状態で、BMI 25 kg/m² 以上のもの。
肥満の判定：
　身長あたりの体重指数：BMI＝体重(kg)÷身長(m)² をもとに下表のごとく判定する。

表　肥満度分類

BMI(kg/m²)	判定	WHO基準
＜18.5	低体重	Underweight
18.5≦～＜25	普通体重	Normal range
25　≦～＜30	肥満(1度)	Pre-obese
30　≦～＜35	肥満(2度)	Obese class Ⅰ
35　≦～＜40	肥満(3度)	Obese class Ⅱ
40　≦	肥満(4度)	Obese class Ⅲ

注1)ただし、肥満 (BMI ≧ 25) は、医学的に減量を要する状態とは限らない。なお、標準体重(理想体重)は最も疾病の少ないBMI22を基準として、標準体重 (kg) ＝ 身長 (m)²×22 で計算された値とする。
注2)BMI ≧ 35 を高度肥満と定義する。

肥満症の定義：
　肥満症とは肥満に起因ないし関連する健康障害を合併するか、その合併が予測される場合で、医学的に減量を必要とする病態をいい、疾患単位として取り扱う。
肥満症の診断：
　肥満と診断されたもの(BMI ≧ 25)のうち、以下のいずれかの条件を満たすもの
　1)肥満に起因ないし関連し、減量を要する(減量により改善する、または進展が防止される)健康障害を有するもの
　2)健康障害を伴いやすいハイリスク肥満
　　ウエスト周囲長のスクリーニングにより内臓脂肪蓄積を疑われ、腹部CT検査によって確定診断された内臓脂肪型肥満

(日本肥満学会：肥満症診療ガイドライン2016.より引用改変)

不利益を勘案しながら、適切なカロリー制限と栄養バランスのよい食事、および有酸素運動とレジスタンス運動の併用を個別に行うことが推奨される。

▶ 12.5 高齢者の慢性腎臓病

👉 P O I N T

1. 高齢者では慢性腎臓病(CKD)の有病率が高い。
2. 慢性腎臓病の診断と重症度分類には糸球体濾過量(GFR)とタンパク尿・アルブミン尿検査が必要である。
3. 日常診療では、GFRは血清Cr値もしくは血清シスタチンC値に基づくeGFRとして評価する。
4. CKD患者の降圧目標値は、糖尿病、タンパク尿・アルブミン尿の有無と年齢に応じて設定されている。
5. 高齢CKD患者では薬剤による有害事象が発生しやすい。

日本人の慢性腎臓病(chronic kidney disease；CKD)患者数は約1,330万人と推計され、成人の約8人に1人がCKDである。加齢はCKDのリスク因子として知られ

ており、高齢者ではCKD有病率が高い。

1. CKDの診断 (表6)

CKDは、①尿異常、画像診断、血液、病理で腎障害の存在が明らか（特に0.15g/gCr以上のタンパク尿もしくは30mg/gCr以上のアルブミン尿の存在が重要）、②糸球体濾過量（glomerular filtration rate；GFR）< 60mL/分/1.73m^2 のいずれか、または両方が3カ月以上持続することで定義される。日常診療においては、GFRは血清Cr値を用いた日本人のGFR推算式を用いてeGFRcreatとして評価する。ただし、筋肉量が極端に少ない高齢者では、eGFRcreatを用いた場合にGFRを過大評価する可能性がある。その場合、筋肉量の影響を受けない血清シスタチンC値に基づいたeGFRcysを用いたほうがより適切である。

2. CKDの重症度分類と紹介基準 (表7)

CKDの重症度は、原疾患（Cause）、腎機能（GFR）、タンパク尿・アルブミン尿（Albuminuria）に基づくCGA分類で評価される。このCKD-CGA重症度分類において、タンパク尿区分（A区分）、GFR区分（G区分）のどちらか、あるいは両者が悪化するに従って、死亡、末期腎不全、心血管死発症のリスクが増大する。

さらに、CGA分類はかかりつけ医から腎臓専門医・専門医療機関へ紹介する際の基準となる（表7）。特に「エビデンスに基づくCKD診療ガイドライン2018」においては、患者の年齢に関係なく、eGFR 45mL/分/1.73m^{2}未満の場合には腎臓専門医・専門医療機関への受診が推奨されている（エビデンスグレード：中、推奨度：強）。

表6 慢性腎臓病の定義

①尿異常、画像診断、血液、病理で腎障害の存在が明らか。特に0.15g/gCr以上の蛋白尿（30mg/gCr以上のアルブミン尿）の存在が重要
②GFR<60mL/分/1.73m^2
①、②のいずれか、または両方が3カ月以上持続する
GFR；glomerular filtration rate：糸球体濾過量。なお、GFRは日常診断では以下のGFR推算式を用いて算出する。 ◆男性 　eGFRcreat(mL/分/1.73m^2) 　= 194×血清Cr(mg/dL)$^{-1.094}$×年齢(歳)$^{-0.287}$ 　eGFRcys(mL/分/1.73m^2) 　=(104×血清シスタチンC(mg/L)$^{-1.019}$×0.996$^{年齢(歳)}$)-8 ◆女性 　eGFRcreat(mL/分/1.73m^2) 　= 194×血清Cr(mg/dL)$^{-1.094}$×年齢(歳)$^{-0.287}$×0.739 　eGFRcys(mL/分/1.73m^2) 　=(104×血清シスタチンC(mg/L)$^{-1.019}$×0.996$^{年齢(歳)}$×0.929)-8

（日本腎臓学会：エビデンスに基づくCKD診療ガイドライン2018より引用改変）

高齢者で重視すべき慢性疾患管理の要点

表7　慢性腎臓病のCGA分類と専門医への紹介基準

原疾患	蛋白尿区分		A1	A2	A3
糖尿病	尿アルブミン定量(mg/日) 尿アルブミン/Cr比(mg/gCr)		正常	微量アルブミン尿	顕性アルブミン尿
			30未満	30〜299	300以上
高血圧 腎炎 多発性嚢胞腎 その他	尿蛋白定量(g/日) 尿蛋白/Cr比(g/gCr)		正常(−)	軽度蛋白尿(±)	高度蛋白尿(+〜)
			0.15未満	0.15〜0.49	0.50以上
GFR区分 (mL/分/1.73m^2)	G1	正常 または高値 ≧90		血尿＋なら紹介、蛋白尿のみならば生活指導・診療継続紹介	紹介
	G2	正常または 軽度低下 60〜89		血尿＋なら紹介、蛋白尿のみならば生活指導・診療継続紹介	紹介
	G3a	軽度〜中等度 低下 45〜59	40歳未満は紹介、40歳以上は生活指導・診療継続	紹介	紹介
	G3b	中等度 〜高度低下 30〜44	紹介	紹介	紹介
	G4	高度低下 15〜29	紹介	紹介	紹介
	G5	末期腎不全 ＜15	紹介	紹介	紹介

上記以外に、3カ月以内に30％以上の腎機能の悪化を認める場合は速やかに紹介。
上記基準ならびに地域の状況等を考慮し、かかりつけ医が紹介を判断し、かかりつけ医と腎臓専門医・専門医療機関で逆紹介や併診等の受診形態を検討する。

腎臓専門医・専門医療機関への紹介目的(原疾患を問わない)
1)血尿、蛋白尿、腎機能低下の原因精査 2)進展抑制目的の治療強化(治療抵抗性の蛋白尿(顕性アルブミン尿)、腎機能低下、高血圧に対する治療の見直し、二次性高血圧の鑑別など) 3)保存期腎不全の管理、腎代替療法の導入

原疾患に糖尿病がある場合
1)腎臓内科医・専門医療機関の紹介基準に当てはまる場合で、原疾患に糖尿病がある場合にはさらに糖尿病専門医・専門医療機関への紹介を考慮する。 2)それ以外でも以下の場合には糖尿病専門医・専門医療機関への紹介を考慮する。 　①糖尿病治療方針の決定に専門的知識(3カ月以上の治療でもHbA1cの目標値に達しない、薬剤選択、食事運動療法指導など)を要する場合 　②糖尿病合併症(網膜症、神経障害、冠動脈疾患、脳血管疾患、末梢動脈疾患など)発症のハイリスク患者(血糖・血圧・脂質・体重等の難治例)である場合 　③上記糖尿病合併症を発症している場合 　なお、詳細は「糖尿病治療ガイド」を参照のこと。

(作成：日本腎臓学会、監修：日本医師会：エビデンスに基づくCKD診療ガイドライン2018より引用)

また、タンパク尿と血尿を両方認める場合は、IgA腎症やループス腎炎など専門医による治療を要する腎疾患である可能性があるため、紹介が必要である。このほか、

急速な腎機能低下を認めた場合は、CGA分類に関係なく速やかに腎臓専門医・専門医療機関に紹介することが重要である。

3. 高齢CKD患者に対する降圧治療 （表8、9）

腎臓は血圧調節に重要な臓器であり、CKDでは高血圧を合併しやすい。一方、高血圧の持続は腎障害を増悪させてCKDの進展を促進するとともに、高血圧をさらに重症化させる。この悪循環を阻止するため、CKD患者に対する降圧治療は重要である。

「エビデンスに基づくCKD診療ガイドライン2018」では、CKD患者の心血管疾患発症抑制、末期腎不全進展抑制の観点から、降圧目標が設定されている（**表8**）。降圧目標値は糖尿病合併の有無、タンパク尿・アルブミン尿の有無（A1区分もしくはA2・3区分）、および年齢により異なる。このうち、75歳以上の高齢CKD患者では降圧治療の忍容性に注意が必要であり、まず150/90mmHg未満の降圧管理を達成し、起立性低血圧や急性腎障害を認めない場合に140/90mmHg未満への降圧を目

表8 慢性腎臓病の降圧目標

		75歳未満	75歳以上
糖尿病（−）	蛋白尿（−）	140/90mmHg未満	150/90mmHg未満
	蛋白尿（＋）	130/80mmHg未満	150/90mmHg未満
糖尿病（＋）		130/80mmHg未満	150/90mmHg未満

・75歳未満では、CKDステージを問わず、糖尿病および蛋白尿の有無により降圧基準を定めた。
・蛋白尿については、軽度尿蛋白(0.15g/gCr)以上を「蛋白尿あり」と判定する。
・75歳以上では、起立性低血圧や急性腎障害(AKI)などの有害事象がなければ、140/90mmHg未満への降圧を目指す。

（日本腎臓学会：エビデンスに基づくCKD診療ガイドライン2018より引用）

表9 慢性腎臓病患者への推奨降圧薬

CKDステージ		75歳未満		75歳以上
		糖尿病、非糖尿病で蛋白尿（＋）	非糖尿病で蛋白尿（−）	
G1〜3	第一選択薬	ACE阻害薬、ARB	ACE阻害薬、ARB、Ca拮抗薬、サイアザイド系利尿薬［体液貯留］から選択	75歳未満と同様
	第二選択薬（併用薬）	Ca拮抗薬［CVDハイリスク］、サイアザイド系利尿薬［体液貯留］		
G4、5	第一選択薬	ACE阻害薬、ARB	ACE阻害薬、ARB、Ca拮抗薬、長時間作用型ループ利尿薬［体液貯留］から選択	Ca拮抗薬
	第二選択薬（併用薬）	Ca拮抗薬［CVDハイリスク］、長時間作用型ループ利尿薬［体液貯留］		

・軽度尿蛋白(0.15g/gCr)以上を「蛋白尿（＋）」と判定する。
・糖尿病、非糖尿病で蛋白尿（＋）の第三選択薬（2剤目の併用薬）として、利尿薬またはCa拮抗薬を考慮する。
・非糖尿病で蛋白尿（−）の併用薬は、ACE阻害薬とARBの併用を除く2剤または3剤を組み合わせる。
・ステージG4、5でのACE阻害薬、ARB投与は少量から開始し、腎機能悪化や高K血症などの副作用出現時は、速やかな減量・中止またはCa拮抗薬への変更を推奨する。
・75歳以上のステージG4、5でCa拮抗薬のみで降圧不十分な場合は、副作用に十分注意しながらACE阻害薬、ARB、利尿薬を併用する。

（日本腎臓学会：エビデンスに基づくCKD診療ガイドライン2018より引用）

指す。

推奨される降圧薬は**表9**のとおりである。特に75歳以上のCKDステージG4、5では、脱水や虚血に対する脆弱性に配慮し、Ca拮抗薬の使用が推奨されている。

4. 高齢CKD患者に対する薬剤使用における注意点

高齢CKD患者では、加齢による薬物動態の変化に加え、腎機能の低下、長期の多剤併用などの要素が影響し、薬剤による有害事象が出現しやすい。従って、投与機会の多いRA系阻害薬、利尿薬、ビタミンD製剤などは用量調節に注意が必要である。

RA系阻害薬は急性腎障害、低血圧、高K血症の出現に注意する。特に、高齢者に多い腎硬化症を原疾患とするCKD患者では、RA系阻害薬により糸球体内圧が過剰に低下し、正常血圧急性腎障害を発症するリスクがある[2]。

利尿薬使用中は脱水を契機に、低血圧による転倒や急性腎障害、電解質異常（低K血症、低Na血症）をきたす可能性がある。よって、利尿薬使用中の高齢CKD患者においては、食事量や下痢・嘔吐など脱水を疑う経過を認めた場合、利尿薬の減量・中止を検討する。

骨粗鬆症の予防や慢性腎臓病に伴う骨ミネラル代謝異常（CKD-MBD）の管理に用いるビタミンD製剤は、高Ca血症の副作用を有する。特にCa製剤やサイアザイド系利尿薬との併用時は、定期的に血清Ca濃度を測定し、高Ca血症や合併する急性腎障害に注意が必要である。

▶ 12.6 心房細動

POINT

1. 高齢者は若中年者と同様に抗凝固療法の導入を検討するべきである。超高齢者はエビデンスがないため、個々の状態を見ながら判断することが望ましい。
2. 洞調律維持を目的としたカテーテルアブレーションは高齢者であっても個々の状態によっては適応となりうる。
3. 薬物治療としてはレートコントロールが推奨される。

加齢とともに増加する心房細動は、心原性脳塞栓症や心不全のリスクとなり、これらは患者のQOLを著しく低下させる。そのため、心原性脳塞栓症の予防としての抗凝固療法や、心不全の予防としての心拍数コントロールは重要である。また、高齢者の甲状腺機能亢進症は、典型的な症状を欠き、心房細動のみが症状であることもあるので、一度は甲状腺機能の測定を行うことが望ましい。

抗凝固薬の処方は脳梗塞発症リスクを評価するCHADS$_2$スコア（**表10**）や、脳梗塞リスクを評価できない年齢（65〜74歳）、血管疾患合併例、女性のリスクを加味

したCHA$_2$DS$_2$-VAScスコア（**表11**）に基づいて行い、これらのスコアが2点以上の場合に抗凝固薬療法を行うことが本邦のガイドラインでは推奨されている。現在、日本国内では抗凝固薬として、ビタミンK拮抗薬であるワルファリン、および4剤の直接作用型経口抗凝固薬（direct oral anticoagulants；DOAC）が使用可能である。近年は、食事の摂取制限の必要がないDOACの使用頻度が、使いやすさから急激に増加しており、DOACはワルファリンと比較した第Ⅲ相臨床試験で同等以上の有効性と安全性を有することが示されている。そのため、CHADS$_2$スコアが1点であってもある種のDOACは推奨となっている。

　高齢者の場合は年齢、体重、腎機能といったDOACの減量基準に当てはまるケースが増えてくる。また、年齢だけでスコアが1点以上となり、抗凝固療法の推奨域

表10　CHADS$_2$スコア

	危険因子		スコア
C	Congestive heart failure/ LV dysfunction	心不全、左室機能不全	1
H	Hypertension	高血圧	1
A	Age ≧ 75 y	75歳以上	1
D	Diabetes mellitus	糖尿病	1
S$_2$	Stroke/TIA	脳梗塞、TIAの既往	2
	合計		0～6

TIA：一過性脳虚血発作

［日本循環器学会：心房細動治療（薬物）ガイドラインより引用改変］

表11　CHA$_2$DS$_2$-VASc スコア

	危険因子		スコア
C	Congestive heart failure/ LV dysfunction	心不全、左室機能不全	1
H	Hypertension	高血圧	1
A$_2$	Age ≧ 75 y	75 歳以上	2
D	Diabetes mellitus	糖尿病	1
S$_2$	Stroke/TIA/TE	脳梗塞、TIA、血栓塞栓症の既往	2
V	Vascular disease(prior myocardial infarction, peripheral artery disease, or aortic plaque)	血管疾患（心筋梗塞の既往、末梢動脈疾患、大動脈プラーク）	1
A	Age 65～74y	65 歳以上 74 歳以下	1
Sc	Sex category(i.e. female gender)	性別（女性）	1
	合計		0～9*

＊：年齢によって 0、1、2 点が配分されるので合計は最高で 9 点にとどまる。
TIA：一過性脳虚血発作

［日本循環器学会：心房細動治療（薬物）ガイドラインより引用改変］

内となってしまうが、特に超高齢者では個人差が非常に大きいため、適正使用についてのエビデンスはいまだ確立しておらず、現状では個々の判断となっている。判断のための背景因子としては、前述の減量基準のほか、フレイルの程度や転倒リスク、認知機能、服薬コンプライアンスなどが挙げられる。

　心房細動の心拍数コントロールの薬物治療は除細動と洞調律維持が挙げられるが、高齢者では心房細動に関する症状が強くない場合、積極的な除細動、洞調律維持は必ずしも推奨されない。除細動では、心拍数が130 bpm以上の頻拍が持続すると心不全の原因となるため、安静時の心拍数は110 bpm未満を目標とする。症状が強い場合は85 bpm未満を目標とする。第一選択薬としてはβ遮断薬や非ジヒドロピリジン系Ca拮抗薬が挙げられるが、非ジヒドロピリジン系Ca拮抗薬では陰性変力作用があるため、心機能低下例では注意が必要であり、その際は循環器専門医へのコンサルトが望ましい。また、ジギタリスも有用であるが、活動時の徐拍化作用が弱いことや、高齢者では腎機能が低下していることが多いため、ジギタリス濃度には注意する。その際に血中濃度のモニタリングが必要となる。これらの薬物を用いても除細動や症状のコントロールが難しい場合は、Ⅲ群薬の投与や洞調律維持、カテーテルアブレーションなどが必要となることもあるため、循環器専門医にコンサルトする。

　洞調律維持を目的としたカテーテルアブレーションについては、適応は年齢、左房径や心房細動の病型、持続年数などを勘案して総合的に判断する。高齢者でも非フレイルであれば適応となることもあり、循環器専門医へコンサルトすべきである。

▶ 12.7 慢性心不全

POINT

1. 高齢者の慢性心不全の多くは、入退院を繰り返しながら徐々にADLが低下し、やがて死に至る。
2. 高齢者の慢性心不全では、QOLに配慮した慢性期の管理と急性増悪の早期発見が重要である。

　生活習慣の欧米化によって虚血性心疾患や弁膜症は増加し続け、高齢者の慢性心不全患者が急増している。その多くは根治することがないため、入退院を繰り返しながら徐々にADLが低下し、やがて死に至る。高齢者慢性心不全の診療に際しては、生命予後のみならず、QOLにも配慮した個別の治療が必要であること、急性増悪の徴候を見逃さず早期に介入することが重要である。

1. 慢性期の管理（表12）

　高齢者でも、若中年者で示される標準治療は勧められる。これは外科治療やデバイス治療などの侵襲的治療についても同様であり、高齢者という理由だけではこれらの治療を控える根拠とはならず、判断が難しい場合には、適宜専門医に紹介すべきである。

　一方、治療の中心となる薬物療法は、腎不全や慢性閉塞性肺疾患、脳血管障害などの併存疾患の存在により、高齢者では制約が加わることが多く、治療方針の決定に難渋することも多い。また、標準治療で勧められる薬物療法の根拠となる大規模臨床試験には、80歳以上や認知症患者が含まれた研究が少ないことや、高齢者で半数を占める左室駆出率の保たれた心不全（heart failure with preserved ejection fraction；HFpEF）に対する標準的薬物療法が確立されていないことも治療方針の決めづらさに影響する。また、心臓リハビリテーションは若中年者同様、高齢者にも有効であり、運動療法、食事療法、患者教育、心理的サポートなどを含む包括的な管理が求められる。以上より、高齢者心不全の慢性期管理には個別の判断が優先されることが多く、治療方針の決定には患者をQOLを含めて総合的に判断し、多職種が連携して介入する必要がある。

2. 急性増悪の早期発見

　高齢者は、過度の安静や入院による長期臥床で容易に廃用症候群をきたす。従って、急性増悪の徴候を見逃さず、できる限り早期に治療を開始することが重要である。また、高齢者では症状が非典型的なことも多く、呼吸困難のみならず、全身倦怠感や食思不振、なんとなく活気がないなどの症状を見逃さないようにする。さらに、急性増悪の原因が認知機能低下や社会的背景の変化であることも多く、日頃から多職種で介入していくことが重要である。

表12　高齢者における慢性心不全の管理

目標	対応策
生命予後の改善	標準治療を遵守し実践する
QOLの改善	包括的評価を行い、多面的な介入を多職種で行う
再入院の防止	多職種で不全徴候を見逃さないようにする
病院完結型から地域完結型への移行	地域連携パスなどを作成し、円滑な病診連携を行う体制作りを行う 在宅診療を選択肢として考慮する アドバンスケアプランニングを行う*
個別治療の検討	包括的評価を行い、多職種で検討する
専門医への紹介	日頃から円滑な病診連携を実践しておく

＊21章　エンドオブライフ・ケアの章を参照

▶ 12.8 慢性閉塞性肺疾患

> **POINT**
> 1. COPDは高齢者の呼吸器疾患であり、併存症を伴う全身性疾患である。
> 2. COPD治療の基本は禁煙であり、薬物治療として気管支拡張薬のほか、非薬物療法として呼吸リハビリテーションが重要である。

慢性閉塞性肺疾患（chronic obstructive pulmonary disease；COPD）とは、タバコ煙を主とする有害物質を長期に吸入曝露することなどにより生じる肺疾患であり、呼吸機能検査で気流閉塞を示す病態である。気流閉塞は末梢気道病変と気腫性病変がさまざまな割合で複合的に関与し、臨床的には徐々に進行する労作時の呼吸困難や慢性の咳・痰を示すが、これらの症状に乏しいこともあると定義されている[3]。

日本におけるCOPD疫学研究であるNICE studyによれば、40歳以上の人口の8.6％、約530万人の患者が存在すると推定され[4]、加齢に伴い患者数が増加するという点では、高齢者の代表的な呼吸器疾患といえる。長期の喫煙歴があり、慢性に咳、痰、労作時呼吸困難があればCOPDが疑われ、確定診断にはスパイロメトリーといわれる呼吸機能検査が必須である。最大努力で呼出したときに吐く全体量（努力性肺活量）とそのときに最初の1秒間で吐く量（1秒量）を測定し、その比率である1秒率（1秒量÷努力性肺活量）が閉塞性障害の指標になる。気管支拡張薬吸入後の1秒率が70％未満であり、閉塞性障害をきたすその他の疾患を除外できればCOPDと診断される。

また、COPDは骨格筋の機能障害、栄養障害、骨粗鬆症などの併存症を伴う全身性の疾患であるため、併存症も含めた病状の評価や治療が必要となり、総合的な診療が重要である。

COPDの管理目標としては、生命予後の改善だけでなく、現状の改善として①症状およびQOLの改善、②運動耐容能と身体活動性の向上および維持の2項目、将来のリスクの低減として③増悪の予防、④全身併存症および肺合併症の予防・診断・治療の2項目が掲げられている[3]。

治療の基本として、まずは禁煙が前提となる。

薬物療法の中心は気管支拡張薬であり、閉塞性換気障害の程度・症状・増悪などから判断した重症度に応じて段階的に使用する。気管支拡張薬には、長時間作用性β₂刺激薬（LABA）と長時間作用性抗コリン薬（LAMA）があるが、LAMAが基本的には第一選択薬として優先される。LAMA/LABA配合剤については、LAMA、LABA単剤からのステップアップ治療として用いられる[3]。吸入ステロイド薬（ICS）については、従来、喘息の合併または増悪を繰り返す症例についての使用が推奨されていたが、近年の研究結果を鑑み、喘息合併例のみの推奨とされている[3]。増悪予防と

しては、ワクチン接種（インフルエンザ、肺炎球菌）も推奨されている[3]。

　非薬物療法では呼吸リハビリテーションが中心となる。また、低酸素血症が進行してしまった場合には在宅酸素療法が導入され、さらに呼吸不全が進行した場合は、換気補助療法が行われることがある。

文献

1）　日本高血圧学会高血圧治療ガイドライン作成委員会編：高血圧治療ガイドライン2019．東京．2019．
2）　Abuelo JG: N Engl J Med 2007；357：797-805．
3）　日本呼吸器学会COPDガイドライン作成委員会：COPD（慢性閉塞性肺疾患）診断と治療のためのガイドライン2018［第5版］．
4）　Fukuchi Y, et al: Respirology 2004；9：458-65．

第13章 高齢者の急性疾患

▶ 13.1 高齢者の急性疾患対応のポイント

 POINT

1. 高齢者の救急診療は重症でも症状が非典型的で1回の診察では確定診断が難しい。
2. 高齢者の「突然の不穏」は急性期疾患が隠れていることがあり、安易に認知症によるものと判断しない。
3. 高齢者の転倒には複雑な要因が関係していることがあり、外傷の評価だけで終わらせない。
4. 常用薬剤が救急受診につながるリスクがあることを理解する。
5. バイタルサインの評価に注意を要する。

1. 症状が非典型的

　高齢者では、急性疾患に罹患しても症状が非典型的になる傾向がある。これは、加齢に伴う恒常性（ホメオスタシス）の低下により病態が非定型的になり、感覚器や認知機能の障害によって症状を適切に伝えられないことが関与している（**ピットフォール参照**）。
「心筋梗塞、大動脈解離や腸管穿孔でも痛がらない」
「重症感染症でも発熱が軽度である（あるいは発熱が認められない）」
「出血していても頻拍とならない」
ということは、高齢者の内科救急診療においては「常識」として心得ておく。

　85歳以上高齢者の救急搬送理由は上位6主訴、「転倒」「発熱」「疼痛」「意識障害」「呼吸困難」「脱力・倦怠感」が75％を占めており[1]、これらの症状は臓器別診療科に分類することが難しく、"院内たらい回し"が発生しやすいだけでなく救急外来から帰宅後の予測外死亡のハイリスクな主訴である[2]。

　救急外来で患者安全に配慮するのであれば、高齢者の救急受診では1回の診察では診断確定が難しいことを認識し、重篤な疾患を見逃さないためには①急速なADL低下あり、②短期間で経口摂取できなくなった、③酸素投与が必要、のいずれかに該当する場合は、短期間でも入院（経過観察も含めて）を考慮することが重要である。

115

2. 突然の不穏の出現

　認知症の発症・進行は月から年単位であり、突然の行動異常を主訴とした救急受診では安易に認知症に起因するものと判断してはいけない。

　高齢者の重篤な疾患を見逃さないためには、
①人間はカテコラミンリリース（心筋梗塞や大動脈解離など）で行動異常が発生する
②人間は脳に酸素が足りなくなると行動異常が発生する
・低酸素血症（窒息や呼吸不全）
・脳血流低下（ショックの初期症状）
ということを覚えておく必要がある。

　急な行動異常に対して、抑制、鎮静の指示で安心するのではなく、必ずショック、心血管疾患（心筋梗塞、心不全、大動脈解離）、重症感染症、薬剤有害事象の可能性を検索する。

3. 高齢者の転倒に関して

　高齢者の転倒は急病と表裏一体の関係であることを認識しなければならない。認知症高齢者の転倒の約半数に起立性低血圧を認めたという報告[3]や、85歳以上高齢者の3割は転倒後に長時間起き上がることができずに他の合併症（脱水症、低体温、肺炎、褥瘡など）を併発するという報告[4]もある。

　また、5種類以上の薬剤を内服している高齢者[5]や降圧薬、ベンゾジアゼピン系睡眠導入薬などを内服している場合は転倒のリスクが上昇することが指摘されている。

　これらのことから、高齢者の転倒では外傷の評価だけで終わらせてはならず、「なぜ転倒したのか？」を考えることが重要である。背後に潜む①バイタルサインの異常、②経過中の意識消失、③急速なADL低下、④薬剤服用歴を見逃さないこと。

4. 薬剤のリスク

　高齢者の救急入院の約1.5％が薬剤の副作用によるものであったとされる[6]。高齢者は糖尿病、高血圧症、心不全、脂質異常症、骨粗鬆症など多くの併存疾患のため多数の薬剤を内服していることが多い。高血圧症・狭心症・心房細動などの治療で心拍数上昇を抑制する薬剤（β遮断薬、ジルチアゼム・ベラパミルなどのカルシウム拮抗薬、ジギタリスなど）を内服しているために、出血性潰瘍でも頻拍になりにくい、など内服薬剤が救急受診時の評価に影響を及ぼすことがある。また、複数の医療機関から処方を受け処方内容全体を把握されておらず薬剤の有害事象が救急外来受診の原因となる場合、反対に内服が確実にされていないことが原因で救急受診や時には入院にまで至る場合も少なくない。以上のことから、高齢者の救急受診時には、①処方されている薬剤をすべてリストアップする、②現在の症状が薬剤の副作用・相互作用による可能性はないか検討する、③薬剤の服薬状況を確認する、の3点は必須の確認項目となる。

　また、高齢者に新しく薬剤を処方する立場にある際は、「ある疾患には治療薬であっ

高齢者の急性疾患

ても、併存する別の疾患にとっては都合が悪いことがある」ということを認識しなければならない。具体的には下記のような例が挙げられる。

・不整脈、パーキンソン病、過活動性膀胱、感冒の治療で抗コリン作用のある薬を処方→緑内障や前立腺肥大症の症状の悪化や尿閉をきたす
・関節リウマチや変形性膝関節症に対してNSAIDsを処方→高血圧症の悪化、心不全や腎機能障害が悪化
・虚血性心疾患に抗血小板薬を処方、心房細動で抗凝固薬を処方→胃潰瘍、十二指腸潰瘍から出血
・慢性心不全の治療に β 遮断薬を処方→気管支喘息や肺気腫の症状が悪化
・気管支喘息や肺気腫の治療に β 刺激薬を処方→心不全患者の不整脈を誘発
・潜在的な腎機能低下がある患者に骨粗鬆症の治療で活性型ビタミンD製剤を処方→高カルシウム血症を誘発
・認知症、統合失調症患者の便秘症の治療で漫然と酸化マグネシウムを処方→高マグネシウム血症を誘発

5. ピットフォール：バイタルサインの評価

　救急診療におけるバイタルサイン評価の重要性は高齢者においても変わらないが、解釈においては以下の点に注意する必要がある。

①普段の血圧が高値である患者では一見正常範囲内の血圧でもショックをきたしている場合がある

②交感神経機能の低下によって出血などでも頻脈になりにくい

③重症感染症でも発熱を認めない：基礎体温が低下し、外因性・内因性の発熱物質に対しての視床下部体温中枢の反応は低下するため、高齢者は感染症に罹患しても発熱しないことがあり重症感染症ではむしろ低体温となることもある。重症感染症で救急外来を受診した高齢者の症状はADL低下やせん妄などを主徴とする場合が多く、発熱だけを手がかりにしていると重症感染症を見落とす危険がある。要介護高齢者では、平常時の体温と心拍数を把握しておくことが重要で、発熱が軽度であっても⊿心拍数（現在の心拍数−普段の心拍数）/⊿体温（現在の体温−普段の体温）＞20の場合は細菌感染の可能性が高いことを認識しておく必要がある。普段のバイタルサインがわからない場合も、37℃台の発熱で心拍数100/分以上の場合などは、これに該当している可能性を考慮すべきである。

④高齢者の呼吸数増加＋言動異常をみたらショックを疑う：収縮期血圧、心拍数、体温は加齢や内服薬剤の影響を受けやすい指標であるが、呼吸数はこれらの影響を受けにくい指標で、体に重大な異変が発生すると早期から異常をきたすため重要な評価項目である。呼吸数の観察は、観察時間が短いと正確な呼吸数を測定することができないため、30〜60秒かけて測定する必要があり、呼吸数20回/分以上（慢性呼吸器疾患患者では25回/分以上）あるいは8回/分未満を異常と判断する。ショックでは血圧低下よりも先に脳血流低下による症状（不穏・せん妄）や呼吸数

増加が認められるといわれており、「高齢者の呼吸数増加＋言動異常をみたらショックを疑う」という習慣をつけておくと、血圧低下をきたす前の早期の状態でショックを発見できる。

文献

1） Iwata M, et al：Acute Med Surg 2015; 2: 72-3.
2） Obermeyer Z, et al：BMJ 2017; 356: j239.
3） Ungar A, et al：J Am Geriatr Soc 2016; 64: 1567-73.
4） Fleming J, et al：BMJ 2008; 337: a2227.
5） Kojima T, et al：Geriatr Gerontol Int 2012; 12: 425-30.
6） Budnitz DS, et al：N Engl J Med 2011; 365: 2002-12.
7） 岩田充永：救急診療における高齢者のアセスメント：初期対応. 日老医誌 2011; 48: 322-5.

第14章 高齢者の感染症

POINT

1. 高齢者の感染症の症状は、非特異的なことが多い。普段と様子が違うときには常に感染症を疑い、全身状態の観察のほか、血液検査での炎症所見を確認する。
2. 誤嚥性肺炎の治療は、口腔ケアや全身管理による肺炎の再発予防を進めなければならない。
3. 高齢者の無症候性細菌尿は、通常、加療を要さない。尿所見だけでなく、症状の有無をみながら抗菌薬治療の適応を決定する。
4. 呼吸器感染の予防では、インフルエンザワクチンと肺炎球菌ワクチンの接種が推奨される。
5. 施設内感染の予防策として、ケアごとのスタンダード・プリコーションの徹底が最も重要である。

▶ 14.1 高齢者感染症の特徴

　一般に高齢者の疾患の特徴は、多臓器疾患、自覚症状の乏しさに加えそれらが非特異的であるが、感染症では特にその傾向が強い。頻度では呼吸器感染、尿路感染の頻度が高い。特異的な症状を訴えないことが多いので、日常とは異なる変化があったときには、常に、全身諸臓器の感染症を疑わなければならない。"いつもより元気がない"、"不眠"、"食事が進まない"、"今までできたことが急にできなくなった"、"急におかしなことをするようになった"は、いずれも感染症の可能性が否定できない。これらの症状が急速に進行するときには、安易に"年のせい"や"認知症の進行"と即断してはならない。

　バイタルサインが重要であり、あわせて意識障害や発熱の有無や、丁寧な胸部の聴診や腹部の診察を行う。血液検査での炎症の指標（白血球数、白血球分画の左方移動、CRP）をチェックする。微熱であっても重症のことがしばしばある。ただし、体温については表1のような注意点もあり、発熱がないからといって感染症が否定されるわけではない。この点では安定時との比較という意味で異常時だけでなく安定時の血液データを揃えておくと悪化時の判断が容易となる。同じように、白血球数もできるかぎり以前の値と比較することがポイントである。白血球数が正常範囲内であっても、発症前の値より上昇していたり、好中球数の上昇や核の左方移動がみ

られたりすれば、感染症の可能性が高くなる。CRPも急性炎症を反映するが、上昇が半日くらい遅れることと、感染症以外でもしばしば上昇することに注意を要する。

これらの炎症所見がみられた場合（あるいは、はっきりしない場合にも）、次のステップとして、感染症以外の原因の鑑別や、感染症であった場合の局在診断に進む。表2に発熱を伴う高齢者の鑑別診断を示す。すべての局在診断を網羅するプロトコールの呈示は困難だが、典型的な鑑別の流れの一例を図1に示した。

表1　高齢者の体温の注意点

- 平熱が低い、個人差が大きい
- 発熱を自覚しない、訴えられない
- 測定されない、測定しにくい
- 消炎鎮痛薬などにより修飾されていることが多い
- 行動性体温調整が難しいことあり

表2　発熱を伴う高齢者の鑑別診断

感染症	ウイルス
	一般細菌
	マイコプラズマ、クラミジア、レジオネラ、結核、真菌
	原虫
感染以外の炎症	アレルギー、薬剤熱、結晶性関節炎（痛風、偽痛風）
	自己免疫性疾患
	腫瘍熱
	化学性（胃酸の誤嚥など）、組織損傷　　など
炎症以外	中枢熱、熱中症、悪性症候群
	甲状腺機能亢進症、褐色細胞腫　　など
詐病	など

図1　高齢者の感染症の診断の流れ

非特異的な全身症状
"いつもより元気がない"
"食事が進まない"
"ADLが急に落ちた"
"急におかしなことをするようになった"
"急に失禁するようになった"

病巣ごとの特異的な症状
呼吸器　→　咳、痰
胆道系　→　右季肋部痛
尿路　　→　排尿時痛

バイタルサイン
意識レベル
血圧
脈拍数
呼吸数
SpO$_2$

発熱の評価
炎症所見の評価

（注）前値との比較が重要。乏しい炎症所見でも感染症の否定はできない。

身体診察と検査　　　　　　　**鑑別する疾患**

症状や流行状況など	→	インフルエンザ、感染性胃腸炎
血管内カテーテルなどの人工物	→	カテーテル感染など
胸部の聴診所見 胸部X線	→（胸部CT）→	肺炎
右季肋部叩打痛など 血液検査 （肝胆道系酵素、アミラーゼ）	→　腹部超音波 　　腹部CT　→	胆嚢炎、胆管炎 肝膿瘍 膵炎
腹膜刺激症状	→　腹部造影CT　→	虫垂炎、憩室炎など
排便状況の確認 腹部単純X線	→（腹部CT）　→	イレウス
肋骨脊椎角（CVA）の 叩打痛 前立腺部の圧痛 尿所見（膿尿など）	→（腹部・骨盤CT）→	腎盂腎炎 前立腺炎、精巣上体炎 膀胱炎などの尿路感染
皮膚所見（発赤腫脹、熱感）	→	蜂窩織炎
関節所見（発赤腫脹、熱感）	→	化膿性関節炎 結晶性関節炎（非感染性疾患）
新規の心雑音	→　心臓超音波　→	感染性心内膜炎

その他、歯周感染、副鼻腔炎、子宮留膿腫、髄膜炎など

いずれの所見もないときには感染症以外の原因も鑑別

高齢者の感染症

表3 抗菌薬使用の注意点

●抗菌薬の選択 ・カルバペネムやニューキノロンなど広域の抗菌薬ばかりを使用していないか。 ・腎機能や肝機能を考慮して、適切な量になっているか。
●抗菌薬の継続と終了 ・3〜4日ごとに効果を判定する。 ・皮疹などの副作用がないかをチェックする。 ・各感染症の標準的な抗菌薬の投与期間を把握しておく。 ・抗菌薬投与を延長する場合にも、3〜4日ごとに終了の適否を検討する。
●抗菌薬の効果がないか、不十分なとき ・そもそも感染症かを再検討する。 ・抗菌薬の効く感染症かを再検討する(結核、真菌、非定型肺炎など)。 ・培養結果を見直す。あるいは検体を採取しなおす。 ・カテーテルなど人工物の除去を必要とする感染症ではないかを見直す。 ・膿胸や膿瘍など、外科的な排膿を必要とする感染症ではないかを見直す。 ・抗菌薬の副作用を検討する。特に偽膜性腸炎や薬剤熱に注意する。

抗菌薬は、経験的な選択を優先する。高齢者であっても、各感染症で推奨されている薬剤にできるだけ則る。ただし、腎機能の低下、肝障害ならびに低タンパク血症の合併もあるので、用量に注意する必要がある。また、背景疾患によっては、在宅での加療が望ましいときや、経口薬や坐薬の選択もありうる。効果の判定は炎症サインの改善だけでなく常に全身状態の観察を重要視する。抗菌薬の変更は個々のケースで、どこまで妥協できるかを判断し、総合的に最もふさわしいものを選ぶ必要もある。

また、抗菌薬を開始した後も、その臨床経過を観察しながら、常に**表3**の抗菌薬使用の注意点に配慮する。経過が思わしくないときに、次々と抗菌薬の種類を変更しながら、いつまでも抗菌薬治療のみを続けるのは誤りである。

一方で、全身状態の悪い高齢者は、しばしば次々と新たな感染症を合併する。例えば、胆管炎の治療中に肺炎を合併したり、血管カテーテル感染を合併したりする。同時に、過剰な医療は、廃用によるADLの低下やせん妄の誘因にもなる。高齢者一人ひとりの特徴をふまえた全身管理が、高齢者の感染症治療においても重要である。

▶ 14.2 高齢者の肺炎

1. 高齢者肺炎の類型化と基本的な診療の流れ (図2)

肺炎は、発症の場所や患者の要介護状態などから、市中肺炎、医療介護関連肺炎、院内肺炎に分類される。それぞれ、原因菌の種類や薬剤耐性化の頻度、予後が異なるからである。本書の主旨からも、主として市中肺炎と医療介護関連肺炎について解説する。

典型的な細菌性肺炎では気管支肺炎の病像を示し、発熱、呼吸困難、咳、膿性痰を認める。肺野の聴診では肺胞音の減弱や副雑音（クラックルや喘鳴）に注意する。

図2 高齢者の市中肺炎および医療介護関連肺炎の診療の流れ

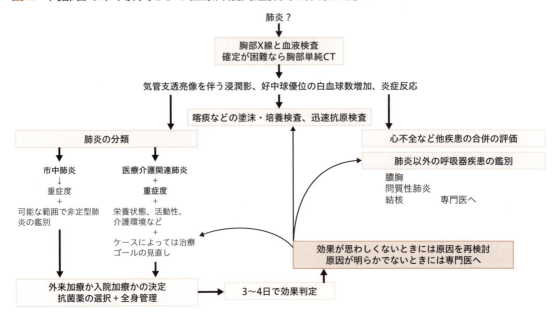

　胸部X線検査で気管支透亮像を伴う浸潤影を認めることが多いが重症度とは必ずしも一致しない。胸部CTでは肺炎の広がり、胸水の有無を確認する。血液検査所見で好中球優位の白血球数増加、炎症反応を認める。腎機能障害や肝機能障害を伴っていないか、酸素飽和度の低下がないか（室内気吸入下でSpO$_2$ > 92％）、逆に呼吸器症状やこれらの検査所見の間に合致しない点があるときには、その点に注意しながら鑑別を進め、必要に応じて専門医に相談すべきである。

　続いて、原因菌同定のために喀痰検査を実施する。流行期には必ずインフルエンザの可能性を疑う。さらに尿中肺炎球菌抗原検査、尿中レジオネラ抗原検査が有用である。

　同時に、特に高齢者では、患者の病状が肺炎だけで説明できるかを検討することが重要である。高齢者は慢性心不全を合併していることも非常に多い。このようなときに大量の輸液をすると、呼吸状態を一層悪化させることになる。また、画像所見が非典型的なときには、急性肺血栓塞栓症、肺結核や器質化肺炎、慢性好酸球性肺炎、肺がんなど、専門医に相談すべき疾患もあることを念頭に置く（表4）。

2. 高齢者の市中肺炎

　平素元気に社会生活を営んでいる高齢者が、急性肺炎と思われる所見を呈したときには、図2の流れに沿って診断し、続いて重症度を評価する。

　重症度については、本邦においてよく使用されているA-DROPが参考になる（図3）。肺炎の重症度は、体温やCRP値で判定されるものではなく、意識障害の有無、脱水の有無、呼吸状態、脈拍数などをもって判定される。なお、呼吸状態の評価には、呼吸数は重要な情報であり30 ≧ /分、あるいは脈拍数 ≧ 130 /分では呼吸状態はたい

高齢者の感染症

表4 呼吸器専門医への相談を検討すべき臨床像・臨床経過、疑われる疾患

1. 重症肺炎
2. 空洞性病変や周囲に散布像を伴う結節影　→　結核
3. 広範なすりガラス影　→　間質性肺炎の増悪、薬剤性肺炎、過敏性肺臓炎
4. 白血球分画の異常。特に好酸球の上昇　→　慢性好酸球性肺炎
5. 片側の明らかな胸水の合併　→　急性の膿胸、結核性胸膜炎
6. その他、通常の抗菌薬治療に反応しない肺炎像
7. 合併するCOPDや気管支喘息の増悪を疑う臨床所見

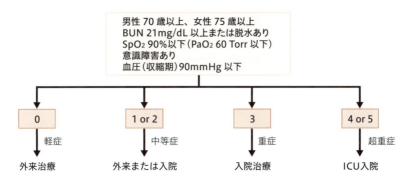

図3　A-DROPによる市中肺炎の重症度分類と治療の場の関係

へん悪いと判断すべきである。

　重喫煙歴やCOPDなど基礎呼吸器疾患がある場合の起炎菌は、肺炎球菌、インフルエンザ桿菌、モラクセラ・カタラーリスの可能性を疑う。重症の気管支拡張症で緑膿菌によることもあるが通常は前三者の可能性を疑い抗菌薬を選択する。選択は、日本呼吸器学会による肺炎診療ガイドラインなどに従う（**表5**）。なお、非定型肺炎の場合には、ペニシリン系抗菌薬やセフェム系抗菌薬は無効であるから、治療の開始にあたっては、定型肺炎と非定型肺炎の鑑別が重要になる。高齢者の非定型肺炎のなかでは、しばしば重症肺炎となるレジオネラ症に注意が必要で、尿中レジオネラ抗原などの検査をしつつ、重症であれば、マクロライド系抗菌薬を併用することで対応する。喀痰培養などで、原因菌の薬剤感受性が同定されれば、その結果をもとに、抗菌薬を調整する。定型肺炎での抗菌薬の投与期間は、標準的には7日であるが、重症度や経過によっては10～14日間ということもある。

　最も重要なことは、抗菌薬治療に反応しないときに、**表3**や**表4**に記載のことを再検討し、解決が難しければ呼吸器専門医に相談することである。特に呼吸不全を伴う場合や多臓器障害を併存する場合には相談が望ましい。

表5 肺炎の初期治療の例

● 市中肺炎　外来患者群
　内服　βラクタマーゼ阻害薬配合ペニシリン系薬orマクロライド系薬 orレスピラトリーキノロン
　注射　セフトリアキソン

● 市中肺炎　一般病棟入院患者群
　注射　アンピシリン・スルバクタムorセフトリアキソンorセフォタキシム
　（非定型肺炎が疑われる場合）上記にアジスロマイシン併用 or レボフロキサシン注射

● 医療介護関連肺炎　内服薬で治療する場合(外来患者群)
　内服　βラクタマーゼ阻害薬配合ペニシリン系薬＋マクロライド系薬orレスピラトリーキノロン

● 医療介護関連肺炎　注射薬で治療する場合(一般病棟入院患者群)
　（軽症）アンピシリン・スルバクタムor セフトリアキソンorセフォタキシム
　（非定型肺炎が疑われる場合）レボフロキサシン注射
　（重症 or 耐性菌リスク）タゾバクタム・ピペラシリン or 第4世代セフェム系薬

（日本呼吸器学会：「成人肺炎診療ガイドライン」に記載の抗菌薬の一部を例として記載したもの．詳細は，原著を参照）

3. 医療介護関連肺炎と院内肺炎－誤嚥性肺炎を中心に－

　医療介護関連肺炎や院内肺炎の多くは誤嚥性肺炎である。誤嚥性肺炎の病理学的特徴は気管支肺炎であり、慢性的な気道炎症を伴っている。

　誤嚥には、食事のときなどに、むせこみながら誤嚥する顕性誤嚥と、睡眠中など、知らないうちに口腔内分泌物や逆流した消化液の誤嚥を繰り返す不顕性誤嚥がある。多くの誤嚥性肺炎には、高齢者の低栄養、免疫力の低下と頻回の不顕性誤嚥が関与している。

　誤嚥性肺炎を中心とする医療介護関連肺炎の特徴は、以下の5点に集約できる（**表6**）。

①症状が非典型的、非特異的である。これは低栄養や認知症を併存しているときに顕著である。気道症状よりも、食欲低下、不眠、不穏、意識レベルの低下、いつもより活気がないといった非特異的症状のことが多い。ゆっくりと悪化し、いつから発症したのかわからないような経過のこともある。

②治療選択には、肺炎の重症度だけでなく、合併症、栄養状態、精神的・身体的活動性、家族や関係者の援助の状況も考慮する必要がある。肺炎は軽症でも入院管理が望ましいこともあれば、重症の肺炎でも十分な説明のうえ外来や在宅で治療するほうがよいこともある。一般に点滴治療、酸素吸入が必要で継続的なモニターが必要な場合には入院の適応となる。

③抗菌薬治療とともに、口腔ケアや嚥下リハビリテーションも含めた、全身管理による肺炎の再発予防を進めなければならない（**表7**）。

④炎症所見が改善し抗菌薬治療が奏効したように思われても、経口摂取が進まなかったりいつまでも多量の喀痰が続いたりして、全身状態が快方に向かわないときがある。このような経過をとりうることを、あらかじめ家族らに説明しておくことも重要なことである。

高齢者の感染症

表6　誤嚥性肺炎の診療と臨床経過の特徴

・症状がしばしば非典型的、非特異的である。
・治療選択は、肺炎の重症度だけでは決定できない。
・抗菌薬治療と同時に、全身管理による肺炎の再発予防を進めなければならない。
・炎症所見が改善に向かっても、全身状態は改善しないことがよくある。
・本人が望む生き方を重視した治療目標の再設定が考慮されるべき段階がある。

表7　誤嚥性肺炎に必要な全身管理の実際

・口腔ケアを実施する。
・摂食・嚥下リハビリテーション 　意識状態や呼吸状態をみながら、経口摂取の可否を常に評価する。 　経口摂取を進めるための食形態の調整や食事介助を実施する。 　消化液の逆流を防ぐための体位（頭位挙上）にも注意する。
・せん妄を予防するための環境調整につとめる。 　時間・場所を確認しあう、日中は部屋を明るくして昼夜のめりはりをつける、親しい人と面会するなど。
・意識レベル低下や嚥下機能低下につながる薬剤の使用を最小限にする。 　抗精神病薬や睡眠薬が不必要に継続されていないかをチェックする。
・栄養状態の維持・改善を図る。 　経口摂取が進まないときには、本人・家族の意思や全身状態の改善の見込みを考慮したうえで、人工的栄養について検討する。
・慢性心不全、COPDなど合併する他疾患の管理を怠らない。
・誤嚥を予防する薬剤の使用を検討する。　ACE阻害薬やシロスタゾールなど。
・全身管理には、スムーズな多職種連携が必須である。

第14章

⑤多臓器障害や重症呼吸不全、抗菌薬に反応せず肺炎が難治になってきたり、頻回に重症状態を反復するようになると、人生の最終段階として本人が望む生き方を重視した、治療ゴールの見直しがなされるべきである。

　誤嚥性肺炎には、大腸菌などの腸内細菌や嫌気性菌が原因菌のこともあるし、肺炎球菌や黄色ブドウ球菌が原因菌のことも多い。これらのことを配慮して、アンピシリン・スルバクタムや（耐性菌リスクのあるときには）タゾバクタム・ピペラシリンが推奨される（**表5**）。しかし、外来治療では、効果の持続時間の長いセフトリアキソンも用いられるし、認知症などにより点滴による抗菌薬治療が難しいときには、経口のレスピラトリーキノロンも用いられる。

　多くの誤嚥性肺炎は、最初から重症ではない。抗菌薬治療にいったん反応するが、

しばしばその後の低栄養など全身状態の回復が進まず、経過で難治化する。初期の抗菌薬治療にまったく反応しないときには、誤嚥性肺炎以外の原因も考え、**表3**の抗菌薬使用の注意点に立ち返るとともに、専門医に相談することも検討する（**表4**）。

4．慢性の呼吸器疾患と気道感染

　COPD、重症喘息、気管支拡張症では、健常者よりも明らかに肺炎のリスクが高いことに注意する。COPD、重症喘息ではウイルス性、細菌性の気道感染により増悪を起こす。軽症であっても呼吸不全を伴い予後が不良となることがあるので注意を要する。増悪時には抗菌薬の投与のほか、ステロイド薬の全身投与（経口、注射）が必要となることが多い。喘息死亡の大多数は高齢女性であり、他方、COPDでは高齢男性が多く、ADL低下を伴っている場合の予後は不良である。呼吸不全、心不全を伴っている場合は専門医への相談を検討すべきである。

14.3 高齢者の尿路感染症

　尿路感染は高齢者に多い。尿路感染症の診断には尿検査が重要で、尿中白血球数の上昇（尿中白血球数 ≧ 10/hpf）と細菌尿を確認する。また、尿中亜硝酸陽性も、腸球菌以外の細菌による細菌尿を示唆する所見として有用である。

　ただし高齢者では、泌尿器科的な処置前を除いて無症候性の細菌尿は抗菌薬治療の適応ではない。

　高齢者の単純性膀胱炎（尿路に合併症のない膀胱炎）は、閉経前女性にみられる単純性膀胱炎と比較して再発しやすい。また、原因菌としてニューキノロン耐性の大腸菌の割合が増加しているため、腸球菌が原因であることが明らかな場合を除いて、セフェム系薬またはベータラクタマーゼ阻害薬配合ペニシリン系薬の7日間投与が推奨されている。再発する場合には、尿培養による原因菌の特定が勧められる。

　さらに高齢者では、複雑性膀胱炎（前立腺肥大や神経因性膀胱などの尿路疾患を背景にもつ膀胱炎）の頻度が高い。複雑性膀胱炎は、強い症状を伴わずに慢性に経過することも多く、急性の悪化をしたときには7〜14日間の抗菌薬治療を実施するとともに、適切な尿路管理を検討する。

　腎盂腎炎は、発熱と肋骨・脊椎角部の圧痛または叩打痛で診断する。男性の場合には、同じく尿路感染で高熱を伴う疾患として、急性前立腺炎や急性精巣上体炎があるので、前立腺部の熱感や圧痛の有無、陰嚢の疼痛や腫脹の有無などの身体所見から鑑別するようにする。これらの疾患では、菌血症を伴うことも多く、血液培養が有用である。また、腎盂腎炎では、腹部超音波検査やCT検査によって、水腎症や悪性腫瘍など、複雑性腎盂腎炎でないことの確認が必要である。

　尿道カテーテルの留置されているケースでも、無症候性の細菌尿は抗菌薬治療の適応はない。発熱などを伴い、カテーテル関連尿路感染症と診断した場合、カテーテルを抜去できるなら抜去するし、2週間以上カテーテルを留置している場合は治療

前にカテーテルを入れ替えるべきである。抗菌薬に速やかに反応した場合は7日間、反応が乏しい場合は10〜14日間、重症で合併症がある場合は14〜21日間の抗菌薬投与が推奨されている。

▶ 14.4 ワクチン

高齢者の感染症予防に、ワクチン接種は大切である（表8）。インフルエンザワクチンと肺炎球菌ワクチンについては、不適と思われる特別な理由がある場合を除い

表8 高齢者で使用されるワクチン

インフルエンザワクチン	
効果	発症予防効果に加えて、インフルエンザの重症化およびインフルエンザ関連肺炎の予防にも有効。
使用法	皮下注。高齢者では過去に類似株に罹患した例が多いため1回接種が基本。
副反応	接種部位の局所反応がほとんどで、まれに発熱、発疹あり。重篤な神経合併症はきわめてまれ。ただし、ワクチン不安を強く訴える患者に接種する必要はない。
23価肺炎球菌ワクチン（PPV23）	
効果	本邦の高齢者の報告で、全肺炎球菌性肺炎の予防効果は27.4％と推定[1]。
使用法	皮下注または筋注。PPV23を単独で使用している場合には、5年目以降の再接種が推奨される。PCV13接種の6カ月後からの接種も可。 制度上、特定の年齢の者が、定期接種の対象。
副反応	インフルエンザワクチンとほぼ同様。再接種の場合には、局所反応の頻度は上昇するが、重度のものはまれ。
13価肺炎球菌蛋白結合型ワクチン（PCV13）	
効果	海外高齢者の前向き研究の報告で、全肺炎球菌性肺炎の発生がプラセボより41.1％減少[2]。
使用法	筋注。PPV23接種に6カ月以上先行して接種する方法もある。任意接種。
副反応	インフルエンザワクチンとほぼ同様。
水痘ワクチン	
効果	帯状疱疹の予防。海外の同等のワクチンの報告では、プラセボより帯状疱疹発症頻度が51.3％減少[3]。
使用法	皮下注。生ワクチンであり、明らかに免疫機能に異常のある者は禁忌。
副反応	インフルエンザワクチンとほぼ同様。
帯状疱疹サブユニットワクチン	
	2019年5月現在、未発売。海外では、高い有効性が報告されている。生ワクチンではないので、免疫抑制患者での安全性も期待できる。
破傷風トキソイド	
	現況では、外傷時に高齢者に接種されることがある。受傷から処置まで時間の経っているもの、創面に土壌などの異物を認め、壊死組織や感染徴候のあるもの、創の深さが1cmを超えるもの、神経障害や組織の虚血を合併しているものなどで破傷風のリスクが高いとされているが、本邦では、どのような外傷にどのように対応すべきか定まっていない。

1) Suzuki M, et al: Lancet Infect Dis 2017; 17: 313-21.
2) Bonten MJ, et al: N Engl J Med 2015; 372: 1114-25.
3) Oxman MN, et al: N Engl J Med 2005; 352: 2271-84.

て、すべての高齢者に接種が勧められる。高齢者では、インフルエンザに罹患後の肺炎の頻度も高いため、インフルエンザワクチンと肺炎球菌ワクチンの両者を接種していることが、肺炎の予防に最も有効である。

　成人に使用できる肺炎球菌ワクチンとして、23価莢膜ポリサッカライドワクチン（PPV23）と13価蛋白結合型ワクチン（PCV13）がある。PPV23は、PCV13より多くの血清型をカバーし、また特定の対象者（2019年度からは、65歳の者と、特定の障害・疾病を有する60〜64歳の者）では、費用の一部が公費負担される。しかし、T細胞非依存性に作用するため免疫記憶はされず、約5年で効果が減弱する。PPV23のみの接種の場合には、5年経過後に再接種を受けることが望ましい。それ以上の追加接種についてはエビデンスがない。一方、PCV13は、B細胞とT細胞の両者に作用するため、PPV23よりも免疫原性が強く、長期に効果が持続する。両者の併用も可能で、PCV13を先に接種し、6カ月から4年の間隔をあけてPPV23を接種する方法も提案されている。

　また、高齢者の帯状疱疹予防目的として、2016年3月より50歳以上の成人を対象に水痘ワクチンの接種が可能となった。ただし、水痘ワクチンは生ワクチンであるため、接種できない患者もいることに注意する。既に新規のサブユニットワクチンが国内製造販売の承認も得ており、使用可能となる見込みである。帯状疱疹は、しばしば高齢者のQOLを大きく損なう疾患であり、その普及が望まれる。

▶ 14.5　施設での感染防御対策、結核対策

　施設での感染防御対策において、最も重要なことは、1つのケアごとに標準予防措置策（スタンダード・プリコーション）を徹底することである。スタンダード・プリコーションとは、具体的には、ケアのときには手袋を着用し、体液や排泄物が飛び散る可能性のある場合に備えて、マスクやエプロン・ガウンも常に取り扱えるようにしておくことである。さらに、手袋をする前と手袋を脱いだ後には、手洗いや手指消毒を実施することが重要である。

　現在では、ほとんどの施設で、施設ごとの感染対策マニュアルが作成されているので、その内容を十分に理解しておくことが必須である。職員自身の健康管理も大切であるし、インフルエンザワクチン接種を職員や入所者に勧めることも重要である。さらに訪問する家族への注意喚起も大切で、咳エチケットの啓発が一助になる。

　施設において、感染防御が問題となることが多い5つの感染症について、表9にポイントをまとめた。

　結核感染は施設内感染の場合、社会的な問題となるのでその対応は重要である。結核菌特異抗原であるESAT-6、CFP-10などによる抗原刺激によってリンパ球から産生されるγインターフェロンを測定する検査はInterferon Gamma Release Assay（インターフェロンγ遊離試験；IGRA）と総称され、BCG接種や非結核性抗酸菌の影響を受けないため、ツ反に比較して特異度が高い。経過、症状、胸部X線

高齢者の感染症

表9　施設内感染が問題となることの多い感染症

インフルエンザ	飛沫感染	アルコール消毒有効
対策の基本	手指消毒の励行、インフルエンザ予防接種	
新規発症の予防	職員や新規入所者の健康チェック 面会者への注意喚起、咳エチケットの啓発	
発症時の対策	発症者は原則、個室管理、難しいときにはベッド間を2m以上開けるなど対策。明らかに同一の感染なら複数の感染者を同一部屋にすることも可。ケア時はサージカルマスク着用。抗インフルエンザ薬の予防投与の検討。	
ノロウイルス	接触感染 嘔吐時には飛沫感染もある	アルコール消毒無効、次亜塩素酸にて消毒
対策の基本	ケア前後の手洗い励行 入所者も、できるだけ液体石鹸と流水による手洗い	
発症時の対策	吐物の適切で迅速な処理。発症者はできればトイレ付き個室で管理。洗面所などを次亜塩素酸ナトリウム液で消毒。	
疥癬（通常疥癬）	皮膚の接触	皮膚から離れると比較的短時間で死滅
対策の基本	手洗い励行	
早期発見	皮疹に注意する。強い痒みを伴うことが多い。疥癬トンネルがみられることもある。疑いがあれば皮膚科に相談。	
発症時の対策	ケア時の手袋着用、手洗い励行。タオルなどを共用しない。	
（注意）	痂疲型疥癬の感染力は非常に強く、異なる対策が必要	
多剤耐性菌（MRSAなど）	接触感染	アルコール消毒有効
対策の基本	手指消毒、手洗いの励行	
保菌者への対策	施設では、保菌だけなら特別な対策は不要。逆に保菌者へのサービスが拒否されることがないように注意。	
結核	空気感染	
早期発見	咳、痰などの症状の変化に注意して、胸部X線を確認する。 疑わしいときには、喀痰抗酸菌検査を実施する。	
発症時の対策	診断が確定し、ガフキー1号以上であれば、速やかに結核病床を有する医療機関に搬送。それまで患者は個室管理。できれば陰圧個室がよい。N95マスクを着用してケア。	

第14章

所見から疑われる場合には、喀痰や胃液抗酸菌と並行してIGRAの1つであるT-SPOTなどで確認しておく。非結核性抗酸菌症ではMAC菌（*Mycobacterium avium* complex）の頻度が高い。ヒト―ヒト感染の可能性は否定されている。両者とも疑わしい場合には呼吸器専門医に相談する。

文献

1）　成人肺炎診療ガイドライン2017. 日本呼吸器学会.
2）　JAID/JSC 感染症治療ガイドライン2015―尿路感染症・男性性器感染症―. 一般社団法人日本感染症学会，公益社団法人日本化学療法学会.
3）　高齢者介護施設における感染対策マニュアル. 厚生労働省.

第15章 高齢者の悪性腫瘍

▶ 15.1 悪性腫瘍の診断と予後推定

POINT

1. 高齢者の悪性腫瘍であっても、その診断に当たっては、基本的には若年者となんら変わることはない。
2. 基本的な悪性腫瘍の診断や進展度が評価されていなければ、必要な治療、実施できる治療の内容が決定できない。
3. ただし、侵襲的検査の実施に当たっては、そのリスクとベネフィットを評価してから行う必要がある。
4. もともと高齢な患者の中・長期的な予後推定に当たっては、単なる生存期間のみならず平均余命を考慮した生存期間を評価するのが良い。
5. 予後の評価といっても、単純に生存期間を評価するだけでなく、自立した生活を営むことができる期間などを評価するのが望ましい。
6. 短期的予後評価にはさまざまなものがあるが、どれが優れているとはいいがたく、いずれかを選択して利用すればよい。

　高齢者の悪性腫瘍の治療を考える際、その腫瘍の状態の正確な診断が何より重要である。悪性腫瘍であることの診断、腫瘍の局所進展の程度、遠隔転移の状況を正しく診断しなければ、的確な集学的治療の選択肢を抽出することはできない。そのため、高齢者であっても、悪性腫瘍の診断という観点からは、若年者におけるそれとなんら変わることはない。悪性腫瘍の存在を疑った場合には、早急に専門的な診断が可能な医療機関を紹介すべきである。しかし、侵襲的な検査を予定する場合は、その必要度を考えて実施を計画する必要がある。すなわち、検査の実施によるリスクとそれによって得られる診断結果のベネフィットを考慮して実施されるべきである。

　高齢のがん患者やその家族と話していると、「高齢ですから進行が遅いでしょう」などと言われることがあるが、一般的にはそのようなことはない。一部の高齢者の悪性腫瘍では、症状の出現までに時間がかかる増殖の遅い腫瘍が含まれる可能性はある。しかし、高齢者の悪性腫瘍であっても、悪性度が高く進行がきわめて早いことが一般的と考えるべきである。そのため、早急に細胞診や組織診を含む腫瘍学的診断を行って、腫瘍の状況を適切に把握して治療に結びつける、あるいは治療を行

わないことを選択する必要がある。こうした適切な診断を行った結果、はじめて適切な治療戦略が立案できることになる。

　状況によっては、はじめから侵襲的な治療を行わないという選択肢しか選べない状況もありうる。こうした場合には、悪性腫瘍の診断を行っても、患者にとって利益はない。本人あるいは家族の同意の下、緩和医療を選択するべきである。しかしこうした際にも、将来起こりうる病状進行の種類によっては、手術などの侵襲的治療がまったく選択できないのか、例えば将来の状況によっては、バイパス術や人工肛門造設術などの姑息的手術実施の可能性が残っているのかによって、対応が異なる場合があることに留意すべきである。

　一般的に悪性腫瘍の中・長期の予後評価には、無再発生存期間や5年生存率などのデータが用いられることが多い。手術で治癒切除がなされた場合や化学療法で完全寛解が得られた場合には、無再発生存期間は有用な指標となりうる。一方、既に高齢であるがん患者において、5年間などの長期間生存を比較することは、必ずしも現実的でない場合も少なくない。高齢患者の平均余命を考慮し、それまでの生存が可能かどうかといった、若年者と異なる指標を考慮する必要があるのではと考えられる。特に生命に影響を及ぼすまでに時間がかかることが多い乳癌や前立腺癌では、既に一定以上進行した状況であっても、その患者の全身状態と腫瘍進展の診断に基づく適切な治療を行うことで、長期的な予後が得られることがまれではない。また、予後の評価といっても、単純に生存期間を評価するだけでなく、自立した生活を営むことができる期間などを評価するのが望ましい。

　短期的な悪性腫瘍の予後評価には、さまざまな指標が用いられる。比較的よく使われるものに、Palliative Performance Scale（PPS）があるが、これはPerformance Statusに基づく死亡率の予測である。また、Prognostic Index 1 year Mortality Older Adults（PIMOA：1年死亡率の予測）、Mortality Risk Index Score（MRIS：1年死亡率の予測）、Palliative Prognostic Score（PaP：30日生存の可能性）、Palliative Prognostic Index（PPI：6、3週間生存の可能性）、Cancer Prognostic Scale（CPS：1〜2週以内に死亡する可能性）、Intrahospital Cancer Mortality Risk Model（ICMRM：入院中に死亡する可能性）などの予測法が用いられることがある。こうした指標のなかに、項目として年齢が組み込まれている場合があるが、高齢者に特化した予後評価指標はない。これらの指標のいずれかが特に優れているということもないので、状況に応じていずれかを選択して利用すればよい。最近、悪性腫瘍の予後に、サルコペニアやフレイルが関与しているとの報告がある。今後の予後評価では、こうした項目も加えて判断されるべきであろう。

▶ 15.2 悪性腫瘍の治療戦略

 POINT

1. 高齢者の悪性腫瘍の治療に関するエビデンスは少ない。
2. 臓器悪性腫瘍根治のための治療の基本は手術であり、それに化学療法や放射線治療などを組み合わせて治療戦略を考える必要がある。
3. いかなる治療を行う場合でも、原疾患の進展度を、正確に評価しておく必要がある。
4. 高齢者の場合、既往疾患や併存疾患が多数存在することもまれでないため、悪性腫瘍の治療前に、こうした疾患の評価と治療を行っておく必要がある。
5. 既往疾患や併存疾患に加え、栄養状態やフレイル評価、その他の総合的な評価を行ったうえで、治療戦略を立てるべきである。
6. 身体的評価に加え、家族関係などの社会的要因の評価も、悪性腫瘍治療戦略の立案の際には重要である。

　高齢者の悪性腫瘍に特化して出されている治療のエビデンスはほとんどなく、若年者のエビデンスを流用して評価するしかないのが現状である。また治療ガイドラインなどにおいても、高齢者に特化した推奨を記載しているのは限定的である。そのため、若年者の治療戦略を流用し、類推して治療に当たっているのが現状である。

　臓器悪性腫瘍根治のための治療の基本は手術であり、それに化学療法や放射線治療などを組み合わせて集学的治療戦略を考える必要がある。「悪性腫瘍の診断と予後推定」の項でも述べたが、正確な悪性腫瘍の診断が、治療戦略の要となる。このため、悪性腫瘍治療戦略の第一は、正確な腫瘍学的な診断・評価である。

　次に重要なのは、全身状態の総合的な評価である。高齢者の場合、既往疾患や併存疾患が多数存在することもまれでないため、悪性腫瘍の治療前に、こうした疾患の評価と治療を行っておく必要がある。臓器機能評価としては、若年者における術前評価項目に加え、高齢者特有の生理機能の変化を考慮して評価を行っておくべきである。精神機能評価としては、認知機能評価やうつ状態の評価に加え、心理検査などを行って理解力や闘病意欲を把握しておくのが望ましい。そのほか栄養状態やフレイル、サルコペニアの評価や、日常生活活動の把握、その他の総合的な評価を行ったうえで、治療戦略を立てるべきである。

　また、手術や化学療法を行う際の家族のサポートなども評価しておく必要がある。家族関係や介護者の状況、居所の居住環境や退院後のサポート体制などを治療前から考えておくことが望ましい。もちろん、患者の経済状況や家族の支援、社会福祉の介入に関しても考慮しておく必要がある。身体的評価に加え、こうした社会的な要因の評価も、悪性腫瘍治療戦略の立案の際には重要である。悪性腫瘍治療戦略の立案前には、これまでにも行われているような高齢者総合評価（Comprehensive

Geriatric Assessment；CGA)を拡大したような総合的な評価が望まれる。

図1に、国立長寿医療研究センター消化器外科で、手術適応患者の治療戦略を考える際に用いているフローチャートを示す。これは、悪性腫瘍の治療に限ったものではないが、基本的な考え方は同じである。治療選択肢に手術を考えるのであれば、低侵襲で患者の状況に合った適切な術式選択を行うことはもちろんである。適切な術式といっても、その内容により根治手術、(根治を目指さない)縮小手術、対症療法的な姑息手術がある。患者が耐術可能で、現在の悪性腫瘍の問題を最大限解決できる術式が選択される必要がある。加えて、手術以外の放射線治療や化学療法、ホルモン療法など、非手術的治療の選択肢も腫瘍の種類によってはさまざまある。最新の治療のエビデンスから、高齢者にも適応可能と考えられる治療法を選択して、治療戦略を考える必要がある。手術の内容評価に関しては、外科医の判断によるところが大きいため、内科系診療科における原疾患の基本的な評価と全身状態の総合的評価が終了次第、早急に外科系診療科に紹介するのが望ましい。

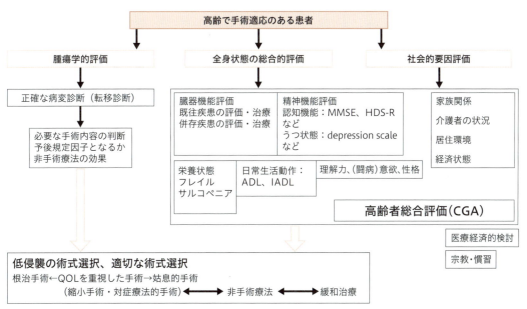

図1　国立長寿医療研究センター消化器外科における高齢患者に対する手術の考え方

第16章 高齢者の侵襲的検査と治療

▶ 16.1 侵襲的検査における注意点

> **POINT**
> 1. 高齢者の侵襲的治療・検査の適否は、患者のADLや全身状態、侵襲の程度、患者本人の意向を勘案。利点とリスクを総合し本人・家族とともに決めていく。

　高齢者の侵襲的治療や検査の適否を検討する際は、年齢の高さを判断するのではなく、①患者のADLや全身状態、②侵襲の程度、③患者本人の意向を勘案し、利点とリスクを総合して本人・家族とともに決定する態度が求められる。

　患者のADL、一般状態を評価する指標としては、Eastern Cooperative Oncology Group（ECOG）によるPerformance Status（PS、**表1**）が頻用される。

　総合的な判断という観点では、臨床倫理の4分割表（**表2**）の概念を医療スタッフ間で共有しておくことが重要である。救急現場など侵襲的な検査・治療に時間的な猶予が許されないときにこそ、「医学的適応」「患者の意向」「QOL」「周囲の状況」という要素で問題を整理して、短時間でも深い検討を行うことが求められる。

表1 Performance Status（一般状態）

PS 0	無症状で社会活動ができ、制限を受けることなく、発症前と同様に振る舞える
PS 1	軽度の症状があり、肉体労働は制限を受けるが、歩行、軽労、座業はできる。例えば軽い家事、事務など
PS 2	歩行や身の回りのことはできるが、時に少し介助がいることもある。軽労はできないが、日中の50％以上起居している
PS 3	身の回りのある程度にしばしば介助が入り、日中の50％以上は就床している
PS 4	身の回りのこともできず、常に介助が入り、終日就床を必要としている

一般的にはPS 2までは通常の外科治療の対象となるが、PS 3以上では外科治療の是非が難しく、PS 4となると救命的な緊急手術に限定される。

（JCOGホームページ http://www.jcog.jp/）

表2 臨床倫理の4分割表

<医学的適応>	<患者の意向>
1. 患者の医学的な問題点、病歴、診断、予後はどうか？ 2. 急性の問題か慢性の問題か？ 重篤か？ 救急か？ 回復可能か？ 3. 治療の目標は？ 4. 成功の可能性は？ 5. 治療に失敗したときの対応は？ 6. **総合的に、医学治療と看護ケアでこの患者は恩恵を受け、有害なことを避けられるか？**	1. 患者は精神的対応能力と法的判断能力があるか？（ないとすれば根拠は？） 2. 対応能力がある場合、患者は治療についてどのような意向を示しているか？ 3. 患者は治療の利益とリスクについて説明を受け、理解し、同意しているか？ 4. 判断能力がないとしたら、代理決定は誰か？ 適切な基準で選ばれた者か？ 5. 患者は以前に治療に関する意向を示したことがあるか？ 事前指示はあるか？ 6. 患者は治療に非協力的か？ 協力できない状態か？ もしそうならなぜか？ 7. **総合的に、倫理的、法的に許される範疇で患者の選ぶ権利は尊重されているか？**
<QOL>	<周囲の状況>
1. 治療した場合としなかった場合の患者がもとの生活にもどる可能性はどの程度か？ 2. 治療に成功した場合に患者が身体的、精神的、社会的に失うものは何か？ 3. 医療者によるQOL評価に影響を与えるバイアスはないか？ 4. 患者の現在の状態や将来予想される経過は、延命が望ましくないかもしれないと判断されるような状態か？ 5. 治療を中止する計画やその根拠はあるのか？ 6. 緩和ケアの予定はあるか？	1. 治療の決定に影響を与える家族の要因はあるか？ 2. 治療の決定に影響を与える医療提供者（医師、看護師）側の要因があるか？ 3. 財政的、経済的な要因があるか？ 4. 宗教的、文化的な要因があるか？ 5. 守秘義務を破るとしたらその正当性があるか？ 6. 資源配分の問題があるか？ 7. 治療決定に法律はどのように影響するか？ 8. 臨床研究や教育の要因は影響しているか？ 9. 医療者や施設側で利益対立はあるか？

(Jonsen ARほか著，赤林　朗ほか訳：臨床倫理学−臨床医学における倫理的決定のための実践的なアプローチ，2006．より引用改変)

16.2 尿道留置カテーテルの適応と管理

> **POINT**
> 1. 尿道留置カテーテルは可能な限り行わず、留置した際にはできるだけ早期の抜去を考える。
> 2. カテーテルの大きさ、固定の位置、排液バッグの位置などに十分注意する。
> 3. 尿道留置カテーテル患者で高熱を呈するような場合には、泌尿器科専門医へのコンサルトを考慮する。

1．尿道留置カテーテルの適応

　膀胱内へカテーテルを留置することは、短期間であれば膀胱機能が損なわれることはないが、長期的になると膀胱が萎縮し、将来的には膀胱機能が廃絶することとなる。そのため、下記のような適応以外での積極的な留置は勧められない。また、留

置した際にはできるだけ早い時期での抜去が望まれる。

1）絶対的適応
① 手術時や意識障害、ショック時、長時間の検査
② 下部尿路の通過障害で腎機能が低下している場合

2）相対的適応
① 褥瘡やおむつかぶれのような皮膚障害が尿失禁で悪化する場合
② 終末期で排尿行為そのものが苦痛で負担になっている場合
③ 重度の尿失禁
④ 手術適応の前立腺肥大症や尿道閉塞の患者で、手術ができない、あるいは本人や家族が留置カテーテルを希望する場合
⑤ 脳血管障害などの神経因性膀胱で、多量の残尿や尿閉があり、ほとんど寝たきりの状態

2. 尿道留置カテーテルの管理

1）カテーテルのサイズ、カテーテルの脇漏れ

　成人では一般的に14〜18Frが選択されることが多い。カテーテルの脇からの尿漏れがある場合には、まずはカテーテルの屈曲やねじれ、カテーテルの閉塞がないかを確認する。カテーテルの先端の穴が膀胱の壁にあたって塞がっていると、膀胱内の尿がカテーテルに導かれず、脇漏れが起こりやすくなる。

　カテーテルを太くしても脇漏れはあまり減らないことが多い。太すぎるカテーテルは尿道への負担も大きくなる。

2）カテーテルの固定

　カテーテルは固定していないと、おむつや下着を着脱する際や体位交換時に誤って牽引して、抜去の原因となることがある。また、カテーテルの固定の向きが悪いと、尿道に常に力が加わってしまい、尿道が損傷してしまう。男性では尿道が裂けてしまうこと（尿道下裂）もある。尿道になるべく余分な力が加わらないように、図1のような固定が推奨される。

3）排液バッグの位置

　排液バッグは、膀胱より低い位置になるように置く。膀胱より高い位置に排液バッグがあると、膀胱から排液バッグに尿が流れず、逆流してしまうこともある。低床ベッドでは、排液バッグが直接床に着かないようにきれいな紙を敷くなどの工夫が必要である。

　外出時などで、排液バッグをつけたままでは支障がある場合には、カテーテルと排液バッグを外してカテーテルの先に専用のキャップを装着し、膀胱容量に合わせて一定時間ごとにトイレ内でキャップを開けて尿を排出する方法もある。

4）カテーテル留置患者の入浴

　陰部の清潔を保つことは重要であり、尿道留置カテーテルを挿入している患者においても、定期的な入浴が勧められる。入浴の際には、一般的にはカテーテルと排液

バッグの接続は外さずに入浴するが、前述したように、カテーテルと排液バッグの接続を外し、キャップをするなどして入浴してもよい。寝た状態のままで入浴する患者の場合は、排液バッグの尿が膀胱側へ逆流しないように、排液バッグの尿を廃棄してから入浴を行う。長期カテーテル留置の患者では細菌感染は必発であり、多剤耐性菌の感染の可能性もあるため、入浴が施設内感染の原因とならないように注意が必要である。

5）尿道留置カテーテルの交換

尿道留置カテーテルの交換は、2～4週間ごとに行うのが一般的である。長期にカテーテルを留置していると、カテーテルの閉塞や膀胱結石が発生してしまうため、施設入居者などはかかりつけ医と相談しながら交換間隔を決定する。

交換時の膀胱洗浄は尿路感染の悪化の原因となることがあり、必要がなければ行わないほうがよい。しかし、カテーテルの閉塞によって尿路感染が悪化することもあり、寝たきり患者などカテーテル閉塞や膀胱結石の発生が起こりやすい場合には、定期的に膀胱洗浄を行い、カテーテルの閉塞を予防する必要がある。

6）尿道留置カテーテルの抜去

一旦留置したカテーテルを抜去する際の目安となる確実な検査や徴候はないため、抜去を試みる際には、抜去後の自排尿の様子を観察し、残尿量を適宜測定するとと

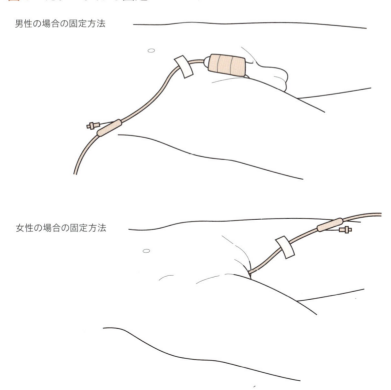

図1 カテーテルの固定

男性の場合の固定方法

女性の場合の固定方法

もに、残尿が多い場合には間歇導入を行い、経過をみていく必要がある。

7)尿道留置カテーテルの合併症・問題点

　尿道留置カテーテルの合併症で、急性期病院で一番問題とされているのは尿路感染症である。留置カテーテルを短期間留置した場合でも、1日ごとに尿路感染の危険性は高くなり、2週間以上カテーテルを留置した際には、尿路感染はほぼ必発とされている。ただし、感染が起こっても症状がない場合がほとんどで、症状がなければ経過観察をすることが多い。ただし、一定の割合で腎盂腎炎や精巣上体炎、出血性膀胱炎などが起こる。腎盂腎炎や精巣上体炎などの場合には敗血症となることもあるため、発熱、血尿などの症状がある場合には泌尿器科専門医への紹介が勧められる。

　他の尿道留置カテーテルの合併症として、カテーテル閉塞、結石形成、萎縮膀胱、尿道皮膚瘻、カテーテルの自己抜去などが挙げられる。尿道留置カテーテルは転倒・骨折の原因ともなり、トイレ移動の必要がなくなり、活動性が低下したり、離床の機会を逃したりすることも問題として挙げられる。

8)膀胱瘻

　膀胱瘻は尿道留置カテーテルに比べて尿道合併症が少なく管理もやりやすいが、挿入時における腸管損傷などの合併症が報告されている。膀胱瘻の適応としては、尿閉状態で経尿道的に導尿や尿道留置カテーテルが行えないとき、尿道留置カテーテルによる尿道痛や違和感が強い場合などが挙げられる。

▶ 16.3 高齢者における手術の適否

 POINT

1. 手術を決定する際には、①患者の身体能力、②手術侵襲、③患者本人の意思を総合的に判断する必要がある。
2. 全身状態を評価する簡便な指標としてPerformance Status (PS) が用いられる。

　高齢者についての手術を考える場合に、高齢者であることや年齢の高さが手術を受けることができない理由にはならない。逆に、たとえば84歳の高齢者に早期胃癌が見つかったらすぐに手術を施行するという訳でもない。手術の適否を決定するには、①患者の身体能力、②手術侵襲、③患者本人の意思を総合的に判断する必要がある。②については、手術を担当する外科医または麻酔科医の判断が必要となることが多い。しかし、それ以外の医師であっても、手術を念頭に置いた治療方針を考えることが必要な場合があるので、高齢者における手術の基本的な考え方を知っておく必要がある。

　また、禁煙の確認も重要である。手術が待機的なものであれば、1カ月ほどの禁煙がないと胸部外科手術の合併症が多くなるとされる。また、高齢者の呼吸負荷時に

高齢者の侵襲的検査と治療

は換気における腹部運動の寄与分が胸郭運動の寄与分よりかなり大きくなるため、腹部手術後に呼吸器合併症が起こりやすいことに注意する必要がある。

①外科治療に必要とされる身体能力の評価

全身状態を評価する簡便な指標としてEastern Cooperative Oncology Group (ECOG)によるPSがしばしば用いられる（**表1**）。手術に関係する医師は、手術と麻酔のリスクを把握して、手術の適否を判定する必要がある。

②手術侵襲度の判定

手術の大きさや難易度、合併症の頻度などを考慮する必要がある。まず、麻酔方法については、全身麻酔のほうが局所麻酔より患者の心肺に与える負担が大きくなる。手術部位、術式（腹腔鏡下手術と開腹手術）、予想手術時間、予想出血量は侵襲度を判定するのに重要である。比較的侵襲の小さい腹部の手術例として、腹腔鏡下胆嚢摘出術、鼠径ヘルニア、急性虫垂炎が挙げられる。侵襲の大きい手術例には、膵頭十二指腸切除術、肝右葉切除術などがある。中等度の手術例には胃切除術、大腸切除術、膵体尾部切除術、肝外側区域切除術などがある。

③患者本人の意思

「患者さんの気力」は、手術の適否を決定するのに重要な要素である。術前・術後の管理においては「自ら病気と闘ってなんとか手術を乗り越え、合併症と闘いながら治っていこうとする気力」が必要である。軽度の認知症は手術適応となることが多い。

▶ 16.4 高齢者の外科手術における患者説明

👉 POINT

1. 術前・術後の管理において患者本人の協力と努力が必要であることを説明する。

インフォームドコンセントは、身体能力、手術侵襲度、患者本人の意思を総合して判定された手術の適否を考慮して行う。最終的な判断は、患者本人および家族の意思を尊重する。高齢者であることを意識した説明に必要な事項を**表3**に、術前の心構えを**表4**に示す。

患者自身の手術治療に臨む意思と関係して重要なことの1つは、術後肺炎の予防である。術前には、呼吸訓練装置トリフローⅡでの呼吸筋訓練、歩行練習、喀痰排出練習を行う。術後にも、腹臥位療法などに加え、気管切開が必要な場合もある。このような観点も含め、患者本人の協力が必要であること、努力が必要であることを十分に理解していただく。

表3　手術に関する患者説明で高齢者であることを意識した説明

- 病態に応じた手術の必要性
- 個々の患者における手術の目的
- 状態によっては、手術のみが最もよい方法であるとは限らないこと
- 合併症を有している患者では、術中・術後の合併症頻度が高くなること
- 転帰が悪い可能性
- 術後肺炎予防などのためにも患者本人の協力が必要であること

表4　術前の心構え

「厳しい手術を受けるのだ」という認識を患者さんに持たせ、病気と闘う強い意思・姿勢を示させることが必要である

▶ 16.5 手術と麻酔のリスク

 POINT

1. 手術、麻酔は生体にとって侵襲である。
2. 高齢者は、加齢に伴う身体の生理的変化や併存疾患を背景に臓器予備能に低下がみられるため、侵襲に対して影響を受けやすい。

1．高齢者の特徴

近年の高齢者人口の増加や手術・麻酔の技術向上に伴い、手術患者における高齢者の割合は増加している。医療従事者は、高齢者における手術と麻酔のリスク、すなわち周術期に生じえる問題を理解する必要がある。

高齢者は一般に併存疾患を有し、また加齢に伴う身体の生理的変化がみられるため、臓器予備能が低下していることが多く、周術期合併症発生時には重篤化しやすい。従って、術前評価を慎重に行い、適切な周術期管理を行う必要がある。一方で、高齢者の全身状態は多様で、個人差が非常に大きいことも銘記しておく必要がある。

高齢者に対する手術については、以下のような特徴や注意すべき点が挙げられる[2,3]。

①症状が典型的でなく、診断が遅れやすい。
②臓器予備能がなく、強いストレスには対処できない。
③十分な術前準備が必須である。
④緊急手術の危険性は高い。
⑤合併症を起こさぬように細心の注意が必要である。
⑥高齢自体は手術の適応禁忌とはならない。

高齢者の侵襲的検査と治療

　高齢者における周術期の問題を考えるうえでの術前評価については次節（16.6 高齢者手術の術前評価に必要な情報）で述べる。ここでは、加齢に伴う身体の生理的変化について概説する。

2. 加齢に伴う身体の生理的変化と周術期に与える影響

①循環器系

　心筋の肥大・線維組織増生、冠動脈硬化、弁膜の硬化性変化・石灰化、刺激伝導系障害、運動時最大心拍数低下・駆出率増加反応低下、左室拡張能低下、β受容体の反応性低下などがみられ、麻酔による循環動態の変化や出血などの循環血液量減少に応じるのに十分な代償力、すなわち心拍数・心拍出量の増加などからなる主要臓器への灌流調節能が障害される。動脈硬化による血流障害も生じやすく、十分な臓器血流維持には一般に高めの血圧が必要となる。

②気道・呼吸器系

　肺のコンプライアンス低下や呼吸筋萎縮などにより、呼吸機能は加齢とともに低下し、肺活量、1秒量や1秒率の低下のほか、動脈血酸素分圧の低下がみられる。咽頭反射機能や嚥下機能の低下とも相まって、周術期、特に全身麻酔下術後には誤嚥や肺炎、無気肺発生のリスクが高まる。

③腎機能

　腎動脈の硬化性変化、小動脈の内膜・中膜肥厚、糸球体硬化、尿細管萎縮、間質線維化、腎血流量の低下、糸球体濾過率低下、尿細管における Na 再吸収能の低下、尿濃縮予備能・希釈力の低下などがみられる。周術期には血圧の維持、循環血液量の保持、腎毒性のある薬剤を避けるなど腎機能の保護に努める必要がある。

④精神機能、脳・神経機能

　認知機能の低下がみられ、心的ストレスや身体への侵襲、環境の変化などから周術期にはせん妄が起こりやすい。また脳血管の動脈硬化などから、術中低血圧による血流障害が起こりやすいため注意が必要である。

⑤骨・運動器系

　サルコペニア、骨量低下、平衡感覚の鈍化などがみられる。罹患している疾病や長期臥床の影響でこれらが急速に悪化し、ADL や PS の低下につながりやすい。

⑥その他

　インスリン抵抗性増加、耐糖能低下や、基礎代謝の低下、薬物代謝遅延などがみられ、全身麻酔後の覚醒遅延につながる。

▶ 16.6 高齢者手術の術前評価に必要な情報

> **POINT**
> 1. 術前評価は、患者の全身状態を把握し、周術期管理を適切に行うために必要な情報を収集し、評価することが目的である。
> 2. 高齢者では併存疾患や臓器機能障害をもつことが多いため、術後合併症リスクのスコアリングシステムなども用いて多方面から慎重に評価する必要がある。
> 3. 必要に応じて各臓器の専門医への術前コンサルトを考慮する。

1. 術前評価とは

術前評価の目的は、患者の全身状態を把握し、手術適応や術式選択を含めた周術期管理を適切に行うために必要な情報を収集し、評価することである。高齢者では併存疾患や臓器機能障害をもつことが多いため、とりわけ慎重に評価する必要がある。

2. 術前評価の手順

術前評価における実際の手順は、併存疾患や既往歴、使用薬剤の確認や生活習慣を含む詳細な病歴聴取、身体診察、そして一般的な術前検査（血液・尿検査、X線検査、ECG、呼吸機能検査）などからなり、次いで必要に応じて臓器ごとの詳細な検査の追加や各専門医へのコンサルトを考慮する。

一方、全身状態を評価する指標としては、ECOG PS（表1）、ASA-PS分類（American Society of Anesthesiologists - physical status classification, 表5）などがあり、後者は術後の予後と相関するとされ、簡便な評価方法として世界で広く用いられている。また年齢や併存疾患も加味し、術後合併症リスクを評価する方法としては、POSSUM（Physiological and Operative Severity Score for the enUmeration of Mortality and Morbidity）[4]、E-PASS（Estimation of Physiologic Ability and Surgical Stress, 表6）[5]などのスコアリングシステムがあり、術後合併症発生率、死亡率との相関が報告されており、有用である。

高齢者の全身状態は非常に多様で個人差が大きいため、上記のように多方面からの術前評価を行い、患者や家族の希望も確認しながら、周術期管理を進めていくべきである。

以下、高齢者で問題になることが多い術前評価の要点を示す。

①循環器系

心機能に問題をきたす疾患としては、不安定狭心症・心筋梗塞などの冠動脈疾患、不整脈、弁膜症などが挙げられる。問診や診察により活動予備能（運動強度METsで表すとわかりやすい）評価を行い、リスク評価のための検査として、胸部X線、心電

高齢者の侵襲的検査と治療

表5 ASA-PS分類（American Society of Anesthesiologists-physical status classification）

class 1	（手術となる原因以外は）健康な患者
class 2	軽度の全身疾患を有するが日常生活動作は正常
class 3	重度の全身疾患を有するが運動不可能ではない
class 4	生命を脅かす全身疾患を有し、日常生活は不可能
class 5	瀕死であり手術をしても助かる可能性は少ない
class 6	脳死状態の臓器移植ドナー

緊急手術の場合は「E」を併記する。

表6 E-PASS scoring system

1. 術前リスクスコア（PRS）＝ $-0.0686 + 0.00345 X_1 + 0.323 X_2 + 0.205 X_3 + 0.153 X_4 + 0.148 X_5 + 0.0666 X_6$
 X_1：年齢；X_2：重症心疾患あり（1），なし（0）；X_3：重症肺疾患あり（1），なし（0）；
 X_4：糖尿病あり（1），なし（0）；X_5：Performance Status（0〜4）；X_6：麻酔リスク（1〜5）
 重症心疾患の定義：NYHA 3以上の心不全、またはmechanical supportsを要する重篤な不整脈
 重症肺疾患の定義：％VC＜60％あるいはFEV1.0％＜50％のいかなる状態
 糖尿病の定義：WHOの診断基準に基づく
 Performance Status：日本癌治療学会固形がん化学療法直接効果判定基準に基づく
 麻酔リスク：アメリカ麻酔学会重症度分類（ASA class）に基づく

2. 手術侵襲スコア（SSS）＝ $-0.342 + 0.0139 X_1 + 0.0392 X_2 + 0.352 X_3$
 X_1：体重あたりの出血量（g／kg）
 X_2：手術時間（hr）
 X_3：手術切開創の範囲
 0：胸腔鏡創または腹腔鏡創のみ（いわゆる補助下手術や10cm以下の小手術創も含む）
 1：開胸あるいは開腹のいずれか一方のみ
 2：開胸および開腹

3. 総合リスクスコア（CRS）＝ $-0.328 + 0.936（PRS）+ 0.976（SSS）$

（芳賀克夫：IRYO 2008；62：668-73．より引用）

図（場合によってはホルター心電図や負荷心電図）、心エコー、心筋シンチグラフィなどを考慮する。

②気道・呼吸器系

呼吸機能低下をきたす疾患としては、肺線維症などの拘束性肺疾患、気管支喘息やCOPDなどの閉塞性肺疾患が挙げられる。問診、診察により喫煙歴の確認や予備能の評価（Fletcher-Hugh-Jones分類による呼吸困難度の評価が有用）を行い、リスク評価のための検査として、胸部X線、呼吸機能検査（スパイロメトリー）、動脈血液ガス分析などを考慮する。また嚥下機能が低下している患者も多いため、嚥下機能評価も重要である。

③腎機能

高齢者では加齢に伴う動脈硬化や糖尿病、高血圧などの影響により慢性腎臓病（chronic kidney disease；CKD）の割合が高い。腎機能評価のための検査としては、尿検査、血液検査（Cr、BUN、推算式によるeGFR評価、電解質など）、胸部X線検査などを考慮する。腎機能が低下している患者では、術前検査でのヨード造影剤使

143

用を必要最小限にするか控える必要がある。

④精神機能、脳・神経機能（認知症、せん妄など）

長谷川式簡易知能評価スケールによるスクリーニングは簡便で有用である。認知症患者で自己決定能力に欠ける場合やその他の脳・精神機能に障害を有する患者では、手術適応などの判断は、患者家族ともよく相談したうえでより慎重に行う必要がある。せん妄のリスクが高いと考えられる患者では、リスク要因を取り除く努力に加え、精神ケア、家族の協力、早期離床、薬物による介入などで早期に対応する。

⑤骨・運動器系と栄養状態

普段の生活での身体活動、ADL、握力などを評価し、加齢による筋力低下（いわゆるサルコペニア）がみられる例や術後の廃用性萎縮が危惧される場合は、術前からの積極的な理学療法の導入を考慮する。また、併せて栄養状態の把握と栄養療法による介入の要否の判断も重要である。

⑥抗血小板薬、抗凝固薬使用中の患者

術中出血のリスクが高いと判断される場合は、休薬が可能な状態であれば、薬物ごとの休薬期間に応じた休薬を考慮し、周術期ヘパリンブリッジの要否も検討する必要がある。また抗血小板薬、抗凝固薬使用中の患者では、脊椎麻酔や硬膜外麻酔は回避することが多い。

⑦静脈血栓塞栓症（venous thromboembolism；VTE）への対応

加齢はVTEのリスクファクターであるが、他に長期臥床、肥満、骨折、外傷、悪性腫瘍VTEの既往、血液凝固系疾患・検査異常などのリスクファクターがあれば、リスクに応じて予防策（術後早期離床、弾性ストッキング、下肢間欠的空気圧迫法、抗凝固療法など）を講じる。

⑧その他、手術・麻酔の実施に特別な対応が必要となる患者

頚椎症や後縦靱帯骨化症などでは、麻酔導入時の気道確保における頚部後屈の際に脊髄損傷をきたす危険性がある。

緊急手術時などでは、嘔吐の危険がある経口摂取から時間の経っていない患者、開口制限や歯牙動揺などのある患者については、手術・麻酔の実施に特別な対応が必要となるため、麻酔科医への事前の情報提供が必須である。

高齢者の侵襲的検査と治療

▶ 16.7 身体抑制・薬物による鎮静

> **POINT**
> 1. 抑制は患者へ身体的、精神的な悪影響が生じることを常に念頭に置く。
> 2. 抑制とは認識されず、漫然と行われてしまうことがあるため、「切迫性」「非代替性」「一時性」の3要件を常に考慮する。
> 3. 毎日の多職種によるカンファレンス・情報共有により、必要性の再確認や他の方法への転換を検討する。

　身体抑制（身体拘束）や薬物による鎮静が必要と考えられるのは、多くは徘徊などのBPSD（周辺症状）や活動性せん妄が起こったときである。身体抑制（身体拘束）と判断される具体的な行為を表7に挙げる。このなかには薬物による過度の鎮静も含まれる。薬物による鎮静の多くは抗精神病薬による鎮静であり、身体抑制と同時に行われることが多いと考えられる。ここで重要なのはICU・CCU・SCUなどの超急性期～急性期の医療における場合と、急性期～安定期の医療である一般病床・精神科病棟・慢性期の介護療養病床・介護施設などとではその目的、必要性が異なることである。

　超急性期～急性期病床では急性期治療の優先のため、また、活動性せん妄による点滴の抜去、酸素を外すなどの行為は生命的な予後にも影響するため、緊急的に行われているのが現状である。これに関して現時点で法的に有効な制約はないものの、病院機能評価機構の評価項目に「安全確保のための身体抑制が適切に行われている」、その細則に「身体抑制の適用基準と実施手順が明確である」があり、各病院は定義や基本的な考え方、開始／緩和／解除の基準と手続き、手技、観察、記録を行うことを指導されている。多くの病院ではこれに従い行われている。

表7　身体抑制と判断される行為

①徘徊しないように、車いすやいす、ベッドに体幹や四肢をひも等で縛る。
②転落しないように、ベッドに体幹や四肢をひも等で縛る。
③自分で降りられないように、ベッドを柵（サイドレール）で囲む。
④点滴・経管栄養等のチューブを抜かないように、四肢をひも等で縛る。
⑤点滴・経管栄養等のチューブを抜かないように、または皮膚をかきむしらないように、手指の機能を制限するミトン型の手袋等をつける。
⑥車いすやいすからずり落ちたり、立ち上がったりしないように、Y字型拘束帯や腰ベルト、車いすテーブルをつける。
⑦立ち上がる能力のある人の立ち上がりを妨げるようないすを使用する。
⑧脱衣やおむつはずしを制限するために、介護衣（つなぎ服）を着せる。
⑨他人への迷惑行為を防ぐために、ベッドなどに体幹や四肢をひも等で縛る。
⑩行動を落ち着かせるために、向精神薬を過剰に服用させる。
⑪自分の意思で開けることのできない居室等に隔離する。

（2001年厚生労働省 身体拘束ゼロの手引き：身体拘束禁止の対象となる具体的な行為より引用改変）

しかし、ここからが問題である。超急性期〜急性期を過ぎて一般病床に移った後も、「この患者さんは騒いで治療に抵抗するため身体抑制、薬物による抑制の継続が必要」との申し送り・判断がなされ、漫然と継続されてしまう可能性があることである。またその後、介護療養病床や介護施設へ移る際にも同様の問題が起こる可能性がある。

　介護施設に関しては2001年に厚生労働省から「身体拘束ゼロへの手引き」が出されており、

①「切迫性」：利用者本人または他の利用者等の生命または身体が危険にさらされる可能性が著しく高いこと

②「非代替性」：身体拘束その他の行動制限を行う以外に代替する介護方法がないこと

③「一時性」：身体拘束その他の行動制限が一時的なものであること

の3要件を満たし、やむを得ないと判断した場合にのみ、患者の安全確保、身体治療を安全に適切に行ううえで実施するよう指針を示している。

　精神科病床では「精神保健及び精神障害者福祉に関する法律」36条に基づき、「切迫性」「非代替性」「一時性」の3要件を満たし、やむを得ないと精神保健指定医が判断した場合にのみ、患者の安全確保、身体治療を安全に適切に行ううえで実施されている。しかしながら厚生労働省によると、全国の身体拘束数はいまだ増加している。

　なぜ身体抑制や薬物による鎮静の数が減らないのか？　これは超高齢社会の現在、認知症やADLが低下している高齢患者が多いことにもよる。このため、医療安全管理の観点から、転倒・骨折などの事故を避けるために転倒リスクの高い患者に対して行われている現状がある。身体抑制は事故防止につながる一方で、患者・入所者側からすると身体の自由を奪われ、QOLの低下だけでなく、生命にかかわる合併症の併発や精神的悪影響を受けるという重大なリスクを伴う。

身体的リスクとして

1. 身体拘束具の絡まり等による窒息死
2. 血栓症・肺梗塞の発症
3. 皮膚障害：過度の安静や抗束帯による褥瘡、擦過傷などの皮膚障害の発症
4. 誤嚥性肺炎
5. 筋力低下、歩行障害、廃用・拘縮
6. 抗精神病薬による副作用：過鎮静、錐体外路症状等の副作用や、誤嚥や血栓症の二次的合併症を発症させるリスクの拡大

精神的リスクとして

1. 本人の不安や怒り、屈辱、あきらめといった精神的苦痛や人間としての尊厳をも侵す
2. 身体抑制により、さらにせん妄の発症や認知機能の低下をきたす
3. 身体抑制を受けている患者の家族もその姿を見て混乱、後悔、罪悪感などの精神

的苦痛を受ける

また、医療・看護・介護側への悪影響として
1．身体抑制・薬物による鎮静に伴いさらなる医療行為等が生じ、悪循環を生む
2．安易に身体抑制・薬物による鎮静を行うことで結果的にスタッフの士気や誇りが
　　保てなくなる

などが考えられる。これらは一歩間違えば"虐待"と判断されかねない危険性も内包
している。
　　現在多くの病院・介護施設で行われているものとして、身体抑制のためのアセス
メントシートがある。
　　①問題行動の要因(多くがせん妄のアセスメントに近いものになっている)
　　②実施基準(転倒・転落や各種チューブ類の抜去の危険性、治療中断の危険性、自
　　　傷他害の危険性のアセスメントなど)
　　③身体抑制以外(代替法)の介入とその効果(苦痛・痛みの軽減、睡眠の確保、精神・
　　　心理的支援、明暗環境の整備、輸液などの必要性再確認、時間的工夫など)
これらを検討した後も、例えば日勤帯・夜勤帯のシフト切り替えの際に定期的に身
体抑制の必要性を再確認する。
　　入院時にせん妄の疑われる高齢患者の場合、その言動に注意を向け、症状が軽度の
段階から介入を始める。一例として、夜間せん妄の発症が疑われる患者に関しては明
るい時間帯、看護・介護人員が比較的多い時間帯から早めに介入すること(代替法の導
入や安全と必要に配慮し、ごく少量の非定型抗精神病薬の開始するなど)で、その症状
は軽度のものになることがあり、看護・介護人員が少なくなりがちな夜勤帯での問題行
動が少なくなることもある。せん妄は火事に例えられることがあり、まさにボヤの間に
対処することで大事に至らず重度の身体・薬物抑制を行わないですむ可能性がある。
　　身体抑制・薬物による鎮静をいきなりすべて廃止することは、スタッフ配置など
の点からも決して容易なことではない。毎日の多職種によるカンファレンス・情報
共有により、身体抑制・薬物による鎮静の必要性の再確認や、他の方法への転換を
検討することがきわめて重要である。
　　しかし、この問題解決は看護や介護などの現場のスタッフ任せにするのではなく、
病院や介護施設の管理責任者・医師を含めた全員が、まずは現実的にできることを
多職種で話し合い、目標・方針を立てることから切り開かれるものと考えられる。

文献

1）Jonsen ARほか著，赤林　朗ほか訳：臨床倫理学－臨床医学における倫理的決定のための実践的なアプローチ，2006.
2）深田伸二：ICUとCCU 2012；36：515-20.
3）Rosenthal RA, et al: Principles and Practice of Geriatric Surgery. 2001；92-104.
4）Copeland GP, et al: Br J Surg 1991；78：355-60.
5）芳賀克夫：IRYO 2008；62：668-73.

第17章 高齢者の薬物療法

☞ POINT

1. 高齢者の薬剤処方量は、生理機能や生体成分、薬剤感受性の加齢変化を考慮して設定する。

2. ポリファーマシーは薬物有害事象のリスクであり、老年症候群として発症したために薬剤起因性として発見されにくい、原因薬剤を特定しにくい、さらには重症化しやすいなどの特徴がある。

3. 高齢者に対して慎重な投与を要する薬剤 (PIM) の処方は可能な限り避ける。継続的な処方はできるだけ回避し、新規処方が必要な場合においてはその必要性や代替薬への変更が可能でないか、必ず考慮する。

4. 薬剤の見直しのためには高齢者総合機能評価 (CGA) を行い、薬剤や疾患のみならず機能障害や生活環境を含めた包括的な評価が必要であり、病状が変化した際や療養環境移行時に適宜再評価することが重要である。

▶ 17.1 薬物動態と薬力学からのアプローチ

　　高齢者の薬物動態や薬力学における注意点は**表1**のとおりであるが、吸収 (Absorption)、分布 (Distribution)、代謝 (Metabolism)、排泄 (Excretion) の4つの段階がありADMEと略される。順に加齢変化におけるポイントを列記する。

　　薬物吸収：加齢により胃酸分泌低下や腸管血流量の減少を認めるが、多くの内服薬では吸収の影響はない。注射薬や経皮吸収製剤の吸収率が低下するとされる。

　　薬物分布：水溶性の薬物は細胞内水分の減少により血中濃度が上昇する。脂溶性の薬物では脂肪量の増加により蓄積効果が出やすい。血清アルブミンの低下も起こることで薬剤の蛋白結合率は低下し、遊離型が増加する（ワルファリンなどの薬剤の効果の増大）。

表1 薬物動態と薬力学の加齢変化に基づく薬物治療の留意事項

①治療を急ぐ場合を除き、初期投与量は原則として若年成人の1/2〜1/3程度とする
②臓器機能（特に肝機能、腎機能、血清アルブミン）に配慮して投与量と投与回数を決定する
③長年服用している薬剤も臓器機能の低下に配慮して調節する
④薬物血中濃度のモニタリングが可能な薬剤では、適宜モニタリングする

高齢者の薬物療法

　薬物代謝：肝代謝の薬剤では、初回通過効果の減少により血中濃度が増大しやすい。複数薬剤の内服時には、肝臓の代謝酵素であるチトクロムP450（CYP）を共有することがあり、薬物相互作用により一方の薬効が強まる、弱まる、または効果が遷延する可能性がある。

　薬物排泄：腎機能の低下に伴い、排泄の遅延が起こりやすい。クレアチニン・クリアランスや推定糸球体濾過率（eGFR）を参考に減量の必要性を検討する。eGFRは筋肉量の少ない高齢者では過大評価の危険性に注意を要する。シスタチンCは筋肉量の減少に影響を受けないため、高齢者の指標として使用しやすい。

　薬の半減期（$t_{1/2}$）の延長や最大血中濃度（Cmax）の増大が起こりやすく、総じて薬効が強く出ることが多い。薬物の種類により注目すべき検査値は異なるが、血清アルブミン値や肝機能、腎機能などのモニタリングが重要となる。

▶ 17.2 薬物有害事象とポリファーマシーを回避するための注意点

　薬物有害事象を避けるための原則を**表2**に示す。目的がはっきりしない薬剤や効果が十分に認められない薬剤の使用は医療費の増大の恐れがある。大学病院の調査では高齢入院患者の約10％に薬物有害事象が認められており、6剤以上の薬を内服する高齢患者で特に多くなることが報告されている。

　高齢者の有害事象は頻繁に観察され、重症例が多いことが特徴であるが、一方で若年者と比べると予防可能なものも多い。では、多剤併用を解消するために薬を減らせばよいかというと、なかなか簡単にはいかないのが現実である。一度に多数の薬剤を減らすことは疾患の良好なコントロールを乱し、過少医療につながる恐れがある。

　高齢患者が体調不良を訴える際に、その症状が薬のせいだと気づかない場合がある。訴えた症状が薬に起因するものだと想定しやすければ、発見しやすいかもしれない。しかしながら、高齢患者の薬物有害事象は「ふらふらする」とか「食べられない」、

表2　薬物有害事象の予防のための原則

1. 可能な限り非薬物療法を行う
2. 薬剤数を最小限にする（なるべく5剤以下）
3. 服用法を簡便にする
4. 明確なエンドポイントを設定して処方する
5. 生理機能に留意して用量を調節する
6. 必要に応じて臨床検査を行う
7. 定期的に処方内容を見直す
8. 新規症状出現の際はまず有害事象を疑う

「元気が出ない」などの非定型的な症状あるいは老年症候群として出現する場合がある（**表3**）。このような症状では新規に疾患の発症がないか考えるだけでなく、薬物有害事象の可能性を考慮する必要もある。通院医療機関が多く、他の医療機関で出された処方がわからない場合は、その症状が薬物有害事象であると気がつかれないこともある。このような薬剤起因性老年症候群に気づかなければ、これらの処方を薬剤で直そうとする状態、すなわち薬の副作用に対して薬で治そうとする処方カスケードの状態となりかねない。

　薬剤のなかには、有効性はあるが薬物有害事象の危険性が高齢者で大きかったり、頻度が高いものがある。このような薬剤は、海外ではpotentially inappropriate medication（PIM）、国内では特に慎重な投与を要する薬剤と呼ばれている。このなかでは、転倒する危険性の高い高齢者に対するベンゾジアゼピン系薬剤の使用や、せん妄を発症している入院患者への抗コリン作動薬の処方、認知症患者に対する抗精神病薬の使用など、リスクのある処方や本来適用外の処方などが含まれており、日本老年医学会では2015年に「高齢者の安全な薬物療法ガイドライン2015」にPIMのリスト（特に慎重な投与を要する薬物のリスト）を示している。ポリファーマシー患者ではPIMの処方が含まれていることが多く、薬物有害事象が発症しやすいため、PIMに該当する薬剤を減量または中止することができないか見直しが必要である。PIMの継続処方は可能な限り避け、新規処方が必要な場合にはその必要性や代替薬への変更が可能でないか、必ず考慮する。

表3　薬剤起因性老年症候群と主な原因薬剤

症状	薬剤
ふらつき・転倒	降圧薬（特に中枢性降圧薬、α遮断薬、β遮断薬）、睡眠薬、抗不安薬、抗うつ薬（三環系）、抗てんかん薬、抗精神病薬（フェノチアジン系）、抗パーキンソン病薬（トリヘキシフェニジル）、抗ヒスタミン薬、メマンチン
抑うつ	中枢性降圧薬、β遮断薬、H₂ブロッカー、抗不安薬、抗精神病薬、抗甲状腺薬
記憶障害	降圧薬（中枢性降圧薬、α遮断薬、β遮断薬）、睡眠薬・抗不安薬（ベンゾジアゼピン）、抗うつ薬（三環系）、抗てんかん薬、抗精神病薬（フェノチアジン系）、抗パーキンソン病薬、抗ヒスタミン薬（H₂ブロッカー含む）
せん妄	抗パーキンソン病薬、睡眠薬、抗不安薬、抗うつ薬（三環系）、抗ヒスタミン薬（H₂ブロッカー含む）、降圧薬（中枢性降圧薬、β遮断薬）、ジギタリス、抗不整脈薬（リドカイン、メキシレチン）、気管支拡張薬（テオフィリン、ネオフィリン）、副腎皮質ステロイド
食欲低下	非ステロイド性消炎鎮痛薬（NSAID）、アスピリン、緩下剤、抗不安薬、抗精神病薬、トリヘキシフェニジル、SSRI、ChE阻害薬
便秘	睡眠薬・抗不安薬（ベンゾジアゼピン）、抗うつ薬（三環系）、膀胱鎮痙薬、腸管鎮痙薬（ブチルスコポラミン、プロパンテリン）、H₂ブロッカー、αグルコシダーゼ阻害薬、抗精神病薬（フェノチアジン系）、トリヘキシフェニジル
排尿障害・尿失禁	抗うつ薬（三環系）、腸管鎮痙薬（ブチルスコポラミン、プロパンテリン）、膀胱鎮痙薬、H₂ブロッカー、睡眠薬・抗不安薬（ベンゾジアゼピン）、抗精神病薬（フェノチアジン系）、トリヘキシフェニジル、α遮断薬、利尿薬

（厚生労働省：高齢者の医薬品適正使用の指針より引用改変）

高齢者の薬物療法

　これらを踏まえてポリファーマシー患者の処方の見直しを行うが、生活習慣の改善を行う非薬物療法は高齢者の疾患治療に有用な場合があり、薬物治療に先んじて非薬物療法を行うことを考慮する。そのうえで、単に処方を精査するだけでなく、病状やADL、認知機能、栄養状態、生活環境など、機能障害や日常生活に関連した要素も評価する高齢者総合機能評価（comprehensive geriatric assessment；CGA）を行うことが必要である。これにより、ポリファーマシーの問題点、たとえば服薬アドヒアランスの低下やPIMの処方、同効薬の重複処方、腎機能障害、薬剤のoveruseやunderuseなどを判断することが可能となる。服用回数の減少や配合剤の導入など、服薬錠数の減少は服薬アドヒアランスの改善には有効であるが、薬物有害事象を回避することを目的とした場合には、高齢者でも妥当なエビデンスに基づいた予防薬の使用であるか、有効な対症療法となっているか、病状の優先順位に従った治療方針であるか、などの観点から各薬剤を再考してみることを勧める。また、腎排泄が主たる消失経路である薬剤では、加齢変化に伴う腎機能等の生理機能の低下や薬物有害事象の観察を行い、投与量の減量や投与間隔の延長など慎重な投与を考慮する。また、薬剤を減量・中止する場合は慎重に行い、病状の急激な悪化や有害事象の発症に注意する。

　2018年に発表された厚生労働省の「高齢者の医薬品適正使用の指針」では、具体的な見直しのための方法をフローチャートにまとめている（図1、2）。ポリファーマシーの問題点がある患者に対しては、これに従い、処方している医師・歯科医師だけでなく薬剤師を含めた多職種協働にて該当薬の減量や中止を検討するなど、薬剤の見直しを行っていくことが重要である。

　高齢患者は入院や介護施設入所、在宅復帰など生活の場所をしばしば変えることがある。移行時には処方内容と処方理由の情報を、診療情報提供書や薬剤情報提供書を通じて引き継ぐことが重要であるが、このような療養環境移行時は処方薬の見直しを行うよいタイミングである（図3）。

　急性期病院では、急性期の病状が薬物有害事象ではないかを見極めると同時に、安定している別の症状に対する処方薬については、相互作用等による薬物有害事象を防ぐためにも、優先順位を考慮して見直しを検討する。

　慢性期の病院や介護施設では、長期的な安全性と服薬アドヒアランスの維持、服薬過誤の防止、患者や家族、介護職員などのQOL向上という観点から、より簡便な処方を心掛ける。漫然と処方を継続しないよう、常に見直しを行う。外来通院患者についても同様である。

図1 処方見直しのプロセス

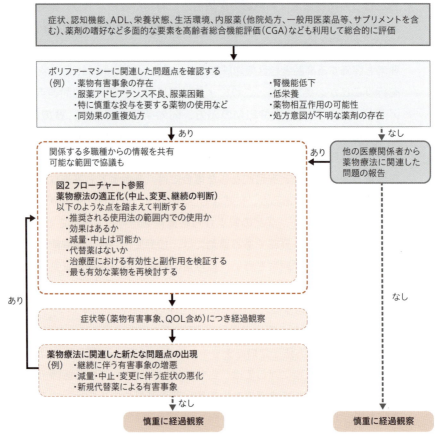

(厚生労働省：高齢者の医薬品適正使用の指針より引用改変)

図2 薬物療法適正化のためのフローチャート

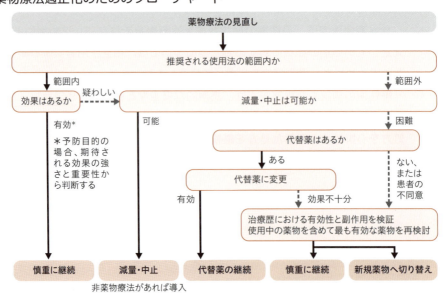

(厚生労働省：高齢者の医薬品適正使用の指針より引用改変)

図3 療養環境移行時における処方変化のイメージ

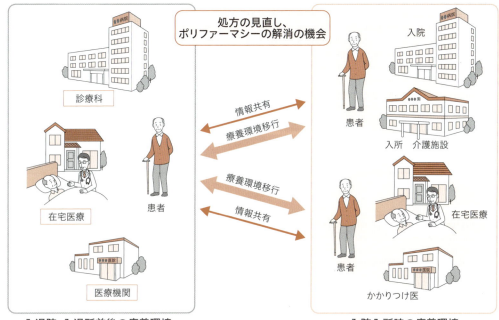

（厚生労働省：高齢者の医薬品適正使用の指針より引用改変）

▶ 17.3 高齢者の服薬管理（薬剤師との連携）

　服薬管理を行う上では、問診やお薬手帳、診療情報提供書などを駆使し、正確な薬歴について定期的に情報収集を行う。薬剤師もあらゆる処方薬の薬歴を調べると同時に、一般用医薬品等やサプリメントの使用状況を把握することができるため、協働して行うことが求められる。

　ポリファーマシー患者では、処方が複雑であるがゆえに服薬アドヒアランスを保つことは困難であり、簡便な内容の処方でなければ服薬アドヒアランスが低下してしまうため、効果的な薬物療法ができない場合がある。このため、医師、薬剤師のみならず看護師、介護者とともに患者にとって服薬アドヒアランスが保たれるような処方の見直しを行う必要がある。同系統の薬剤を複数内服している場合には、それらの薬の種類を減らすことができないか、内服回数の少ない薬剤に変更できないか、症状が安定していれば服薬を中止することができないか、多職種での検討を行う。

　また、**表4**のとおり、アドヒアランスを改善する工夫として、服薬数や服薬時間など具体的な薬剤管理方法にも配慮することが重要である。同居者・介護者により服薬管理が行われる場合には、同居者・介護者の都合に合わせて服薬管理が行われるように服薬時刻や与薬回数を設定すべきか考慮する。剤型では貼付薬、口腔内崩壊錠（OD錠）などが認知機能障害や嚥下障害の患者に有効であり、一包化調剤や服薬カレンダーの使用なども服薬アドヒアランスを保持するのに有効である。

表4　アドヒアランスをよくするための工夫

服薬数を少なく	降圧薬や胃薬など同効果2〜3剤を力価の強い1剤か合剤にまとめる
服用法の簡便化	1日3回服用から2回あるいは1回への切り替え 食前、食直後、食後30分など服薬方法の混在を避ける
介護者が管理しやすい服用法	出勤前、帰宅後などにまとめる
剤形の工夫	口腔内崩壊錠（OD錠）や貼付剤の選択
一包化調剤の指示	長期保存できない、途中で用量調節できない欠点あり 緩下剤や睡眠薬など症状によって飲み分ける薬剤は別にする
服薬カレンダー、薬ケースの利用	

コラム

薬剤総合評価調整加算の運用

　2016年度の診療報酬改定により、入院患者に対し「薬剤総合評価調整加算」が新設された。入院しているポリファーマシー患者に対し、退院時に処方される内服薬が減少したことについて250点の加算が可能となるものである。趣旨としては、複数の薬剤の投与により期待される効果と有害事象の可能性等について総合的に評価を行ったうえで処方内容を検討し、現在の内服薬あるいは新たに処方する内服薬の有効性ならびに安全性、さらに当該患者の病状および退院後の生活状況等に伴う服薬アドヒアランスの変動等、さまざまな要素を考慮したうえで、薬効の重複する薬剤の減少および合剤への転換等を行うことを評価するものである。**表**にその手順を示す。

　また、この加算は精神病床に入院中の患者であって、入院時または退院1年前のうちいずれか遅い時点で抗精神病薬を4種類以上内服していたものについて、入院中に抗精神病薬の種類数が2以上減少した場合も算定可能である。また、薬剤数にかかわらず全薬剤のクロルプロマジン換算が2,000mg以上となるものについて、これをクロルプロマジン換算で1,000mg以上減薬した場合も含めることができる。

　同時に2016年度の診療報酬改定では、外来診療においても薬剤総合評価調整管理料が新設され、1カ月ごとに2剤以上減少し、その状態が4週間以上継続すると見込まれる場合にも250点の算定が可能となった。さらに2018年度より服用薬剤調整支援料が新設された。保険薬局の薬剤師による処方の見直し処方提案についても2剤以上の減薬が医療機関によってなされた場合につき、125点算定できるようになった。

表　薬剤総合評価調整加算の運用法

1.	頓用使用の薬剤や4週以内に処方開始をされた薬剤を除いたうえで、薬剤数をカウントし、薬剤数が6剤以上であることを確認する。
2.	内服している薬剤につき、どの医療機関で処方されており、どのような目的で処方されているかを評価する。
3.	見直すべき薬剤について検討を行い、必要に応じて処方の継続や中止、減量を行う。
4.	退院時に2剤以上の減薬が達成された場合にのみ加算が可能となる。
5.	加算の際には、どの薬剤をどのような目的・理由で減量したかをカルテに記載する

第18章 リハビリテーション

POINT

1. 基礎疾患に注意し、リハビリテーションのできる環境を整える。
2. 早期のリハビリテーション介入を行い身体機能回復を目指す。
3. 地域でのリハビリテーションでは身体機能維持や自宅内での日常生活動作障害への介入を行う。

▶ 18.1 高齢者のリハビリテーションでの留意点

　　高齢者のリハビリテーションでの留意点は、個人因子と環境因子が若年者と大きく違う点である。個人因子として、リハビリテーションを要する疾患の発症前から複数の基礎疾患、慢性疾患を抱えていることが多く、この基礎疾患、慢性疾患が新たな疾患を発症させることもある。高齢者の大腿骨近位部骨折患者では、そのうち20〜30％が認知症を有し、リハビリテーションの阻害要因となることがある。また、認知症を有していると、せん妄や呼吸器感染症、尿路感染症、創部感染、褥瘡のリスクが上昇するため、リハビリテーション中に新たな疾患を発症することもある。その他、脳血管障害、パーキンソン病などの神経変性疾患や、関節リウマチ、高血圧、糖尿病、サルコペニア、心疾患、過去の骨折など、複数の基礎疾患を有する場合もあり、全身管理が必要である。高齢者ではリハビリテーション終了後の疲労の回復も若年者と比べて緩やかであり、リハビリテーションにかかる日数も多くなる。

　　リハビリテーションの安全な実施には「リハビリテーション医療における安全管理・推進のためのガイドライン 第2版」[1](**表1**)を基準とし、基礎疾患によってはさらに厳格な基準が求められる場合がある。パーキンソン病などでは起立性調節障害による低血圧にも注意が必要である。

　　環境因子としては、高齢者の独居や高齢者夫婦のみの世帯で、介護者が不在といったことが挙げられる。さらに金銭的問題を抱えていたり、施設入所を考慮する必要がある場合もある。

　　高齢者ではこのような個人因子、環境因子に配慮してリハビリテーションを行う必要がある。

表1　リハビリテーション中止基準

1. 積極的なリハビリテーションを実施しない場合
①安静時脈拍40／分以下または120／分以上 ②安静時収縮期血圧70mmHg以下または200mmHg以上 ③安静時拡張期血圧120mmHg以上 ④労作性狭心症の方 ⑤心房細動のある方で著しい徐脈または頻脈がある場合 ⑥心筋梗塞発症直後で循環動態が不良な場合 ⑦著しい不整脈がある場合 ⑧安静時胸痛がある場合 ⑨リハビリテーション実施前にすでに動悸・息切れ・胸痛のある場合 ⑩座位でめまい、冷や汗、嘔気などがある場合 ⑪安静時体温が38℃以上 ⑫安静時酸素飽和度(SpO_2)90％以下
2. 途中でリハビリテーションを中止する場合
①中等度以上の呼吸困難、めまい、嘔気、狭心痛、頭痛、強い疲労感などが出現した場合 ②脈拍が140／分を超えた場合 ③運動時収縮期血圧が40mmHg以上、または拡張期血圧が20mmHg以上上昇した場合 ④頻呼吸(30回／分以上)、息切れが出現した場合 ⑤運動により不整脈が増加した場合 ⑥徐脈が出現した場合 ⑦意識状態の悪化
3. いったんリハビリテーションを中止し、回復を待って再開する場合
①脈拍数が運動前の30％を超えた場合。ただし、2分間の安静で10％以下に戻らないときは以後のリハビリテーションを中止するか、または極めて軽労作のものに切り替える ②脈拍が120／分を越えた場合 ③1分間10回以上の期外収縮が出現した場合 ④軽い動悸、息切れが出現した場合
4. その他の注意が必要な場合
①血尿の出現 ②喀痰量が増加している場合 ③体重増加している場合 ④倦怠感がある場合 ⑤食欲不振時・空腹時 ⑥下肢の浮腫が増加している場合

(日本リハビリテーション医学会編：リハビリテーション医療における安全管理・推進のためのガイドライン第2版.より引用改変)

18.2 急性期および回復期のリハビリテーション

　　　　リハビリテーションを要する疾患は多様であり、病院の機能により疾患の偏りもある。高齢者では脳疾患(脳血管障害、脳腫瘍、頭部外傷等)、骨関節疾患(骨折、変形性関節症等)、呼吸器疾患(肺炎、慢性呼吸不全等)、心疾患(慢性心不全等)、がん、廃用症候群などが多い。急性期のリハビリテーションはICUやSCUから開始される。ICUを有する病院では、病院全体のリハビリテーション依頼のうち、29％がICUか

らの依頼と報告されている[2]。

　早期リハビリテーション開始の有効性は理論的に説明されている。脳血管障害の場合は、発症から2～3週間までがcritical time windowであり、リハビリテーションで脳の可逆的再組織化を促すことができる時期である。同時に脳虚血部の軸索変性（Waller変性）と攣縮が生じるが、発症後3カ月までの間にリハビリテーション介入をすることで皮質脊髄路（錐体路）を刺激し、皮質間の新規ネットワーク構築を促し、機能回復を促進する可能性が示唆されている。

　急性期病院でリハビリテーション介入を行っている症例のうち、57％は自宅退院、18％はリハビリテーション病院への転院、10％が療養型病院への転院であったとの報告がある。一方で、環境因子がリハビリテーションを阻害することがある。独居高齢者の場合や金銭的課題を抱えている場合、病院がキーパーソンとなる親族を探し、預貯金の確認をして、回復期リハビリテーション病院探しをすることになる。これに時間を要すると回復期リハビリテーション病院への転院が遅れ、なかには転院を諦め、療養施設へ入所するケースもある。環境因子が適切な医療を受けられるかどうかを左右する例もあり、ソーシャルワーカーや看護師との連携が重要となる[2]。

　急性期治療が終わり、継続したリハビリテーションが必要になった場合に回復期リハビリテーション病院（病棟）、地域包括ケア病棟、老人保健施設等への転院が検討される。この時期になると、患者の機能予後はある程度推測することができ、さまざまな推定式で計算される。日本の多施設のリハビリテーション症例をデータベース化した日本リハビリテーション・データベース協議会の報告では、Functional Independence Measure（FIM）とmodified Rankin Scale（mRS）を組み合わせ、下記の計算式で退院時のFIMを精度よく予測できるとしている[3]。

回復期リハビリテーション病棟における退院時FIMの予測式

退院時 FIM 予測値＝58.557＋年齢×－0.02＋入院時 motor FIM×0.33＋入院時 cognitive FIM×0.68＋発症後入院病日×－0.04＋発症前mRS×－0.04

　FIMは、運動項目91点と認知項目35点の合計126点で評価され、点数が高いほど自立度が高い。2018年度の診療報酬改定では、回復期リハビリテーション病棟入院時から退院までにFIMの運動項目を37点以上回復させることが入院料1を算定する基準となった。急性期病院で機能回復を待ってから回復期リハビリテーション病棟へ移るのではなく、急性期病院と回復期病院での連携を図り、早期に転院（転棟）し機能回復を促すことが期待されている。

　急性期および回復期病棟での実際のリハビリテーションの内容は、原因となった疾患や重症度により異なるが、日常生活活動に対する訓練を行う。ベッド上での寝返り動作、ベッドからの起き上がり動作、ベッドから車イスへの移乗動作、立位保持訓練、歩行訓練、トイレ内の動作訓練を行う。さらに機能が回復してくると入浴動作や階段昇降動作を行う。脳疾患の場合は高次脳機能障害の評価を行い、障害を認める

場合にはそれに応じた訓練を行う。さらに嚥下機能の評価と訓練を行う。骨折の場合は整形外科医と連携し、禁忌肢位や荷重計画を確認する。術部の荷重が許可されていない場合は健常部位への筋力増強訓練、関節可動域訓練を行い、荷重計画とX線画像評価とともに徐々に患側へ荷重をかけて訓練を行う。

▶ 18.3 地域でのリハビリテーション

地域でのリハビリテーションには、医療機関への通院、医療保険、介護保険、自費での訪問リハビリテーション、介護保険を利用しての通所リハビリテーションがある。医療機関への通院は、本人もしくは家族による通院を必要とするため、頻回の通院にかかわる交通手段が確保できている人が対象となる。現状は訪問と通所リハビリテーションの利用が圧倒的に多い。

厚生労働省によると、訪問リハビリテーションが必要となった原因疾患は重複回答を含め、脳卒中が約40％と最も多く、骨折、廃用症候群がともに約20％となっている。リハビリテーションの内容は歩行・移動の訓練が最も多く、次に姿勢保持、姿勢の変換、トイレ動作などが挙げられる。つまりは、歩行ができない、座位の保持ができない、自宅のトイレが使えない高齢者は訪問リハビリテーションの適応といえる。要介護4または5の高齢者では、嚥下障害に対する口腔ケア、摂食嚥下訓練も必要と考えられる。訪問リハビリテーションを利用している高齢者は同時に、福祉用具の利用、訪問介護、訪問看護、通所介護も受けており、同時に介護保険でのサービス利用を検討する（図1A、B）。

通所リハビリテーションが必要となった原因疾患で最も多いものは脳卒中の約40％で、訪問リハビリテーションと変わりないが、認知症が16.5％と多く、廃用症候群が8.8％と少ない。認知機能が低下し、身体機能が比較的保たれている高齢者が通所リハビリテーションを利用していると解釈することができる。訓練内容は歩行・移動、移乗、トイレ動作であり、訪問リハビリテーションと差はない。一方で、他に併用しているサービスがない人も多い[5]（図1C、D）。通院の可否や家族の介護状況などの環境因子を考慮したり、本人の身体機能、認知機能を考慮して選択する必要がある。

リハビリテーション

図1 訪問および通所リハビリテーションの併用サービスと課題領域(文献4, 5より抜粋)

A 訪問リハビリテーション計画における日常生活上の課題領域（複数回答）

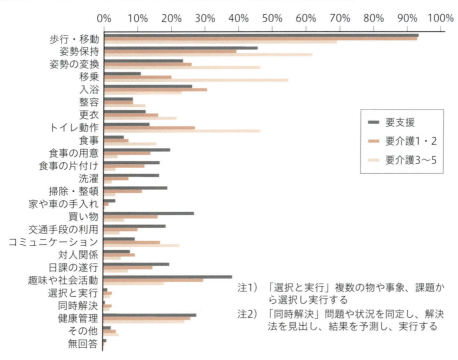

注1)「選択と実行」複数の物や事象、課題から選択し実行する
注2)「同時解決」問題や状況を同定し、解決法を見出し、結果を予測し、実行する

B 訪問リハビリテーションと併用しているサービス

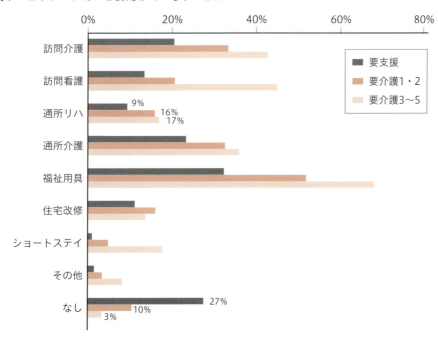

図1 訪問および通所リハビリテーションの併用サービスと課題領域

C 通所リハビリテーション計画における日常生活上の課題領域(複数回答)

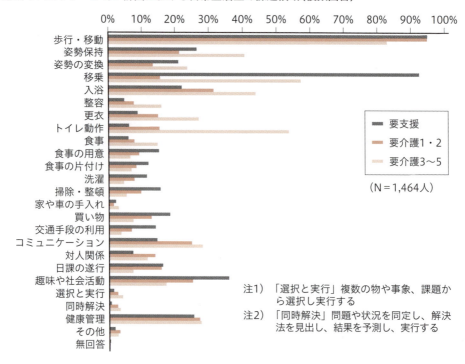

D 通所リハビリテーションと併用しているサービス(複数回答)

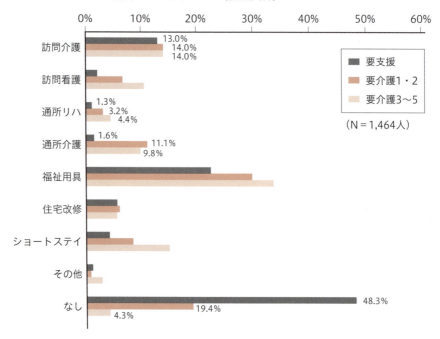

リハビリテーション

文献

1) 公益社団法人日本リハビリテーション医学会 リハビリテーション医療における安全管理・推進のためのガイドライン策定委員会編：リハビリテーション医療における安全管理・推進のためのガイドライン 第2版, 2018.
2) 公益社団法人日本リハビリテーション医学会監：リハビリテーションと地域連携・地域包括ケア, 2013.
3) 鄭 丞媛ほか：一般病棟と回復期リハ病棟別の退院時 FIM の予測式作成, 平成22年度老人保健事業推進等補助金（老人保健健康増進等研究事業）分担研究報告書 2011.
4) 厚生労働省：第140回社会保障審議会介護給付費分科会資料　訪問リハビリテーション（参考資料）2017.
5) 厚生労働省：第141回社会保障審議会介護給付費分科会資料　通所リハビリテーション（参考資料）2017.

第18章

第19章 多職種による地域包括ケア

☞ POINT

1. 医療・介護にかかわる職種は患者の生活場面やニーズに応じて多岐にわたる。
2. 地域の病床需要に基づいた機能再編の流れのなかで、急性期→亜急性期（回復期）→地域につなげる過程で多くの職種が重層的にかかわることが求められてくる。
3. 地域包括ケアにおいて異なる知識や経験をもった多職種が協働するうえでの職種の壁、言語を共有することの難しさの根底に、医療者のなかに内在する「権威勾配」あるいは「父権主義」といった阻害要因が潜んでいる。
4. 病診連携、診診連携ともに、役割分担の明確化が今後の課題である。

▶ 19.1 高齢者の医療・介護にかかわる職種

　高齢者にとって医療の役割は必ずしも疾病の治癒ではなく、多くの場合、疾病や障害とうまく付き合いながら生活の質を維持するための資源であり、その点で介護との協働なしでは成立しえない。2014年の一連の医療と介護の総合確保推進法において「超高齢社会における医療は介護と同等の生活支援インフラのひとつでありニーズに応じて統合的に運用する」という方向性が明確に打ち出され、その基本的考え方が「地域包括ケア」という概念の根底を流れている。従って、医療・介護にかかわる職種は必然的に患者の生活場面やニーズに応じて多岐にわたることになる（図1）。

　各職種の提供するサービスに対する報酬の支払い財源は、医療保険か介護保険かによるが、サービス内容によって請求する保険者が異なり、医療・介護の職種における役割のボーダーレス化、双方をつなぐ職種の役割が増大している。

▶ 19.2 病院での多職種連携

　超高齢社会における入院医療の方向性は、「病床の機能分化と連携」に集約できる。高齢化と並行して確実に忍び寄る人口激減に伴う患者の受療率の変化は、地域格差こそあれ、だぶついてくる急性期病床の再編を余儀なくする。各地域で現在、病床機能報告制度[*1]に基づいた病床の再編をあたふたと進めようとしているのが現状である。従来の急性期病床においても、チーム医療という言葉が用いられていたように、病院では多職種連携なしには医療が成立しえない。今後は急性期→亜急性期

図1　医療と介護のボーダーレス化（かかわる職種の多様化）

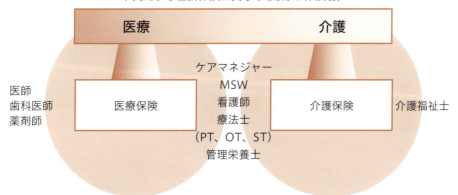

(回復期、地域包括ケア病棟)→地域（在宅ケア、施設療養）につなげる一連の流れのなかでより多くの職種が重層的にかかわることが求められてくる。

＊1：病床機能報告制度：一般病床・療養病床を有する病院・診療所が、当該病床において担っている医療機能の現状と今後の方向について、病棟単位で「高度急性期機能」、「急性期機能」、「回復期機能」および「慢性期機能」の4区分から1つを選択し、その他の具体的な報告事項と併せて、全国共通サーバ等を通じて都道府県に報告する仕組みである。本報告の集計結果を基に各都道府県は地域医療構想（ビジョン）を策定し、さらなる医療機能の分化・連携を推進するという目論見であるが、そもそも供給体制の整理が各地域の患者ニーズとマッチしているのかという疑問が残る。

▶ 19.3 地域包括ケアでの多職種連携

　地域包括ケアとは一般的に「ニーズに応じた住宅が提供されることを基本とした上で、生活上の安全・安心・健康を確保するために、医療や介護のみならず、福祉サービスを含めた様々な生活支援サービスが日常生活の場（日常生活圏域）で適切に提供できるような地域での体制」と定義されている（図2）。日常生活圏域の地理的範囲を規定することは、地域差を考慮すると現実的ではないが、年齢を重ねて老齢期になっても、あるいは障害を抱えることになったとしても、住み慣れた生活圏内で必要に応じたサービスに手が届く、あるいはその提供を受けることができるための仕組み作りである。

　介護保険制度の施行後、介護の社会化は急速に進み、さまざまな介護サービスを提供する事業所がそれぞれの地域に展開しているが、地域包括ケアに含まれるサービスの概念は介護保険制度の利用者の枠組みを超えて、もっと広い意味での生活支援や予防的な試みを地域で展開することを前提としており、そのためには多様なサービス資源を多くの職種や立場の人たちが提供できる体制を構築する必要がある。具

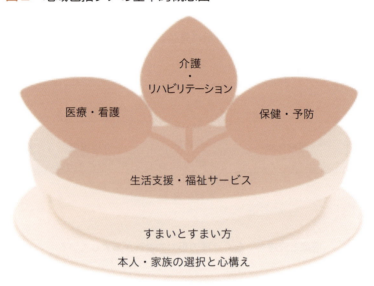

図2 地域包括ケアの基本的概念図

(2016年3月 地域包括ケア研究会報告書より)

体的には、在宅サービスを事業として展開する事業者および事業所から派遣されるさまざまな職種を含む。これらの職種は訪問診療医や訪問歯科医師、往療マッサージなど医療保険ベースでサービスを提供する職種、ケアマネジャー、訪問ヘルパー、訪問リハビリテーションなど介護保険ベースでのサービスを提供する職種、あるいは条件（疾病の種類など）によって医療/介護保険のどちらかをベースにサービスを提供する訪問看護師など、関与する職種は実に多岐にわたる。在宅ケアのニーズは受益者それぞれの状態や生活環境によって大きく異なり、個別性が高く、これらの専門職種は主に地域包括ケアにおける「共助」、つまり社会保険をベースとする公的な仕組みとしての助け合いの枠組みのなかで活動している。他の要素である「自助」「互助」「公助」においてはそれ以外のプレーヤーが幅広くかかわる。公的なサービス提供にかかわる行政職員や、ボランティアとして活動するＮＰＯ団体や民生委員、主役である地域住民、高齢者自身も地域包括ケアにおいては主体的にかかわることが求められる（図3）。

　それぞれが異なる知識や経験をもった多職種が協働するうえでの職種の壁、言語を共有することの難しさの根底に、医療者のなかに内在する「権威勾配」あるいは「父権主義」といった地域包括ケアにおける根本的な阻害要因が潜んでいることを常に自覚しなければならない。

多職種による地域包括ケア

図3 地域包括ケアを支える基本要素

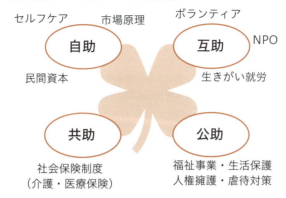

▶ 19.4 病診・診診連携

　病診連携とは、地域医療における医療の役割分担という観点から、診療所（無床、有床にかかわらない）が普段の患者の健康管理（慢性疾患のフォローや急性期の初期対応から予防接種・健康教育に至るまで、いわゆる"かかりつけ医"としての幅広い役割）を担当し、専門的な医療（精査や治療）が必要な場合、適宜病院に対して患者を紹介し、専門的な診療が終了した後に"逆紹介"により地域における診療を継続する仕組みである。近年、「選定療養費」[*2]などの導入により、病院と診療所の役割分担をより明確化する動きがみられるが、本邦の病診連携においては制度上の厳格な役割分担が浸透しているとは言い難い側面もある。

　専門医療機関から診療所への逆紹介のタイミング、あるいは並診に関する明確なルールが存在しないため、紹介患者の逆紹介が徹底されず一部病院の「かかりつけ医化」がみられる。このことは、専門医療機関において必ずしも継続通院の必要ない外来患者の蓄積をきたし、結果的に専門診療の質に影響を与えることが懸念される。診療所の立場からみれば、本来ならば病院と連携するべき患者の「抱え込み」により患者が必要なときに適切な医療を受けられず、不利益を被る潜在的なリスクが存在する。

　一方、診診連携とは、異なる機能や専門性を有する診療所同士が連携して診療を行うことである。従来はそれぞれ異なる専門背景を有する診療所同士が患者を共有し、それぞれの専門分野の診療を分担して行う、あるいは必要に応じて診療所間で紹介→逆紹介を行うことを指していた。しかし最近は、需要の増加が著しい在宅医療の領域において、単独診療（1人の医師が診療所を運営する）がいまだ主流の本邦での診療時間外の対応など、1人の医師では対応しきれない機能を補完する目的で、診療所同士の連携を誘導する診療報酬上の手当てがされており（機能強化型在宅療養支援診療所）、診診連携における新しい流れが生まれつつある。

　高齢者医療における診診連携上の課題は、多病を抱える患者が複数の診療所を並

診する場合、介護との連携など今後求められる「かかりつけ医機能」をどの診療所が担うのか、責任の所在が不明瞭になる可能性がある点である。

＊2：選定療養費：医療機関の機能分担の推進を目的として制定された制度で、200床以上の病院において他の保険医療機関等からの紹介なしに初診で受診した患者に対し、初診料以外に各病院で定めた支払いのこと。

コラム

病診連携で運用される診療報酬制度

　超高齢社会において、医療は生活支援のためのインフラの1つであり、病院において患者の治療にかかわる多職種（医師、看護師、薬剤師、療法士等）は退院後の患者の生活を見据えた地域の多職種との情報共有と連携が鍵になる。そのような背景のもと、地域の関係機関と連携した患者の生活支援を意図して、多職種がかかわった場合に診療報酬（退院時共同指導料1・2、介護支援等連携指導料など）が手当てされている。若年者と比較して高齢者の場合は、入院の原因となる病態にかかわらず、自立した生活を前提にした地域への復帰が容易でないことが多く、高齢患者はいわゆる退院困難事例のハイリスク者としてとらえられる。予定/緊急のいずれの場合も、退院後に必要な支援の準備をなるべく早期に行うことが、不必要な入院期間の延長による廃用の進行やADL低下を防ぐためには必要である。

　そのような背景のもと、退院後の支援に向けた調整機能に対する加算（退院支援加算）が診療報酬上認められ、2018年の診療報酬改訂においてはさらに早い時期、つまり入院した（あるいは入院が決定した）段階において退院に向けた支援を開始できるような体制の整備を促す意図（入退院支援加算）がみてとれる。診療所として請求できる連携に関連した報酬としては、1）前方連携における診療情報提供書の作成料、2）退院後在宅医療に移行する場合、在宅診療を担う側の退院時共同指導料1（在宅療養支援診療所：1,500点、それ以外の在宅医療を行う診療所：900点）および退院時共同指導料2（一律400点）が主なものである。

多職種による地域包括ケア

▶ 19.5 高齢者虐待への対応

> 👉 **POINT**
> 1. 高齢者虐待の通報件数は年々増加しているが、これらの通報は氷山の一角である。
> 2. 同時に複数の虐待を受けている状況にあることを認識することも重要である。
> 3. 医療者側が虐待を判断する能力が低い場合、虐待発見の機会を逃すこととなり、被虐待者は生命の危機に瀕することもある。
> 4. 多職種や地域の各職種との情報共有が重要である。

　高齢者およびその介護者の増加や、これらを取り巻く社会の複雑化に伴い、高齢者虐待は今後さらに増加することが予測される。しかし、その発見や対応には難渋することが多い。

　2016年度の高齢者虐待の通報件数は養護者によるものが27,940件、養介護施設従事者等によるものが1,723件とさらに増加しているが、これらの通報は氷山の一角である可能性もある（図4）。

　高齢者虐待は、①高齢者の身体に外傷が生じ、又は生じるおそれのある暴力を加える**身体的虐待（65.5％）**、②高齢者に対する著しい暴言または著しく拒絶的な対応、その他の高齢者に著しい心理的外傷を与える言動を行う**心理的虐待（27.5％）**、③高齢者を衰弱させるような著しい減食、長時間の放置、養護者以外の同居人による虐待行為の放置など、養護を著しく怠る**介護等放棄（ネグレクト）（27.0％）**、④養護者または高齢者の親族が当該高齢者の財産を不当に処分すること、その他当該高齢者から不当に財産上の利益を得る**経済的虐待（9.1％）**、⑤高齢者にわいせつな行為をする**性的虐待（2.8％）**の5種類に分類されている。

　しかしながら、同時に複数の虐待を受けている状況にあることを認識することも重要である。

　高齢者虐待の特徴としては、いわゆる身体的に力の強い者が身体的・精神的・社会的に弱い者を虐待するケースが多く、経済問題も深くかかわっている（図5）。被虐待者側の要因としては、認知症やADLの低下が考えられ、虐待者側の要因としては、認知症などの疾病への不理解、介護負担増、経済的な困窮などが考えられる。例えば、無職や低収入の息子と認知症やADLの低下した母親との二人暮らしの場合などは、虐待発生のリスクが高いと考えられる。しかし、特に親子などの場合、多くは数十年の家族関係がある。この場合、現在行われていることが虐待者、被虐待者ともに虐待であることの認識が低い場合もあり、いよいよ身体的虐待や介護等放棄（ネグレクト）が極まり、医療機関を受診した際に発覚するケースがある。この場合、医療者側が虐待を判断する能力が低いと、虐待発見の機会を逃すこととなり、被虐待者は生命の危機に瀕することもある。

第19章

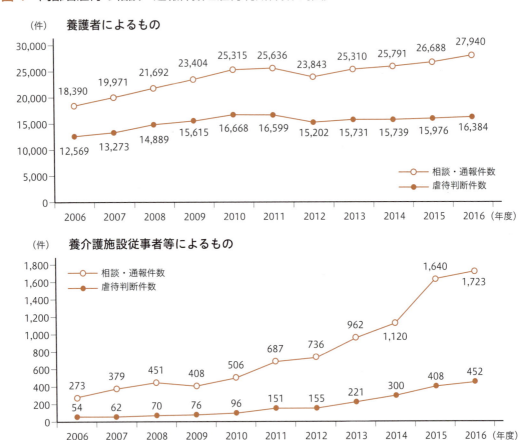

図4 高齢者虐待の相談・通報件数と虐待判断件数の推移

(2016年度「高齢者虐待の防止、高齢者の養護者に対する支援等に関する法律」に基づく対応状況等に関する調査結果より引用)

　また、近年問題となっているのは介護施設における施設職員からの虐待である。特に夜間は介護職員の配置が少ないところも多く、"過度な介護負担"や"密室状態"になりやすい。介護に手のかかる高齢者や、普段から関係性の悪い高齢者が被虐待者になることが多く、社会的な事件に波及したケースも多い。このような介護施設の場合、加害者の多くは無資格の職員であり、高齢者介護や認知症介護に関する研修すら受けていない。
　この対応として重要な点を以下にまとめた。
①虐待を疑うサインを見逃さないこと（身体のあざや低栄養・脱水などの症状、服薬の状況、家族・介護者の患者への態度など）。
②相談・通報先（市区町村の役所、地域包括支援センター）を知っておくこと。
③特に家族の場合、介護負担や経済負担が過度になり疲弊しているケースもある。そのため、いわゆる"犯人探し"をせずに、虐待者である家族からの話も聞き、問題の解決のために早急に地域の各職種と問題を共有すること。
④介護施設の場合、まずは高齢者介護や認知症介護に関する研修を行い、可能な限

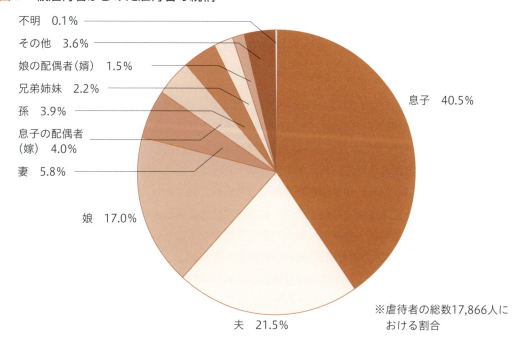

図5 被虐待者からみた虐待者の続柄

（2016年度「高齢者虐待の防止、高齢者の養護者に対する支援等に関する法律」に基づく対応状況等に関する調査結果より引用）

　り人員配置の改善を行うこと。また、いわゆる手のかかる入所者に関しては、多職種で情報を共有し、問題が生じた際の相談方法を確立すること。発見・発覚後は院内・施設職員のみでは対処できなくなっていることが多いため、地域の各職種も参加した詳細な多職種カンファレンスなどを行い、問題の解決を図ること。

　最近ではセルフネグレクトや消費者詐欺など、高齢者虐待を取り巻く状況もさらに複雑化している。
　高齢者虐待は発見者が偏ることがあり、その改善には普段から虐待に対する知識を共有することが重要である。また、医療者が地域の多職種と連携・協働することで、有効かつ継続的な解決策を見出すことが望める。

コラム

認知症サポート医、認知症初期集中支援チームの活動

　認知症サポート医：認知症800万人時代を迎え、地域の認知症ケア（診療から生活、介護者支援に至るまで）体制の整備は待ったなしの状況である。そのような背景のもと、地域における認知症ケアの推進役（認知症ケアにかかわる多職種をつなぐ旗振り役）として、認知症サポート医を地域ごとに配置する政策がとられている。認知症サポート医は、都道府県および指定都市が実施する「認知症サポート医養成研修」を受講した医師に与えられ、通常地域の診療所医師が担う役職である。認知症サポート医に任命された医師は、都道府県医師会等と連携して地域のかかりつけ医に対し、認知症に関する知識・技術や、本人や家族支援のための地域資源との連携等について研修（かかりつけ医認知症対応力向上研修）を行う責務がある（表）。

　認知症初期集中支援チーム：認知症施策推進総合戦略（新オレンジプラン）の基本的考え方、つまり「認知症の人の意思が尊重され、できる限り住み慣れた地域のよい環境で自分らしく暮らし続けることができる」ために、複数の専門職が家族の訴え等によって認知症が疑われる人や認知症の人、およびその家族を訪問し、認知機能や生活能力の評価、家族支援などの初期の支援を包括的かつ集中的に行う（おおむね6カ月をめどに）ことにより、必要とされる医療や介護につなげ、在宅生活の継続を目指すための多職種からなるチームである。社会の無縁化が進み、今後もますます増加が予想される地域社会との接点の乏しい独居高齢者や、医療にも介護にも接続できていない人たちに、できるだけ早い段階で（放置され在宅生活が破綻して、やむない施設入居などが起きる前に）手を差し伸べるための地域におけるセーフティーネットというとらえ方もできる。チームの介入対象は40歳以上の在宅生活者で、認知症であるかそれが疑われる人のうち、医療・介護サービスを受けていないか中断している人、受けているが心理行動症状が顕著で対応に苦慮している人などである。各地域包括支援センター等に配置され、構成員は専門医（サポート医）のほか、保健師、看護師、作業療法士、社会福祉士、介護福祉士など医療と介護にかかわる多職種からなる。しばらくは増え続ける都市部の対象者を、このチームがどの程度網羅できるかが当面の課題である。

表　認知症サポート医の役割

（1）都道府県・指定都市医師会を単位とした、かかりつけ医を対象とした認知症対応力の向上を図るための研修の企画立案
（2）かかりつけ医の認知症診断等に関する相談役・アドバイザーとなるほか、他の認知症サポート医（推進医師）との連携体制の構築
（3）各地域医師会と地域包括支援センターとの連携づくりへの協力

（厚生労働省 ホームページhttps://www.mhlw.go.jp/content/000363869.pdf. より抜粋）

第**20**章　高齢者の在宅医療

POINT

1. 高齢者の増加に伴い、治し支える医療としての在宅医療の必要性が高くなっている。
2. 在宅医療では多面的な支援を必要とするため多職種協働が重要である。介護者の負担にも配慮する。
3. 自宅で生活することが困難になっても、高齢者施設で生活しながら医療を受けることができる体制づくりが進められている。

▶ 20.1 在宅医療のシステム

1．地域包括ケアシステムと在宅医療

　高齢化の進展に伴い65歳以上の者のいる世帯は全世帯の47.2％、そのうち32.5％が夫婦のみの世帯、26.4％が単独世帯であり、高齢者世帯は全世帯の26.2％を占める（平成29年国民生活基礎調査）。本邦では高齢者夫婦のみの世帯や独居高齢者が増加し、高齢者が生活の支援を必要とするとき、家族だけに頼ることは困難になっている。このような社会的背景のもと、地域包括ケアシステムの構築が推進されている。地域包括ケアシステムにより、住まい、医療、介護、予防、生活支援などを一体的に提供し、介護が必要になっても高齢者ができるだけ最期まで住み慣れた地域で暮らし続けることの実現を目指している。生活を支える医療としての在宅医療は地域包括ケアシステムを構築するために不可欠な要素である。

2．在宅医療チームの構築と多職種協働

　加齢に伴い身体機能や認知機能が低下し、複数の慢性疾患を有する高齢者が増加しており、在宅医療の必要性が高くなっている。高齢者が生活するためには医療、介護の両面から支援を必要とし、医師に加え、必要に応じて歯科医師、薬剤師、看護師、理学療法士、作業療法士、言語聴覚士、管理栄養士、歯科衛生士、介護福祉士、訪問介護員（ホームヘルパー）などの職種がチームを形成する必要がある。介護支援専門員（ケアマネジャー）は、要介護認定を受けた高齢者が介護保険サービスなどを利用できるように関係機関と連絡調整したりケアプランを立てたりする役割を担う。それぞれの職種が専門的な医療、ケアを提供しながら連携を図ることで、よりよい支援を行うことができる。

　在宅医療では、治療とともに、介護予防に努め、望む場合には看取りを行う。そ

のため定期的な訪問診療に加え、緊急往診も必要になる。従って、医師、看護師などが連携して24時間対応するシステムを構築することが必須である。

3. 在宅医療に関する診療報酬および医療制度

　1986年に寝たきり老人訪問診療料および在宅での指導管理料が診療報酬で認められ、定期的に通院が困難な高齢者に対する訪問診療が評価されるようになった。1992年の第2次医療法改正により、居宅が医療提供の場として位置づけられた。2000年に介護保険法が創設され、医療と介護がともに保険に基づいて提供される制度が確立している。その後、2006年に在宅療養支援診療所、2012年には機能強化型在宅療養支援診療所および病院が設けられ、24時間体制で在宅医療管理する制度ができている。このように医療保険および介護保険制度の両面から、生活の場で医療、ケアを提供する体制の充実が図られている。

▶ 20.2 在宅医療の実践

1. 高齢者総合機能評価と予後の予測

　在宅医療では疾患だけではなく、身体機能、認知機能や抑うつなどの精神機能、生活状況などを総合的に把握し、療養支援を行う。生活の状況が疾患治療に影響することもあり、医学的状況に加え生活状況を把握して療養支援に努める。

　高齢者は加齢に伴う心身の変化に加え、疾患や症候群ごとに生活機能の経過や生命予後が異なる。また、同じ疾患でも一人ひとりが望む生活は異なり、疾患や生活機能の軌跡を予測しながら高齢者本人および家族と話し合いを重ね、医療、ケアの内容を検討する。本人の想いに加え、家族介護者の生活および介護負担に配慮することも大切である。

2. 在宅療養管理

　定期的に通院することが困難な高齢者に対し、訪問診療により在宅療養管理を行う。訪問診療の間隔は病状の変化や在宅療養の状況を考慮して設定する。病状が安定している場合、2週間〜4週間程度の間隔で訪問診療を行うことが多い。診療報酬制度では通院困難な在宅患者に対して原則として週3回まで在宅患者訪問診療料を算定することが認められている。ただし、末期の悪性腫瘍および人工呼吸を使用している状態、神経難病などで必要な場合には、連日訪問診療を実施することが可能である。これらの疾患以外でも急性増悪などの場合には、1月に1回、14日を限度に在宅患者訪問診療料を算定することができる。このような制度を活用し、病状や療養の状況に応じて柔軟に対応するように心がける。

3. 認知症への対応

　認知症を有する高齢者の在宅医療では、もの忘れ、見当識障害など認知症の中核

高齢者の在宅医療

症状に加え、合併症の管理およびBPSD（認知症の行動・心理症状）への対応が大切である。認知症の早期には外来通院できることが多く、在宅医療の対象となる高齢者の多くは認知症が進行した者である。

アルツハイマー型認知症、脳血管性認知症、レビー小体型認知症が認知症の代表的な病態として挙げられる。これらの疾患ごとに特徴的な症状、薬剤に対する反応性が異なり、訪問診療においても、高齢者のコモンディジーズである認知症の診療に習熟する必要がある。

認知症を有する高齢者は認知症以外の疾患を合併していることが多く、これらの合併症がしばしば予後を規定する。そのため合併症を適切に診断、治療することが重要である。また、BPSDにより生活の継続が困難になる場合もある。BPSDを悪化させる要因となる薬剤を見直し、合併症を治療しながら、環境整備、介護者に対する教育・支援、レスパイト・ケアの利用などを組み合わせて対応する。BPSDに対する薬物治療を行う際には、レビー小体型認知症では抗精神病薬に対する過敏性があることなど、病態ごとに注意点があることに配慮する。家族、介護者が認知症高齢者のケアを一人で背負い込まないように、地域包括支援センター、地域の専門医、専門施設と密な連携を図ることも大切である。

認知症が進行すると、嚥下機能障害により誤嚥性肺炎のリスクが高くなる。口腔ケアを行いながら経口摂取に努め、栄養状態を維持することを目指す。認知症の末期には高齢者自身が意思表示することは困難となる。そのため早期からアドバンス・ケア・プランニングに努め、高齢者の代わりに意思決定を行う介護者を支援することが大切である。

4. リハビリテーション

定期的に通院することが困難になると、それまでの生活環境のままでは生活しづらくなり、行動が制限されやすくなる。患者自身がリハビリテーションを行い機能回復を目指すとともに、生活環境を見直し、必要な手段を講じることで日常生活を遂行できるように工夫すること、さらには社会とのつながりを保つように支援することが重要である。リハビリテーションは高齢者の状態などを踏まえて適時適切に行う必要があり、漫然と継続しないように注意する。医師とリハビリテーション専門職は、有機的に連携しながらリハビリテーションを実施することが重要である。

5. 苦痛の緩和

がん患者だけではなく、非がん患者もさまざまな苦痛を経験する。苦痛には疼痛や呼吸困難などの身体症状、心理社会的問題、スピリチュアルな問題があり、これらに対して全人的な緩和ケアを提供する必要がある。治癒を目指した治療が困難になってから緩和ケアを始めるのではなく、治療と並行して早期から苦痛の緩和に努めることが求められる。

6. 看取り

患者、家族が望む場合には、生活環境のなかでできるだけ穏やかな最期を迎えることができるように支援する。医師は患者、家族と話し合いを重ね、最期の迎え方を医療、介護サービス提供者の全員が共有する。支援するスタッフは、それぞれの役割を果たしながら最期まで寄り添い支える体制をつくることがよりよい看取りに結びつく。

▶20.3 高齢者施設における医療

介護保険法に基づく高齢者施設として特別養護老人ホーム、介護老人保健施設、介護医療院がある。介護保険法に基づく施設以外にも、サービス付き高齢者向け住宅、グループホーム、有料老人ホームなどがある。自宅で生活することが困難になっても、適切な住まいをみつけ、住み替えることによりエイジング・イン・プレイスを実現できる環境づくりが目指されている。これらの高齢者施設は広い意味で生活の場であるが、それぞれの施設ごとに医療の提供体制は異なる（**表1**）。

特別養護老人ホームには医師（常勤、非常勤いずれも可）、看護師、介護支援専門員、生活相談員、栄養士、機能訓練指導員の配置が定められており、日常の診療は原則として配置医師が行う。施設外の医療機関からの訪問診療は末期の悪性腫瘍および施設で看取りを行う場合に限り認められている。介護老人保健施設および介護医療院では、原則として常勤医師が施設内で診療を行う。このうち介護老人保健施設には常勤医師、看護職員、理学療法士・作業療法士または言語聴覚士、薬剤師、栄養士、介護支援専門員が配置されている。介護医療院には、医師、薬剤師、看護職員、介護職員、リハビリ専門職、栄養士、介護支援専門員、放射線技師などの配置が定められている。介護医療院のうち医療機関併設型の場合には、併設医療機関から医師が往診して夜間・休日に診療することができる。

介護付有料老人ホーム、サービス付き高齢者向け住宅、グループホームなどの施設には常勤医師はいないため、訪問診療により医療が提供される。

施設では看護職員や介護職員などのケアスタッフが療養管理している。そのため生活の状況を把握、管理しやすく、ケアスタッフと密に連携を図りながら診療することで、よりよい治療、ケアを提供することができる。

高齢者の在宅医療

表1　主な高齢者施設の種類と在宅医療

	基本的な役割	入所の条件	施設内サービスに対する介護保険の適用	常勤医師	訪問診療の可否
特別養護老人ホーム（介護老人福祉施設）	要介護者のための生活施設	65歳以上または40歳～64歳で特定疾病を有する者、原則として要介護3以上	○	△（配置医師は常勤、非常勤いずれでも可）	制限あり（末期の悪性腫瘍などは可）
老人保健施設（介護老人保健施設）	要介護者にリハビリなどを提供し、在宅復帰を目指す施設	65歳以上または40歳～64歳で特定疾病を有する者、要介護1以上	○	○	不可
介護医療院	要介護高齢者の長期療養・生活施設	65歳以上または40歳～64歳で特定疾病を有する者、要介護1以上	○	○	不可
介護付有料老人ホーム（特定施設入居者生活介護）	主に介護を必要とする高齢者が、介護や生活支援を受けて居住する施設	原則として65歳以上、自立～要介護5（ホームにより異なる）	○	×	可
サービス付き高齢者向け住宅	主に介護を必要としない自立した高齢者がさまざまな生活支援サービスを受けて居住する施設。安否確認、生活相談のサービスを有する。	原則として60歳以上、主に自立～軽度の要介護（施設により異なる）	介護付有料老人ホームに該当する場合は○	×	可
グループホーム（認知症対応型共同生活介護）	認知症を有する高齢者が専門スタッフの援助を受けながら5～9人のユニットで共同生活する施設	65歳以上、要支援2～要介護5、認知症の診断を受けた者	○	×	可

第21章 エンドオブライフ・ケア

▶ 21.1 人生の最終段階の概念と日本老年医学会の「立場表明」

> 👉 **POINT**
> 1. 人生の最終段階における医療・ケアは、物語られるいのちも見据えたエンドオブライフ・ケアである。
> 2. エンドオブライフ・ケアにおける治療方針の決定は、「人生の最終段階における医療・ケアの決定プロセスに関するガイドライン」によるが、患者の推定意思や最善利益を考える際にも有用である。
> 3. アドバンス・ケア・プランニングは、将来の医療・ケアについて、本人を人として尊重した意思決定の実現を支援するプロセスであり、同ガイドラインと親和的である。
> 4. 緩和ケア、とりわけ非がん高齢者疾患の緩和ケアでは、チームアプローチと意思決定支援が重要である。
> 5. 看取りは、さまざまな文脈で語られる言葉であり、エンドオブライフ・ケアである。

　人生の最終段階の概念とは、2018年3月に厚生労働省が公表した「人生の最終段階における医療・ケアの決定プロセスに関するガイドライン」およびその「解説編」(以下ガイドライン)によると、その定義が明確に記載されてはいないものの、本人の生き方(=人生)を尊重した医療・ケアが必要な時期で、単に生物学的生命の状態ではなく、個人それぞれの人生全体の物語られるいのちを見渡して、その終わりにあたる時期のことを指していると読み解くことができる。

　日本老年医学会「立場表明2012」(以下「立場表明」)では、「人生の最終段階」ではなく「終末期」という表現が用いられ、終末期とは「病状が不可逆的かつ進行性で、その時代に可能な限りの治療によっても病状の好転や進行の阻止が期待できなくなり、近い将来の死が不可避となった状態」と定義されている。つまり、生物学的生命に焦点をあてた表現が用いられている。

　一方、「立場表明」を発表する目的について、『すべての人は、人生の最終局面である「死」を迎える際に、個々の価値観や思想・信条・信仰を十分に尊重した「最善の医療およびケア」を受ける権利を有する』と記載されている。このことからもわかるように、「立場表明」は、単に生物学的生命の状態ではなく、個人それぞれの人生全体

図1 人のいのちの二重の見方

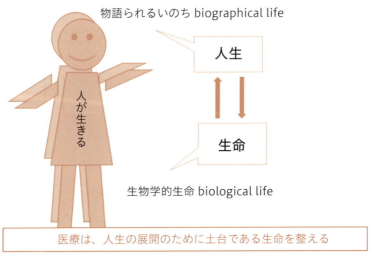

（清水哲郎）

の物語られるいのちを見渡す重要性を述べているのである。

　以上のように、ガイドラインと「立場表明」ともに、人生の最終段階の概念を生物学的生命モデルのみならず、人生全体を見渡した物語られるいのちモデルとして扱っている。ターミナルケアは終末期と同義であり、エンドオブライフ・ケアは人生の最終段階の医療ケアと同義である。実地医家が目指すべき老年医学において、物語られるいのちを見据えたエンドオブライフ・ケアが重要である（図1）。

▶21.2 エンドオブライフ・ケアにおける治療方針の決定

　エンドオブライフ・ケアにおける治療方針の決定において、前述のガイドラインが有用である。その手順(1〜3)を以下に記す（図2）。

　人生の最終段階における医療・ケアの方針決定は次によるものとする。
(1) 本人の意思の確認ができる場合
　①方針の決定は、本人の状態に応じた専門的な医学的検討を経て、医師等の医療従事者から適切な情報の提供と説明がなされることが必要である。
　　そのうえで、本人と医療・ケアチームとの合意形成に向けた十分な話し合いを踏まえた本人による意思決定を基本とし、多専門職種から構成される医療・ケアチームとして方針の決定を行う。
　②時間の経過、心身の状態の変化、医学的評価の変更等に応じて本人の意思が変化しうるものであることから、医療・ケアチームにより、適切な情報の提供と説明がなされ、本人が自らの意思をその都度示し、伝えることができるような支援が行われることが必要である。この際、本人が自らの意思を伝えられない

図2　人生の最終段階における医療とケアの話し合いのプロセス

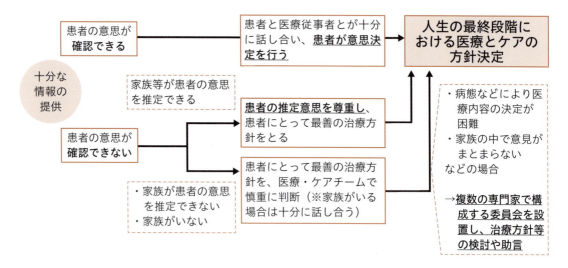

　　状態になる可能性があることから、家族等も含めて話し合いが繰り返し行われることも必要である。
　③このプロセスにおいて話し合った内容は、その都度、文書にまとめておくものとする。

(2) 本人の意思の確認ができない場合
　　本人の意思確認ができない場合には、次のような手順により、医療・ケアチームの中で慎重な判断を行う必要がある。
　①家族等が本人の意思を推定できる場合には、その推定意思を尊重し、本人にとっての最善の方針をとることを基本とする。
　②家族等が本人の意思を推定できない場合には、本人にとって何が最善であるかについて、本人に代わる者として家族等と十分に話し合い、本人にとっての最善の方針をとることを基本とする。時間の経過、心身の状態の変化、医学的評価の変更等に応じて、このプロセスを繰り返し行う。
　③家族等がいない場合及び家族等が判断を医療・ケアチームに委ねる場合には、本人にとっての最善の方針をとることを基本とする。
　④このプロセスにおいて話し合った内容は、その都度、文書にまとめておくものとする。

(3) 複数の専門家からなる話し合いの場の設置
　　上記(1)及び(2)の場合において、方針の決定に際し、
　・医療・ケアチームの中で心身の状態等により医療・ケアの内容の決定が困難な場合

エンドオブライフ・ケア

第
21
章

・本人と医療・ケアチームとの話し合いの中で、妥当で適切な医療・ケアの内容についての合意が得られない場合

・家族等の中で意見がまとまらない場合や、医療・ケアチームとの話し合いの中で、妥当で適切な医療・ケアの内容についての合意が得られない場合

等については、複数の専門家からなる話し合いの場を別途設置し、医療・ケアチーム以外の者を加えて、方針等についての検討及び助言を行うことが必要である。

このガイドラインについて少し補足をする。患者の意思確認について、(1)患者の意思が確認できる場合と、(2)患者の意思が確認できない場合に分けられている。(1)の場合は何より本人の意思を尊重し、(2)の場合は本人の意思を推定し、本人にとっての最善の利益について医療・ケアチームで検討する、と述べられている。

しかし現場では、この(1)と(2)が明確に分けられない事例も多い。(1)本人の意思がある程度確認できる場合であっても、若干の認知機能の低下等があれば、本人の意思の不確かさは避けられない。一方、(2)本人の意思がほとんど確認できない場合であっても、患者の調子がよいときに、患者にとって話しやすい家族や医療ケア提供者がかかわれば、弱々しいものであったとしてもある程度は患者の意思を確認することができる。つまり、概念整理のために便宜上(1)と(2)を分けて検討することは重要だが、実地医家が実臨床で経験する老年医療ケアの現場では、(1)と(2)を連続的に変化する概念としてとらえるほうがより実践的である。

また、ガイドラインのキーワードである意思推定について述べる。「現在」の微弱で弱々しい患者の意思に耳を傾けつつ、「過去」からつながれてきた患者の意向や、物語られるいのちについて傾聴するなかで、浮き彫りになる本人らしさに触れ、「未来」の医療ケア選択について、本人ならどう考えただろうと思いをはせるなかで見えてくる、これが意思推定の方法である。

そして、もう一つのキーワードである患者にとっての最善についても説明する。実地医家が、患者の物語られるいのちに触れながら、本人の(推定)意思に沿って、医学的に益が害を上回る選択をサポートし、家族も穏やかに過ごせるようなケアを試み、心身の苦痛を和らげ、患者の住み慣れた生活環境の限りある医療・ケア資源のなかで、医療・ケアの選択をサポートするならば、患者にとっての最善が達成されるだろう。

▶ 21.3 アドバンス・ケア・プランニング

日本のアドバンス・ケア・プランニング（Advance Care Planning；ACP）の定義は必ずしも定まっていないが、以下のようにも表現することができる。ACPは将来の医療・ケアについて、本人を人として尊重した意思決定の実現を支援するプロセスであり、本人と家族等と医療・ケアチームは対話を通し、本人の価値観や意向、人生の目標を共有・理解して、意思決定のために協働することが求められる。また、

本人が人生の最終段階に至り意思決定が困難となった場合も、本人の意思を汲み取り、本人が望む医療・ケアを受けることができるようにすることもACPを実践する意義である。

なお、諸外国の例を見ると、ACPファシリテーターの導入によりACPが推進されている。日本ではACPファシリテーターの定義も定まっていないが、本人の価値観や意向、人生の目標に一致した医療・ケアを実現するために、ACPを実践するトレーニングを受け、本人や家族等、および医療・ケアチームと協働して、本人中心の意思表明や意思決定のための対話を促進するケア提供者である、とも表現できる。

2018年3月に改訂されたガイドラインには、ACPの概念が盛り込まれ、医療・介護現場での実施が記載された。同ガイドラインの解説編では、ACPは人生の最終段階の医療・ケアについて、本人が家族等や医療・ケアチームと事前に繰り返し話し合うプロセスと表現された。ガイドラインの中にACPの考え方が明示されたのである。

（1）本人の意思の確認ができる場合には、本人の意思を中心に据え、直近の医療・ケアについて対話がなされたうえで医療ケアが選択されることもあるだろう。それが将来の医療・ケアの話に及び、自分が意思決定できなくなった場合に備えて、将来の医療・ケアの意向について意思表明され、その背景にある価値観にも対話が及ぶならば、将来に向けてACPのプロセスが開始されたといえる。（2）本人の意思の確認が難しい場合も、それでもなお本人の意思を直接確認することは重要だが、過去にACPのプロセスが開始されていたならば、過去からつながれてきた本人の意思を推定できるのである。（1）（2）からわかるように、日々の意思決定において、ACPのプロセスは本人の意思をつなぐために非常に重要である。

ACPはプロセスであり、本人の意思を汲んでつなぐ役割がある。そのため、つなぐ仕組みづくりが重要である。一般に、本人にとっての最善と、医療上の最善の間でジレンマが生じやすい病院においては、ACPを導入するための仕組みづくりが必要である。また地域全体では、時間的にも空間的にも、変化する本人の意思をリアルタイムにつなぐ仕組みである情報通信技術（information and communication technology；ICT）の普及が不可欠である。日本老年医学会による「ACPの推進に関する提言」（2019年6月発表）も参考にすることが望ましい。

▶ 21.4 緩和ケアの適応と手法

高齢者のエンドオブライフ・ケアにおいては、緩和ケアが重要である。諸外国の緩和ケアは「がん」を中心に発展し、次第に「非がん・高齢者疾患」に対象を広げてきた。後者は「臓器不全」、「認知症・フレイル」に分類される。2002年の世界保健機関の定義にもあるように、緩和ケアは疾患の適応範囲を「がん」に限定していない。

以下、「非がん・高齢者疾患」の緩和ケアに焦点をあてる。そこには、高齢者特有の問題が存在する。

エンドオブライフ・ケア

第21章

　第一の問題は、苦痛のアセスメントが難しいことである。苦痛が少ないと誤解されたり、苦痛を訴えることが難しい場合がある。そのようなときは、呼吸の様子、声、顔の表情、体の動き方、言葉をかけたときの反応の仕方を総合的に判断する。これらを医療・ケアチームで行うことが重要である。アセスメントできない場合は、鎮痛薬を使用してみるとよい。予想外に、声や顔の表情が穏やかになり、効果を実感できることも多い。迷ったら鎮痛薬を使い、医療・ケアチームで効果を見極めるというチームアプローチが欠かせない。

　第二の問題は、意思決定能力が低下し、本人の自律が尊重されないことに起因する苦痛の存在である。食べられなくなったときの人工的水分・栄養補給法（artificial hydration and nutrition；ＡＨＮ）や、人工呼吸器の選択を支援することが医療選択にかかる苦痛を緩和するのである。

　このように「非がん・高齢者疾患」の緩和ケアでは、チームアプローチと意思決定支援が重要である。

　また、「非がん・高齢者疾患」の緩和ケアが認められるための必要条件として、それらの開始時期について指針が必要である。「非がん・高齢者疾患」については、「がん」と違い診断時を緩和ケアの開始点とすることに問題がある。なぜならば、「非がん・高齢者疾患」は経過が長いからである。臨床実践としては、診断時からの緩和ケアでなんら問題はないが、「非がん・高齢者疾患」の緩和ケアを保険点数上に反映させるためには、開始基準を設ける必要がある。

▶ 21.5　看取り

　看取りとは、決まった定義はないが、人生の最終段階にある人に対し、全人的な苦痛を緩和するとともに、本人の意思を尊重し尊厳を保ち、最期までその人らしく生き抜けるように提供する医療ケアの一連の過程を指す。看取りは、エンドオブライフ・ケアである。

　看取りは、無益な延命治療と対峙する文脈のなかで語られることもある。ガイドラインやACPの普及により、延命治療の開始・不開始・終了の決定に際し、患者本人の意思、推定意思、最善の利益を尊重することが重視されるようになった。生物学的生命だけでなく、物語られるいのちに焦点をあてた医療・ケアが重視されるようになった。看取りは、これらのガイドラインやACPと親和的である。

　看取りにかかわる状況としては、年間死亡数は年々増加傾向を示し、最も年間死亡数の多い2040年と2015年を比較すると、約36万人/年の差が推計されている。死亡の場所については、国際的にみても、日本は病院での死亡率が高く、2017年時点の人口動態調査では約75％が病院で看取られている。近年は、病院以外の場所での看取りが微増している。在宅看取りを行っている医療機関は年々増加しているが、2017年の同統計では、約13％が自宅で看取られている。

　看取りと名のつく診療報酬に、看取り介護加算がある。この加算は、医師が回復

181

の見込みがないと判断した利用者に対し、人生の最期までその人らしく過ごせるよう、利用者や家族の意思を尊重して、多職種が連携を保ちながら看取りをする場合に算定できる。2006年の介護報酬改定の際に導入された。もちろん、背景には、2040年には死亡者数が約168万人にのぼる[1]ことが予想されていることが挙げられる。対象施設は、特別養護老人ホーム、グループホーム、特定施設入居者生活介護等である。

　看取り期に重要なケアに、エンゼルケアがある。エンゼルケアとは、死後に行う処置、保清、メイクなどのすべての死後ケアのことである。患者への配慮、残された家族へのグリーフケアの一環として実施される。大切な人を失ったときの家族の衝撃ははかり知れず、故人が手厚く扱われたと感じることで、残された遺族の心の傷を少し和らげる効果が期待できる。お別れの準備のためのケアである。

　看取りと法律について説明する。かかりつけ医による死後の死亡確認が基本である。一方、医政医発0831第1号[2]によると、医師法第20条ただし書の適切な運用について、「診療中の患者が診察後24時間以内に当該診療に関連した傷病で死亡した場合には、改めて診察をすることなく死亡診断書を交付し得ることを認めるものである」と記載されている。この条文の行間から、生物学的生命を死亡診断すること、物語られるいのちを看取ること、その意味をくみとることができる。

文献

1）　国立社会保障・人口問題研究所：日本の将来推計人口（2017年推計）報告書
2）　厚生労働省医政局：医政医発0831第1号. 平成24年8月31日付

第22章 高齢者医療に関係する制度の概要

▶ 22.1 介護保険の仕組みと申請法

> **POINT**
> 1. 介護保険サービスは、65歳以上もしくは特定疾病をもつ40歳以上65歳未満の人が、要支援・要介護状態になった場合に利用できる。
> 2. 介護保険サービスを利用したい場合には、本人ではなく家族でよいので、まず地域包括支援センターに相談する。

　介護保険制度は、自立支援、利用者本位、社会保険方式という3つを考え方の基本としている。介護保険は市町村が保険者となり、被保険者を①65歳以上の者（第1号被保険者）、②40～64歳の医療保険加入者（第2号被保険者）とする社会保険である。65歳以上の者は原因を問わず要支援・要介護状態となったときに、40～64歳の者は末期がんや関節リウマチなどの老化による病気（介護保険の特定疾病、**表1**）が原因で要支援・要介護状態になった場合に、介護保険サービスを受けることができる。

　介護保険サービスには、①訪問系サービス：訪問介護・訪問看護・訪問入浴介護・福祉用具貸与・居宅介護支援等、②通所系サービス：通所介護・通所リハビリテーション等、③短期滞在系サービス：短期入所生活介護等、④居住系サービス：特定施設入居者生活介護・認知症共同生活介護等、⑤入所系サービス：介護老人福祉施設・介護老人保健施設等がある。介護保険法は1997年に成立し2000年に施行されたが、その後も制度改正が行われており、地域包括支援センター、24時間対応の定期巡回・随時対応サービスや複合型サービス、介護予防・日常生活支援総合事業、介護医療院が創設された。

　介護サービスを利用する際には、介護サービス費の9割分（一定以上所得者は8割又は7割）が保険給付され、要介護者は、原則として残りの費用の1割分（一定以上所得者は2割又は3割）のほか、施設サービスを利用した場合の食費及び居住費を自己負担する。ただし、高額介護・介護予防サービス費として、月々の介護サービス費の自己負担額が世帯合計（個人）で上限額を超えた場合には、その超えた分は払い戻される。

　サービスを利用したい場合、まず要介護認定を受ける。市町村の窓口、あるいは地域包括支援センターで要介護認定申請を行う。申請は本人あるいは家族が行うが、

窓口に出向くことが難しい場合は、地域包括支援センター、ケアマネジャー、成年後見人などに代行してもらうことができる。

　要介護認定（要支援認定を含む）は、介護の必要量を全国一律の基準に基づき客観的に判定する仕組みであり、一次判定および二次判定の結果に基づき市町村が申請者について要介護認定を行う。一次判定では、市町村の認定調査員による心身の状況調査（認定調査）及び主治医意見書に基づくコンピュータ判定を行う。二次判定では、保険・医療・福祉の学識経験者によって構成される介護認定審査会により、一次判定結果、主治医意見書などに基づき審査判定を行う。

　地域包括支援センターは、**表2**のような機能を果している。要介護認定の結果、要支援の認定を受けた場合には地域包括支援センター職員により介護予防サービス計画を、要介護の認定を受けた場合は居宅介護支援事業所のケアマネジャーにより居宅サービス計画を立ててもらい、サービスを利用する。

表1　介護保険における特定疾病[1]

1.	がん末期（医師が一般に認められている医学的知見に基づき回復の見込みがない状態に至ったと判断したものに限る。）
2.	関節リウマチ
3.	筋萎縮性側索硬化症
4.	後縦靱帯骨化症
5.	骨折を伴う骨粗鬆症
6.	初老期における認知症
7.	進行性核上性麻痺、大脳皮質基底核変性症及びパーキンソン病
8.	脊髄小脳変性症
9.	脊柱管狭窄症
10.	早老症
11.	多系統萎縮症
12.	糖尿病性神経障害、糖尿病性腎症及び糖尿病性網膜症
13.	脳血管疾患
14.	閉塞性動脈硬化症
15.	慢性閉塞性肺疾患
16.	両側の膝関節又は股関節に著しい変形を伴う変形性関節症

表2　地域包括支援センターの業務の内容[1]

1. 包括的支援事業	
①介護予防ケアマネジメント	②総合相談・支援
③権利擁護	④包括的・継続的ケアマネジメント支援
2. 介護予防支援業務	
指定介護予防支援事業所として、要支援者のケアマネジメントを実施	

▶ 22.2 介護保険主治医意見書記載における注意点

 POINT

1. 主治医意見書は、要介護認定に加えケアマネジャーによるケアプラン作成にも利用されるため、医師以外でもわかりやすい記載を心がける。

主治医意見書（P.200「巻末資料」）は、まず介護認定審査会（以下審査会）において重要な情報となる。少なくとも審査会において、①申請者が40歳以上65歳未満の場合は、要介護状態の原因が特定疾病であるかの確認、②介護の手間がどの程度になるかの確認や一次判定結果の確認・修正、③状態の維持・改善の可能性、といった点が委員に読み取られる。特に、介護の手間という点でほぼ同じである要支援2と要介護1については、一次判定結果の特記事項に加え、主治医意見書に記入された医学的観点からの意見などを加味して、心身の状態が安定していない者や認知症などにより予防給付の利用にかかわる適切な理解が困難な者を除いた者を要支援2と判定する。また、主治医意見書においてがん末期であることが明らかであれば、一次判定で介護必要度が低くても、今後の短期間での悪化を想定し、審査会において修正する場合がある。

審査会での要介護度の変更には、統計的な推定になじまない申請者固有の「介護の手間」があることが、固有の情報に基づいて具体的に記載されている必要がある。視力、聴力、精神症状、排泄に関連する症状、口腔内の状況などは介護の手間に影響する。また「徘徊」といった精神症状・問題行動でも状況により介護の手間はさまざまである。独り暮らしなど生活の様子、介護者の健康度や理解度、介護負担感、虐待、成年後見などの権利擁護関連なども記載する。支給限度額を超えてサービスを利用しなければならない状況も記載する。

審査会において主治医意見書は、個人が特定される情報（患者情報、記載した医師の情報、医療機関の名称など）が削除されて委員に提示される。そのため、訂正印を使うと訂正印（主治医の名前がわかってしまう）とともに記載内容も見えなくなってしまう恐れがある。訂正の際には、訂正印は不要である。

次に主治医意見書は、介護サービス計画の作成に際し申請者の同意を得てサービス提供者に提供される。介護サービスの提供者は現在の時点での状態・障害はわかるが、それが医学的にどのような原因で生じていて、今後どうなるかについては意見書からの情報を参考にしている。もちろん、必要な医療サービスは何か、医学的な観点から介護のうえで注意すべき点は何かについては、主治医意見書を通して要介護度の認定や介護サービス計画に反映される。介護サービス提供者への情報提供書という側面もあるため、専門用語を使わず、わかりやすい表現を心がける。

表3　障害高齢者の日常生活自立度（寝たきり度）の判定基準[2]

生活機能に着目して能力に応じて判定し、補助具・車椅子などを使用している場合は、使用している状態で判定する。

J	何らかの障害等を有するが、日常生活はほぼ自立しており、独力で外出できる 1．交通機関等を利用して外出　2．近隣所へなら外出
A	屋内の生活はおおむね自立しているが、介助なしには外出しない 1．介助により外出し、日中はほとんどベッドから離れて生活 2．外出の頻度が少なく、日中も寝たり起きたりの生活
B	屋内の生活は何らかの介助を要し、日中もベッド上での生活が主体だが、座位を保つ 1．車椅子に移乗し、食事、排泄はベッドから離れて行う 2．介助により車椅子に移乗
C	1日中ベッド上で過ごし、排泄、食事、着替えにおいて介助を要する 1．自立で寝返りをうつ　2．自立では寝返りもうたない

表4　認知症高齢者の日常生活自立度の判定基準[2]

Ⅰ	何らかの認知症を有するが、日常生活は家庭内および社会的にほぼ自立している
Ⅱ	日常生活に支障をきたすような症状・行動や意思疎通の困難さが多少みられても、誰かが注意していれば自立できる Ⅱa　家庭外でも上記Ⅱの状態がみられる Ⅱb　家庭内でも上記Ⅱの状態がみられる
Ⅲ	日常生活に支障をきたすような症状・行動や意思疎通の困難さがみられ、介護を必要とする Ⅲa　日中を中心として上記Ⅲの状態がみられる Ⅲb　夜間を中心として上記Ⅲの状態がみられる
Ⅳ	日常生活に支障をきたすような症状・行動や意思疎通の困難さが頻繁にみられ、常に介護を必要とする
M	著しい精神症状や周辺症状、あるいは重篤な身体疾患がみられ、専門医療を必要とする

＊遷延性意識障害等で判断ができない場合は、「□M」にチェックした上で、「3．（4）その他の精神・神経症状」の欄に遷延性の意識障害等と記入し、「1．（3）生活機能低下の直接の原因となっている傷病または特定疾病の経過・・・」に具体的な状態を記入する。

▶ 22.3 成年後見制度

☞ P O I N T

1. 成年後見制度には法定後見と任意後見があり、前者は本人の判断能力の程度に応じ後見、保佐、補助の3類型に分けられる。
2. 診断書および鑑定書作成の手引は最高裁判所から公表されており、これらに従い記載する。

　　　成年後見制度は、精神上の障害により判断能力が不十分な者について、契約の締結等を代わって行うなど本人を援助する者を選任し、保護する制度である。2000年に施行された介護保険制度では介護が措置から契約に移行されたが、それに伴い契約能力を欠く者を支援する仕組みが要され、成年後見制度も同年施行されることとなった[3]。

高齢者医療に関係する制度の概要

成年後見制度には法定後見と任意後見があり、前者は本人の判断能力の程度に応じ後見、保佐、補助の3類型に分けられる（**表5**）。後見等が必要となった原因は認知症が最も多く（63.3％）、申立人は本人の子（27.2％）、市町村長（19.8％）と続き、選任された後見人等は親族が26.2％、司法書士、弁護士、社会福祉士合わせて63.7％、市民後見人8.3％となっている（2017年）。**図1**は最近10年の概況で[4]、親

表5　法定後見3類型と任意後見

	本人の判断能力	判断能力の内容	与えられる代理権
後見	判断能力が欠けている	日常的に必要な買い物も自分ではできず誰かに代わってやってもらう必要がある	財産に関するすべての法律行為
保佐	判断能力が著しく不十分	自己の財産を管理・処分するには、常に援助が必要、すなわち、日常的に必要な買い物程度は単独でできるが不動産、自動車の売買や自宅の増改築、金銭の貸し借り等、重要な財産行為は自分ではできない	家庭裁判所が定める特定の法律行為
補助	判断能力が不十分	判断能力が不十分で、自己の財産を管理・処分するには援助が必要な場合があるという程度の者、すなわち、重要な財産行為は、自分でできるかもしれないが、できるかどうか危ぐがあるので、本人の利益のためには誰かに代わってやってもらった方がよい	家庭裁判所が定める特定の法律行為
任意後見	十分な判断能力がある方が、将来判断能力が不十分になった場合にそなえてあらかじめ公正証書で任意後見契約を結んでおき、判断能力が不十分になったときに、その契約にもとづいて任意後見人が本人を援助する		事前に定めた行為

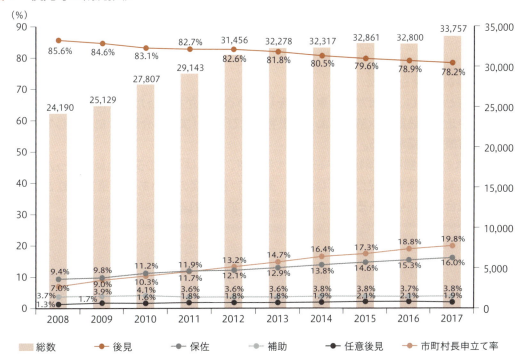

図1　後見等の概況推移

（最高裁判所事務総局家庭局：成年後見関係事件の概況. http://www.courts.go.jp）

族申立ておよび選任が減少する一方、市町村長申立て率が上昇している。任意後見は、将来の後見人候補（任意後見受任者）を本人があらかじめ選任し、本人により公正証書を用いて行われる契約であり、本人の意思が主体にあるという点で、法定後見より望ましい。本人の判断能力が不十分になったとき、申立てにより任意後見監督人の選任がなされ、任意後見が発効する。

審判のため求められる診断書および鑑定書作成の手引は最高裁判所から公表されており、記載時にはこれらに従う[5,6]。後見・保佐には原則として鑑定が要されるが、判定が明らかである場合、鑑定は省略される。補助・任意後見については通常鑑定を要さないが、求められる場合もある。鑑定はまず主治医に依頼があるが、対応できない場合、他の医師が探される。鑑定費用は医師が個別に設定でき、2017年は全体の97.5%が10万円以下で、57.8%が5万円以下であった[4]。

成年後見制度では、財産管理ともう1つの重要な役割として意思決定支援・身上監護がある。身上監護とは本人の身の回りの世話や療養看護を指し、医療や介護サービスを適切に受けられるよう支援する。医療同意はまだ法的整備が十分でなく迷われる例も多いが、本人に同意能力がない場合、後見人等をインフォームド・コンセントの対象とする必要がある[7]。

成年後見制度では受任者不足が課題にあり、国は2012年老人福祉法を改定し、市町村には研修実施など市民後見人養成を求めるほか、2016年「成年後見制度の利用の促進に関する法律」を施行、さらに多くの後見人等養成が急がれている。また、2012年から後見制度支援信託が導入され、日常的な支払いに必要十分な額以上の金銭を信託銀行に信託する仕組みも整えられている。

22.4 高齢者の運転免許

> **POINT**
> 1. 認知症と診断し、患者が自動車運転をしていることがわかった場合には、自動車の運転を中止し免許証を返納するように患者および家族（または介護者）に説明して、その旨を診療録に記載する。
> 2. 75歳以上の高齢者が運転免許を更新するとき、または一定の交通違反を行った際、簡易の認知機能検査を受けねばならず、そこで「認知症の疑いあり」（第1分類）と判定された場合、認知症であるかどうかの診断書が求められる。

2017年から、75歳以上の高齢者は、運転免許更新時や一定の交通違反を行った際、簡易の認知機能検査を受けねばならず、そこで「認知症の疑いあり」（第1分類）と判定された場合、認知症であるかどうかの診断書を提出するか、臨時適性検査を受けなくてはならない。このときに用いる診断書の記載例を巻末に掲載する[8]。ここで言う認

高齢者医療に関係する制度の概要

知症とは介護保険法に規定する定義、すなわち「脳の器質的な変化により日常生活に支障が生じる程度にまで記憶機能及びその他の認知機能が低下した状態」を指す。「病院または診療所の名称」では認知症疾患医療センターに指定されている機関である場合にはその旨を、「担当医氏名」では日本認知症学会、老年精神医学会等の学会認定専門医である場合にはその旨を記載する。その診断を用いて、免許の可否等は表6のとおり定められている[9]。これらの一連の手続きの流れは図2のとおりである[10]。

認知症の運転については、5学会による合同ガイドラインにより以下のように示されている[11]。なお届出は医師の任意によるものである。

1) 医師が認知症と診断し、患者が自動車運転をしていることがわかった場合には、自動車の運転を中止し、免許証を返納するように患者および家族（または介護者）に説明して、その旨を診療録に記載する。

2) 認知症の診断の届出をする際には、患者本人および家族（または介護者）の同意を得るようにする。

3) 届出をした医師はその写しを本人もしくは家族（または介護者）に渡すようにする。

4) 家族または介護者から認知症がある患者の運転をやめさせる方法について相談を受けた場合には、本人の同意を得ることが困難な場合も含め、状況を総合的に勘案し相談を受けた医師が届出について判断する。

表6　認知症に係る免許の可否等の運用基準

（1）アルツハイマー型認知症、血管性認知症、前頭側頭型認知症及びレビー小体型認知症 　　→拒否又は取消し
（2）その他の認知症（甲状腺機能低下症、脳腫瘍、慢性硬膜下血腫、正常圧水頭症、頭部外傷後遺症等） 　ア　医師が「認知症について回復の見込みがない」又は「認知症について6か月以内に回復する見込みがない」旨の診断を行った場合　→　拒否又は取消し 　イ　医師が「認知症について6か月以内に回復する見込みがある」旨の診断を行った場合 　　→6か月の保留又は停止 　保留・停止期間中に適性検査の受検又は診断書の提出の命令を発出し、 　①適性検査結果又は診断結果が「認知症について回復した」旨の内容である場合　→　拒否等を行わない 　②「いまだ回復した旨の診断はできないが、それは期間中に○といった特殊な事情があったためで、さらに6か月以内にその診断を行う見込みがある」旨の内容である場合　→　さらに6か月以内の保留又は停止 　③その他の場合　→　拒否又は取消し
（3）認知機能の低下がみられ今後認知症となるおそれがある場合、医師が「軽度の認知機能低下」「境界状態」「認知症の疑い」等の診断を行った場合　→　6か月後に臨時適性検査

図2 認知機能検査で認知症のおそれがあると判定された方の手続の流れ

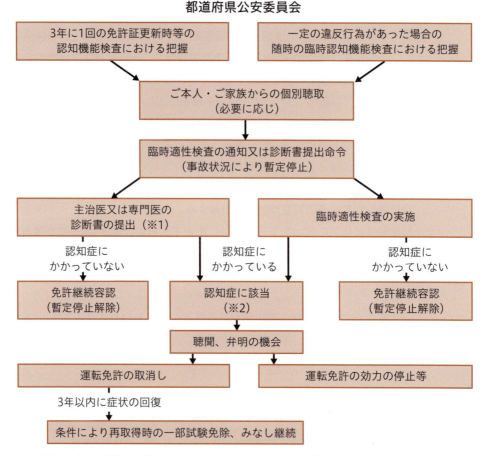

※1 認知症に関し専門的な知識を有する医師又は認知症に係る主治医が作成した診断書であって、診断に係る検査の結果及び認知症に該当しないと認められるかどうかに関する医師の意見が記載されたもの。
※2 介護保険法第5条の2に規定の認知症（脳血管疾患、アルツハイマー病その他の要因に基づく脳の器質的な変化により日常生活に支障が生じる程度にまで記憶機能及びその他の認知機能が低下した状態）

文献

1) 公的介護保険制度の現状と今後の役割．平成27年度．厚生労働省老健局．https://www.mhlw.go.jp/file/06-Seisakujouhou-12300000-Roukenkyoku/201602kaigohokenntoha_2.pdf
2) 主治医意見書記入の手引き．平成21年度版．厚生労働省．
3) 水野　裕、難波吉雄：高齢社会と成年後見制度．日老医誌 2001；38：591-9．
4) 最高裁判所事務総局家庭局：成年後見関係事件の概況．http://www.courts.go.jp
5) 最高裁判所事務総局家庭局：成年後見制度における診断書作成の手引．2013．
6) 最高裁判所事務総局家庭局：成年後見制度における鑑定書作成の手引．2011．
7) 熊田　均：認知症患者への成年後見制度による支援と限界．日老医誌 2016；53：227-33．
8) 警察庁交通局運転免許課：主治医の診断書の様式のモデルについて．警察庁丁運発第110号．2017．
9) 警察庁交通局運転免許課：一定の病気等に係る運転免許関係事務に関する運用上の留意事項について．警察庁丁運発第109号．2017．
10) 日本医師会：かかりつけ医向け認知症高齢者の運転免許更新に関する診断書作成の手引．2017．
11) 日本神経学会、日本神経治療学会、日本認知症学会、日本老年医学会、日本老年精神医学会：わが国における運転免許証に係る認知症等の診断の届出ガイドライン．2014．

巻末資料

1. スクリーニングや評価に用いるチェックシート

1. 基本チェックリスト

No.	質問事項	回答(いずれかに○を お付け下さい)	
1	バスや電車で1人で外出していますか	0.はい	1.いいえ
2	日用品の買い物をしていますか	0.はい	1.いいえ
3	預貯金の出し入れをしていますか	0.はい	1.いいえ
4	友人の家を訪ねていますか	0.はい	1.いいえ
5	家族や友人の相談にのっていますか	0.はい	1.いいえ
6	階段を手すりや壁をつたわらずに昇っていますか	0.はい	1.いいえ
7	椅子に座った状態から何もつかまらずに立ち上がっていますか	0.はい	1.いいえ
8	15分くらい続けて歩いていますか	0.はい	1.いいえ
9	この1年間に転んだことがありますか	1.はい	0.いいえ
10	転倒に対する不安は大きいですか	1.はい	0.いいえ
11	6カ月間で2〜3kg以上の体重減少がありましたか	1.はい	0.いいえ
12	身長　　　cm 体重　　　kg （BMI＝　　　）(注)		
13	半年前に比べて固いものが食べにくくなりましたか	1.はい	0.いいえ
14	お茶や汁物等でむせることがありますか	1.はい	0.いいえ
15	口の渇きが気になりますか	1.はい	0.いいえ
16	週に1回以上は外出していますか	0.はい	1.いいえ
17	昨年と比べて外出の回数が減っていますか	1.はい	0.いいえ
18	周りの人から「いつも同じことを聞く」などのもの忘れがあると言われますか	1.はい	0.いいえ
19	自分で電話番号を調べて、電話をかけることをしていますか	0.はい	1.いいえ
20	今日が何月何日かわからない時がありますか	1.はい	0.いいえ
21	(ここ2週間)毎日の生活に充実感がない	1.はい	0.いいえ
22	(ここ2週間)これまで楽しんでやれていたことが楽しめなくなった	1.はい	0.いいえ
23	(ここ2週間)以前は楽にできていたことが今ではおっくうに感じられる	1.はい	0.いいえ
24	(ここ2週間)自分が役に立つ人間だと思えない	1.はい	0.いいえ
25	(ここ2週間)わけもなく疲れたような感じがする	1.はい	0.いいえ

(注)BMI＝体重(kg)÷身長(m)÷身長(m)が18.5未満の場合に該当とする。

巻末資料

2. 基本チェックリストでの質問項目の意義と介護予防プログラムでの利用

項目番号	評価内容	介護予防プログラムでの利用法
1～3	手段的ADL	特になし
4、5	社会的ADL	特になし
6～10	運動・転倒	3/5以上なら「運動器の機能向上プログラム」へ
11、12	栄養	11が"はい"かつ12のBMI＜18.5なら「栄養改善プログラム」へ。ほかに、血清Albが3.8g/dL以下も同プログラムへ
13～15	口腔機能	2/3以上なら「口腔機能向上プログラム」へ。ほかに、口腔内の衛生に問題がみられる場合、反復唾液嚥下テストで30秒間に2回以下の場合も同プログラムへ
16、17	閉じこもり	16が"いいえ"なら「閉じこもり予防・支援プログラム」へ
18～20	認知症	1/3以上なら「認知症予防・支援プログラム」へ
21～25	うつ	2/5以上なら「うつ予防・支援プログラム」へ

(介護予防のための生活機能評価に関するマニュアル(改訂版)平成21年3月から作成)

3. 日本版CHS（J-CHS基準）

項目	評価基準
体重減少	6カ月で、2～3kg以上の体重減少(基本チェックリスト ＃11)
筋力低下	握力：男性＜26kg、女性＜18kg
疲労感	(ここ2週間)訳もなく疲れたような感じがする(基本チェックリスト ＃25)
歩行速度	通常歩行速度＜1.0m/秒
身体活動	①軽い運動・体操をしていますか？ ②定期的な運動・スポーツをしていますか？ 上記の2つのいずれも「週に1回もしていない」と回答

3つ以上該当：フレイル、1～2つ該当：プレフレイル

4. 意欲の指標（Vitality index）

1）起床（Wake up）	いつも定時に起床している 起こさないと起床しないことがある 自分から起床することはない	2 1 0
2）意思疎通 　（Communication）	自分から挨拶する、話し掛ける 挨拶、呼びかけに対して返答や笑顔がみられる 反応がない	2 1 0
3）食事（Feeding）	自分から進んで食べようとする 促されると食べようとする 食事に関心がない、全く食べようとしない	2 1 0
4）排泄 　（On and Off Toilet）	いつも自ら便意尿意を伝える、あるいは自分で排尿、排便を行う 時々、尿意便意を伝える 排泄に全く関心がない	2 1 0
5）リハビリ・活動 　（Rehabilitation、Activity）	自らリハビリに向かう、活動を求める 促されて向かう 拒否、無関心	2 1 0

除外規定：意識障害、高度の臓器障害、急性疾患（肺炎など発熱）

判定上の注意

1) 薬剤の影響（睡眠薬など）を除外。起座できない場合、開眼し覚醒していれば2点
2) 失語の合併がある場合、言語以外の表現でよい
3) 器質的消化器疾患を除外。麻痺で食事の介護が必要な場合、介助により摂取意欲があれば2点（口まで運んでやった場合も積極的に食べようとすれば2点）
4) 失禁の有無は問わない。尿意不明の場合、失禁後にいつも不快を伝えれば2点。
5) リハビリでなくとも散歩やレクリエーション、テレビでもよい。寝たきりの場合、受動的理学運動に対する反応で判定する。

(Toba K, et al: Geriatr Gerontol Int 2002; 2: 23 -9)

5. 改訂長谷川式簡易知能評価（HDS-R）

	質問内容	配点					
1	お歳はいくつですか？（2歳までの誤差は正解）		0　　1				
2	今日は何年の何月何日ですか？ 何曜日ですか？ 　（年、月、日、曜日が正解でそれぞれ1点ずつ）	年　0　1 月　0　1 日　0　1 曜日　0　1					
3	私たちが今いるところはどこですか？ （自発的にできれば2点、5秒おいて家ですか？病院ですか？施設ですか？の中から正しい選択をすれば1点）	0　　1　　2					
4	これから言う3つの言葉を言ってみてください。後でまた聞きますのでよく覚えておいてください。 （以下の系列のいずれか1つで、採用した系列に○印をつけておく） 　　　1　　a)桜　b)猫　c)電車 　　　2　　a)梅　b)犬　c)自転車	0　1 0　1 0　1					
5	100から7を順番に引いてください。 （100－7は？それからまた7を引くと？と質問する。最初の答えが不正解の場合は打ち切る）	(93)　0　1 (86)　0　1					
6	わたしがこれから言う数字を逆から言ってください。 （6－0－2，3－5－2－9を逆に言ってもらう。3桁逆唱に失敗したら打ち切る）	(206)　　0　1 (9253)　　0　1					
7	先ほど覚えてもらった言葉を言ってみてください。後でまた聞きますのでよく覚えておいてください。 （自発的に回答があれば各2点。もし回答がない場合以下のヒントを与え、正解であれば1点a)植物　b)動物　c)乗り物）	a　0　1　2 b　0　1　2 c　0　1　2					
8	これから5つの品物を見せます。それを隠しますので何があったか言ってください。（時計、鍵、タバコ、ペン、硬貨など必ず相互に無関係なもの）	0　1　2　3　4　5					
9	知っている野菜の名前をできるだけ多く言ってください。（答えた野菜の名前を右欄に記入する。　途中でつまり、約10秒間待っても出ない場合には そこで打ち切る） 0～5＝0点、6＝1点、7＝2点、8＝3点、9＝4点、10＝5点	0　1　2　3　4　5					

30点満点中20点以下は認知症の疑いあり。

（加藤伸司ほか: 老年精医 1991; 2: 1339）

6. 手段的日常生活動作（IADL）尺度

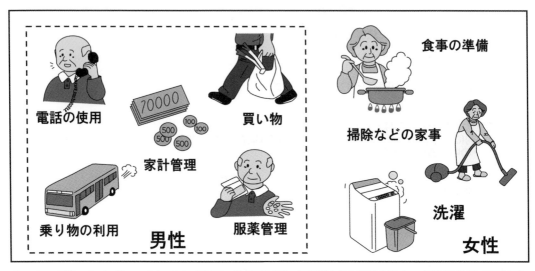

Lawton MP, et al : Gerontologist. 1969; 9:179-86. に記載された項目を示す。 男性5点（8点でも可）、女性8点を満点とし、点数が高いほど自立していることを表す。

7. 基本的ADL評価項目

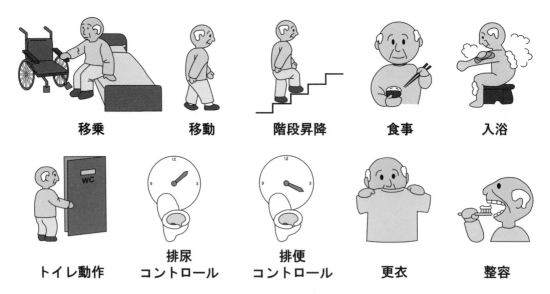

Mahoney F, et al: Functional evaluation: The Barthel Index. Md. State. Med. J. 1965; 14:61-5. に記載された項目を示す。点数が高いほど自立していることを表す。

8. 老研式活動能力指標

	質問	1	0	1か0を記入
1	バスや電車を使って1人で外出できますか	はい	いいえ	
2	日用品の買い物ができますか	はい	いいえ	
3	自分で食事の用意ができますか	はい	いいえ	
4	請求書の支払いができますか	はい	いいえ	
5	銀行預金・郵便貯金の出し入れが自分でできますか	はい	いいえ	
6	年金などの書類が書けますか	はい	いいえ	
7	新聞を読んでいますか	はい	いいえ	
8	本や雑誌を読んでいますか	はい	いいえ	
9	健康についての記事や番組に関心がありますか	はい	いいえ	
10	友だちの家を訪ねることがありますか	はい	いいえ	
11	家族や友だちの相談にのることがありますか	はい	いいえ	
12	病人を見舞うことができますか	はい	いいえ	
13	若い人に自分から話しかけることがありますか	はい	いいえ	
			合計得点	点

点数が高いほど自立していることを表す。

老研式活動能力判定のための性・年齢別得点（平均値±標準偏差）

	男性	女性	計
65～69歳	11.8±1.9 (316)	11.8±2.0 (352)	11.8±2.0 (668)
70～74歳	11.1±2.8 (236)	11.0±2.4 (301)	11.0±2.6 (537)
75～79歳	10.4±3.2 (134)	10.5±2.9 (211)	10.5±3.0 (345)
80歳～	8.7±4.2 (96)	7.6±4.2 (163)	8.0±4.2 (259)
計	11.0±3.0 (782)	10.6±3.1 (1,027)	10.8±3.0 (1,809)

（　）は標本数
（古谷野亘ほか：地域老人の生活機能；老研式活動能力指標による測定値の分布. 日公衛誌 1993; 40: 468-78）

9. DASC-21

The Dementia Assessment Sheet for Community-based Integrated Care System-21 items(DASC-21)

記入日　　　　年　　　月　　　　日

				本人以外の情報提供者氏名：　　　　　　　　　（本人との続柄：　　）　記入者氏名：　　　　　　　（所属・職種：　　　　　）

ご本人の氏名：　　　　　　　　　　　　　　生年月日：　　年　　　月　　　日（　　歳）　男・女　独居・同居

本人以外の情報提供者氏名：　　　　　　　　　（本人との続柄：　　）　記入者氏名：　　　　　　（所属・職種：　　　　）

		1点	2点	3点	4点	評価項目		備考欄
A	もの忘れが多いと感じますか	1. 感じない	2. 少し感じる	3. 感じる	4. とても感じる	導入の質問（採点せず）		
B	1年前と比べて、もの忘れが増えたと感じますか	1. 感じない	3. 少し感じる	3. 感じる	4. とても感じる			
1	財布や鍵など、物を置いた場所がわからなくなることがありますか	1.まったくない	2.ときどきある	3. 頻繁にある	4. いつもそうだ	記憶	近時記憶	
2	5分前に聞いた話を思い出せないことがありますか	1.まったくない	2.ときどきある	3. 頻繁にある	4. いつもそうだ			
3	自分の生年月日がわからなくなることがありますか	1.まったくない	2.ときどきある	3. 頻繁にある	4. いつもそうだ		遠隔記憶	
4	今日が何月何日かわからないときがありますか	1.まったくない	2.ときどきある	3. 頻繁にある	4. いつもそうだ	見当識	時間	
5	自分のいる場所がどこだかわからなくなることはありますか	1.まったくない	2.ときどきある	3. 頻繁にある	4. いつもそうだ		場所	
6	道に迷って家に帰ってこれなくなることはありますか	1.まったくない	2.ときどきある	3. 頻繁にある	4. いつもそうだ		道順	
7	電気やガスや水道が止まってしまったときに、自分で適切に対処できますか	1. 問題なくできる	2.だいたいできる	3. あまりできない	4. まったくできない	問題解決判断力	問題解決	
8	一日の計画を自分で立てることができますか	1. 問題なくできる	2.だいたいできる	3. あまりできない	4. まったくできない			
9	季節や状況に合った服を自分で選ぶことができますか	1. 問題なくできる	2.だいたいできる	3. あまりできない	4. まったくできない		社会的判断力	
10	一人で買い物はできますか	1. 問題なくできる	2.だいたいできる	3. あまりできない	4. まったくできない	家庭外のIADL	買い物	
11	バスや電車、自家用車などを使って一人で外出できますか	1. 問題なくできる	2.だいたいできる	3. あまりできない	4. まったくできない		交通機関	
12	貯金の出し入れや、家賃や公共料金の支払いは一人でできますか	1. 問題なくできる	2.だいたいできる	3. あまりできない	4. まったくできない		金銭管理	
13	電話をかけることができますか	1. 問題なくできる	2.だいたいできる	3. あまりできない	4. まったくできない	家庭内のIADL	電話	
14	自分で食事の準備はできますか	1. 問題なくできる	2.だいたいできる	3. あまりできない	4. まったくできない		食事の準備	
15	自分で、薬を決まった時間に決まった分量を飲むことはできますか	1. 問題なくできる	2.だいたいできる	3. あまりできない	4. まったくできない		服薬管理	
16	入浴は一人でできますか	1. 問題なくできる	2.見守りや声がけを要する	3.一部介助を要する	4. 全介助を要する	身体的ADL①	入浴	
17	着替えは一人でできますか	1. 問題なくできる	2.見守りや声がけを要する	3.一部介助を要する	4. 全介助を要する		着替え	
18	トイレは一人でできますか	1. 問題なくできる	2.見守りや声がけを要する	3.一部介助を要する	4. 全介助を要する		排泄	
19	身だしなみを整えることは一人でできますか	1. 問題なくできる	2.見守りや声がけを要する	3.一部介助を要する	4. 全介助を要する	身体的ADL②	整容	
20	食事は一人でできますか	1. 問題なくできる	2.見守りや声がけを要する	3.一部介助を要する	4. 全介助を要する		食事	
21	家のなかでの移動は一人でできますか	1. 問題なくできる	2.見守りや声がけを要する	3.一部介助を要する	4. 全介助を要する		移動	

DASC 21：(1～21項目まで)の合計点　　　　点/84点

地域包括ケアシステムにおける認知症アセスメント(DASC-21)©粟田主一 東京都健康長寿医療センター研究所

[（一社）認知症アセスメント普及・開発センター(https://dasc.jp/about/download)]

巻末資料

10. 認知・生活機能質問票(DASC-8)

Assessment Sheet for Cognition and Daily Function-8 items(i.e. the Dementia Assessment Sheet for Community-based Integrated Care System-8 items)

記入日　　　年　　月　　日

ご本人の氏名：		生年月日：　　年　　月　　日(　　歳)				男 ・ 女		独居・同居
本人以外の情報提供者氏名：　　　　　　(本人との続柄：　　)				記入者氏名：　　　　　　(所属・職種：　　　　)				

		1点	2点	3点	4点	評価項目		備考欄
A	もの忘れが多いと感じますか	1. 感じない	2. 少し感じる	3. 感じる	4. とても感じる	導入の質問 (採点せず)		
B	1年前と比べて、もの忘れが増えたと感じますか	1. 感じない	3. 少し感じる	3. 感じる	4. とても感じる			
1	財布や鍵など、物を置いた場所がわからなくなることがありますか	1. まったくない	2. ときどきある	3. 頻繁にある	4. いつもそうだ	記憶	近時記憶	
2	今日が何月何日かわからないときがありますか	1. まったくない	2. ときどきある	3. 頻繁にある	4. いつもそうだ	見当識	時間	
3	一人で買い物はできますか	1. 問題なくできる	2. だいたいできる	3. あまりできない	4. まったくできない	手段的ADL	買い物	
4	バスや電車、自家用車などを使って一人で外出できますか	1. 問題なくできる	2. だいたいできる	3. あまりできない	4. まったくできない		交通機関	
5	貯金の出し入れや、家賃や公共料金の支払いは一人でできますか	1. 問題なくできる	2. だいたいできる	3. あまりできない	4. まったくできない		金銭管理	
6	トイレは一人でできますか	1. 問題なくできる	2. 見守りや声がけを要する	3. 一部介助を要する	4. 全介助を要する	基本的ADL	排泄	
7	食事は一人でできますか	1. 問題なくできる	2. 見守りや声がけを要する	3. 一部介助を要する	4. 全介助を要する		食事	
8	家のなかでの移動は一人でできますか	1. 問題なくできる	2. 見守りや声がけを要する	3. 一部介助を要する	4. 全介助を要する		移動	

DASC-8：(1〜8項目までの)合計点　　　　　　　　　　点/32点

参考：高齢者糖尿病の血糖コントロール目標(HbA1c)におけるカテゴリー分類とDASC-8の合計点の関係
　　　カテゴリーI(認知機能正常かつADL自立)　　　　　　　　　　　　　　　　　　10点以下
　　　カテゴリーII(軽度認知障害〜軽度認知症または手段的ADL低下、基本的ADL自立)　11〜16点
　　　カテゴリーIII(中等度以上の認知症または基本的ADL低下または多くの併存疾患や機能障害)　17点以上
　　　本ツールはスクリーニングツールのため、実際のカテゴリー分類には個別に評価が必要

(日本老年医学会, 2018)

199

2．介護保険申請のための主治医意見書

主治医意見書　　　　　　　　　　　　　　　　　　　記入日　令和　　年　　月　　日

申　請　者	（ふりがな）	男・女	〒　　　－
	明・大・昭　　年　　月　　日生（　　歳）		連絡先　　　（　　　）

上記の申請者に関する意見は以下の通りです。
主治医として、本意見書が介護サービス計画作成に利用されることに　□同意する。　□同意しない。
医師氏名＿＿＿＿＿＿＿＿＿＿＿＿＿＿＿＿＿＿＿
医療機関名＿＿＿＿＿＿＿＿＿＿＿＿＿＿＿　　　電話　　　（　　　）
医療機関所在地＿＿＿＿＿＿＿＿＿＿＿＿＿　　　FAX　　　（　　　）

（1）最終診察日	令和　　　　年　　　　　月　　　　　　日
（2）意見書作成回数	□初回　□2回目以上
（3）他科受診の有無	□有　　□無 （有の場合）→□内科　□精神科　□外科　□整形外科　□脳神経外科　□皮膚科　□泌尿器科 　　□婦人科　　□眼科　□耳鼻咽喉科　□リハビリテーション科　□歯科　□その他（　　　　　　）

1．傷病に関する意見

（1）診断名（特定疾病または生活機能低下の直接の原因となっている傷病名については1.に記入）及び発症年月日
1.＿＿＿＿＿＿＿＿＿＿＿＿　　　　　　発症年月日（昭和・平成・令和　　　年　　　月　　　日頃）
2.＿＿＿＿＿＿＿＿＿＿＿＿　　　　　　発症年月日（昭和・平成・令和　　　年　　　月　　　日頃）
3.＿＿＿＿＿＿＿＿＿＿＿＿　　　　　　発症年月日（昭和・平成・令和　　　年　　　月　　　日頃）

（2）症状としての安定性　　　　　　　□安定　　　　　□不安定　　　　□不明
（「不安定」とした場合、具体的な状況を記入）

（3）生活機能低下の直接の原因となっている傷病または特定疾病の経過及び投薬内容を含む治療内容 　　〔最近（概ね6ヶ月以内）介護に影響のあったもの 及び 特定疾病についてはその診断の根拠等について記入〕

2．特別な医療　（過去14日間以内に受けた医療のすべてにチェック）

処置内容	□点滴の管理　　　　□中心静脈栄養　　　　□透析　　　　□ストーマの処置　□酸素療法 □レスピレーター　　□気管切開の処置　　　□疼痛の看護　□経管栄養
特別な対応	□モニター測定（血圧、心拍、酸素飽和度等）　□褥瘡の処置
失禁への対応	□カテーテル（コンドームカテーテル、留置カテーテル 等）

3．心身の状態に関する意見

（1）日常生活の自立度等について
・障害高齢者の日常生活自立度（寝たきり度）　　□自立　□J1　□J2　□A1　□A2　□B1　□B2　□C1　□C2
・認知症高齢者の日常生活自立度　　　　　　　　□自立　□I　□IIa　□IIb　□IIIa　□IIIb　□IV　□M

（2）認知症の中核症状（認知症以外の疾患で同様の症状を認める場合を含む）
・短期記憶　　　　　　　　　　　　□問題なし　　□問題あり
・日常の意思決定を行うための認知能力　□自立　　　□いくらか困難　□見守りが必要　　　□判断できない
・自分の意思の伝達能力　　　　　□伝えられる　□いくらか困難　□具体的要求に限られる　□伝えられない

（3）認知症の周辺症状　（該当する項目全てチェック：認知症以外の疾患で同様の症状を認める場合を含む）
□無　┊　□有　{　□幻視・幻聴　　□妄想　　　□昼夜逆転　□暴言　　□暴行　　□介護への抵抗　　□徘徊 　　　　　　　　□火の不始末　□不潔行為　□異食行動　□性的問題行動　□その他（　　　　　　）

（4）その他の精神・神経症状
□無　┊　□有　〔症状名：　　　　　　　　　　　　専門医受診の有無　□有　（　　　　　　　）□無〕

（5）身体の状態

利き腕（□右 □左）身長＝ ___ cm 体重＝ ___ kg（過去6ヶ月の体重の変化 □増加 □維持 □減少）

□四肢欠損 （部位：_____）

□麻痺 □右上肢（程度：□軽 □中 □重） □左上肢（程度：□軽 □中 □重）
　　　 □右下肢（程度：□軽 □中 □重） □左下肢（程度：□軽 □中 □重）
　　　 □その他（部位： 　　　　 程度：□軽 □中 □重）

□筋力の低下 （部位：_____ 程度：□軽 □中 □重）

□関節の拘縮 （部位：_____ 程度：□軽 □中 □重）

□関節の痛み （部位：_____ 程度：□軽 □中 □重）

□失調・不随意運動 ・上肢 □右 □左 ・下肢 □右 □左 ・体幹 □右 □左

□褥瘡 （部位：_____ 程度：□軽 □中 □重）

□その他の皮膚疾患（部位：_____ 程度：□軽 □中 □重）

4．生活機能とサービスに関する意見

（1）移動

屋外歩行	□自立	□介助があればしている	□していない
車いすの使用	□用いていない	□主に自分で操作している	□主に他人が操作している
歩行補助具・装具の使用(複数選択可)	□用いていない	□屋外で使用	□屋内で使用

（2）栄養・食生活

食事行為 □自立ないし何とか自分で食べられる 　　　□全面介助
現在の栄養状態 □良好 　　　□不良
→ 栄養・食生活上の留意点 （ 　　　　　　　　　　　　　　　　　）

（3）現在あるかまたは今後発生の可能性の高い状態とその対処方針

□尿失禁 □転倒・骨折 □移動能力の低下 □褥瘡 □心肺機能の低下 □閉じこもり □意欲低下 □徘徊
□低栄養 □摂食・嚥下機能低下 □脱水 □易感染性 □がん等による疼痛 □その他（ 　　　）
→ 対処方針 （ 　　　　　　　　　　　　　　　　　　　　）

（4）サービス利用による生活機能の維持・改善の見通し

□期待できる 　　□期待できない 　　□不明

（5）医学的管理の必要性（特に必要性の高いものには下線を引いて下さい。予防給付により提供されるサービスを含みます。）

□訪問診療 □訪問看護 □看護職員の訪問による相談・支援 □訪問歯科診療
□訪問薬剤管理指導 □訪問リハビリテーション □短期入所療養介護 □訪問歯科衛生指導
□訪問栄養食事指導 □通所リハビリテーション □その他の医療系サービス （ 　　　　　）

（6）サービス提供時における医学的観点からの留意事項

・血圧 □特になし □あり（ 　　　　）・移動 □特になし □あり（ 　　　　）
・摂食 □特になし □あり（ 　　　　）・運動 □特になし □あり（ 　　　　）
・嚥下 □特になし □あり（ 　　　　）・その他（ 　　　　）

（7）感染症の有無（有の場合は具体的に記入して下さい）

□無 □有（ 　　　　　　　　　） 　　□不明

5．特記すべき事項

要介護認定及び介護サービス計画作成時に必要な医学的なご意見等を記載して下さい。なお、専門医等に別途意見を求めた場合はその内容、結果も記載して下さい。（情報提供書や身体障害者申請診断書の写し等を添付して頂いても結構です。）

3. 高齢者の処方適正化スクリーニングツール

特に慎重な投与を要する薬物のリスト①

分類	薬物（クラスまたは一般名）	代表的な一般名（すべて該当の場合は無記載）	対象となる患者群（すべて対象となる場合は無記載）	主な副作用・理由	推奨される使用法	エビデンスの質と推奨度
抗精神病薬	抗精神病薬全般	定型抗精神病薬（ハロペリドール、クロルプロマジン、レボメプロマジンなど）非定型抗精神病薬（リスペリドン、オランザピン、アリピプラゾール、クエチアピン、ペロスピロンなど）	認知症患者全般	錐体外路症状、過鎮静、認知機能低下、脳血管障害と死亡率の上昇。非定型抗精神病薬には血糖値上昇のリスク	定型抗精神病薬の使用はできるだけ控える。非定型抗精神病薬は必要最小限の使用にとどめる。ブチロフェノン系（ハロペリドールなど）はパーキンソン病に禁忌。オランザピン、クエチアピンは糖尿病に禁忌	エビデンスの質：中推奨度：強
睡眠薬	ベンゾジアゼピン系睡眠薬・抗不安薬	フルラゼパム、ハロキサゾラム、ジアゼパム、トリアゾラム、エチゾラムなどすべてのベンゾジアゼピン系睡眠薬・抗不安薬		過鎮静、認知機能低下、せん妄、転倒・骨折、運動機能低下	長時間作用型は使用するべきでない。トリアゾラムは健忘のリスクがあり使用するべきでない。ほかのベンゾジアゼピン系も可能な限り使用を控える。使用する場合最低必要量をできるだけ短期間使用に限る	エビデンスの質：高推奨度：強
	非ベンゾジアゼピン系睡眠薬	ゾピクロン、ゾルピデム、エスゾピクロン		転倒・骨折。その他ベンゾジアゼピン系と類似の有害作用の可能性あり	漫然と長期投与せず、減量、中止を検討する。少量の使用にとどめる	エビデンスの質：中推奨度：強
抗うつ薬	三環系抗うつ薬	アミトリプチリン、クロミプラミン、イミプラミンなど、すべての三環系抗うつ薬		認知機能低下、せん妄、便秘、口腔乾燥、起立性低血圧、排尿症状悪化、尿閉	可能な限り使用を控える	エビデンスの質：高推奨度：強
	SSRI	パロキセチン、セルトラリン、フルボキサミン、エスシタロプラム	消化管出血	消化管出血リスクの悪化	SSRIは慎重投与	エビデンスの質：中推奨度：強
スルピリド	スルピリド	スルピリド		錐体外路症状	可能な限り使用を控える。使用する場合には50mg/日以下に。褐色細胞腫にスルピリドは使用禁忌	エビデンスの質：低推奨度：強
抗パーキンソン病薬	パーキンソン病治療薬（抗コリン薬）	トリヘキシフェニジル、ビペリデン		認知機能低下せん妄過鎮静口腔乾燥便秘排尿症状悪化、尿閉	可能な限り使用を控える代替薬：L-ドパ	エビデンスの質：中推奨度：強

（日本老年医学会編：高齢者の安全な薬物療法ガイドライン2015）

巻末資料

特に慎重な投与を要する薬物のリスト②

分類	薬物（クラスまたは一般名）	代表的な一般名（すべて該当の場合は無記載）	対象となる患者群（すべて対象となる場合は無記載）	主な副作用・理由	推奨される使用法	エビデンスの質と推奨度
ステロイド	経口ステロイド薬	プレドニゾロン、メチルプレドニゾロン、ベタメタゾンなど	慢性安定期のCOPD患者	呼吸筋の筋力低下および呼吸不全の助長、消化性潰瘍の発生	使用すべきでない増悪時、Ⅲ期以上の症例や入院管理が必要な患者では、プレドニゾロン40mg/日を5日間投与が勧められる	エビデンスの質：高 推奨度：強
抗血栓薬（抗血小板薬、抗凝固薬）	抗血小板薬	アスピリン、クロピドグレル、シロスタゾール	心房細動患者	抗凝固薬のほうが有効性が高い。出血リスクは同等	原則として使用せず、抗凝固薬の投与を考慮するべき	エビデンスの質：高 推奨度：強
	アスピリン	アスピリン	上部消化管出血の既往のある患者	潰瘍、上部消化管出血の危険性を高める	可能な限り使用を控える。代替薬として他の抗血小板薬（クロピドグレルなど）使用する場合は、プロトンポンプ阻害薬やミソプロストールなどの胃保護薬を併用（適応症に注意）	エビデンスの質：高 推奨度：強
	複数の抗血栓薬（抗血小板薬、抗凝固薬）の併用療法			出血リスクが高まる	長期間（12カ月以上）の使用は原則として行わず、単独投与とする	エビデンスの質：中 推奨度：強
ジギタリス	ジゴキシン	ジゴキシン	＞0.125mg/日での使用	ジギタリス中毒	0.125mg/日以下に減量する。高齢者では0.125mg/日以下でもジギタリス中毒のリスクがあるため、血中濃度や心電図によるモニターが難しい場合には中止を考慮する	エビデンスの質：中 推奨度：強
利尿薬	ループ利尿薬	フロセミドなど		腎機能低下、起立性低血圧、転倒、電解質異常	必要最小限の使用にとどめ、循環血漿量の減少が疑われる場合、中止または減量を考慮する。適宜電解質・腎機能のモニタリングを行う	エビデンスの質：中 推奨度：強
	アルドステロン拮抗薬	スピロノラクトン、エプレレノン		高K血症	適宜電解質・腎機能のモニタリングを行う。特にK高値、腎機能低下の症例では少量の使用にとどめる	エビデンスの質：中 推奨度：強
β遮断薬	非選択的β遮断薬	プロプラノロール、カルテオロール	気管支喘息、COPD	呼吸器疾患の悪化や喘息発作誘発	気管支喘息やCOPDではβ1選択的β遮断薬に限るが、その場合でも適応自体を慎重に検討する。カルベジロールは、心不全合併COPD例で使用可（COPDの増悪の報告が少なく心不全への有用性が上回る。気管支喘息では禁忌）	エビデンスの質：高 推奨度：強

（日本老年医学会編：高齢者の安全な薬物療法ガイドライン2015）

特に慎重な投与を要する薬物のリスト③

分類	薬物（クラスまたは一般名）	代表的な一般名（すべて該当の場合は無記載）	対象となる患者群（すべて対象となる場合は無記載）	主な副作用・理由	推奨される使用法	エビデンスの質と推奨度
α遮断薬	受容体サブタイプ非選択的α₁受容体遮断薬	テラゾシン、プラゾシン、ウラピジル、ドキサゾシンなど		起立性低血圧、転倒	可能な限り使用を控える。代替薬：（高血圧）その他の降圧薬（前立腺肥大症）シロドシン、タムスロシン、ナフトピジル、植物製剤など	エビデンスの質：中推奨度：強
第一世代H₁受容体拮抗薬	H₁受容体拮抗薬（第一世代）	すべてのH₁受容体拮抗薬（第一世代）		認知機能低下、せん妄のリスク、口腔乾燥、便秘	可能な限り使用を控える	エビデンスの質：中推奨度：強
H₂受容体拮抗薬	H₂受容体拮抗薬	すべてのH₂受容体拮抗薬		認知機能低下、せん妄のリスク	可能な限り使用を控える。特に入院患者や腎機能低下患者では、必要最小限の使用にとどめる	エビデンスの質：中推奨度：強
制吐薬	制吐薬	メトクロプラミド、プロクロルペラジン、プロメタジン		ドパミン受容体遮断作用により、パーキンソン症状の出現・悪化が起きやすい	可能な限り使用を控える	エビデンスの質：中推奨度：強
緩下薬	酸化マグネシウム	酸化マグネシウム	腎機能低下	高Mg血症	高用量の使用は避ける。低用量から開始し、血清Mg値をモニターする。血清Mg値上昇時は使用を中止する。代替薬：他の作用機序の緩下薬	エビデンスの質：低推奨度：強
糖尿病薬	スルホニル尿素（SU）薬	クロルプロパミド、アセトヘキサミド、グリベンクラミド、グリメピリド		低血糖とそれが遷延するリスク	可能であれば使用を控える。代替薬としてDPP-4阻害薬を考慮	エビデンスの質：中推奨度：強
	ビグアナイド薬	ブホルミン、メトホルミン		低血糖、乳酸アシドーシス、下痢	可能であれば使用を控える。高齢者に対して、メトホルミン以外は禁忌	エビデンスの質：低推奨度：弱
	チアゾリジン薬	ピオグリタゾン		骨粗鬆症・骨折（女性）、心不全	心不全患者、心不全既往者には使用しない。高齢者では、少量から開始し、慎重に投与する	エビデンスの質：高推奨度：強
	α-グルコシダーゼ阻害薬	アカルボース、ボグリボース、ミグリトール		下痢、便秘、放屁、腹満感	腸閉塞などの重篤な副作用に注意する	エビデンスの質：中推奨度：弱
	SGLT2阻害薬	すべてのSGLT2阻害薬		重症低血糖、脱水、尿路・性器感染症のリスク	可能な限り使用せず、使用する場合は慎重に投与する	エビデンスの質：低推奨度：強
インスリン	スライディングスケールによるインスリン投与	すべてのインスリン製剤		低血糖のリスクが高い	高血糖性昏睡を含む急性病態を除き、可能な限り使用を控える	エビデンスの質：中推奨度：強

（日本老年医学会編：高齢者の安全な薬物療法ガイドライン2015）

巻末資料

特に慎重な投与を要する薬物のリスト④

分類	薬物（クラスまたは一般名）	代表的な一般名（すべて該当の場合は無記載）	対象となる患者群（すべて対象となる場合は無記載）	主な副作用・理由	推奨される使用法	エビデンスの質と推奨度
過活動膀胱治療薬	オキシブチニン（経口）	オキシブチニン		尿閉、認知機能低下、せん妄のリスクあり。口腔乾燥、便秘の頻度高い	可能な限り使用しない。代替薬として他のムスカリン受容体拮抗薬	エビデンスの質：高 推奨度：強
	ムスカリン受容体拮抗薬	ソリフェナシン、トルテロジン、フェソテロジン、イミダフェナシン、塩酸プロピベリン、オキシブチニン経皮吸収型		口腔乾燥、便秘、排尿症状の悪化、尿閉	低用量から使用 前立腺肥大症の場合はα₁受容体遮断薬との併用。必要時、緩下剤を併用する	エビデンスの質：高 推奨度：強
非ステロイド性抗炎症薬 (NSAIDs)	NSAIDs	すべてのNSAIDs		腎機能低下、上部消化管出血のリスク	1. 使用をなるべく短期間にとどめる 2. 中止困難例では消化管の有害事象の予防にプロトンポンプ阻害薬やミソプロストールの併用を考慮 3. 中止困難例では、消化管の有害事象の予防に選択的COX-2阻害薬の使用を検討（セレコキシブなど） a. その場合も可能な限り低用量を使用 b. 消化管の有害事象の予防にプロトンポンプ阻害薬の併用を考慮	エビデンスの質：高 推奨度：強

（日本老年医学会編：高齢者の安全な薬物療法ガイドライン2015）

開始を考慮するべき薬物のリスト

分類	薬物（クラスまたは一般名）	代表的な一般名（すべて該当の場合は無記載）	推奨される使用法（対象となる病態・疾患名）	注意事項	エビデンスの質と推奨度
抗パーキンソン病薬	L-ドパ(DCI配合剤)	レボドパ・カルビドパ配合剤、レボドパ・ベンセラジド配合剤	精神症状あるいは認知機能障害を合併するか、症状改善の必要性が高い高齢パーキンソン病患者。1日量150mgから開始し、悪心・嘔吐などを観察しながら増量し至適用量にする	運動合併症(ウェアリングオフ、ジスキネジア、on-off)の発生が用量依存的に誘発されるため注意する。急な中断により、悪性症候群が誘発されることがあり注意する。閉塞隅角緑内障では禁忌	エビデンスの質：高 推奨度：強
インフルエンザワクチン	インフルエンザワクチン		高齢者での接種が勧められる。特に、呼吸・循環系の基礎疾患を有する者に勧められる	本剤成分によるアナフィラキシー既往歴を有する患者では禁忌	エビデンスの質：高 推奨度：強
肺炎球菌ワクチン	肺炎球菌ワクチン		高齢者での接種が勧められる。特に、呼吸・循環系の基礎疾患を有する者に勧められる。インフルエンザワクチンとの併用が勧められる	副作用として局所の発赤、腫脹など。再接種時に反応が強く出る可能性があり注意する	エビデンスの質：高 推奨度：強
ACE阻害薬	ACE阻害薬		心不全 誤嚥性肺炎ハイリスクの高血圧(脳血管障害と肺炎の既往を有する高血圧)	高K血症(ARBとは併用しない。アリスキレン、アルドステロン拮抗薬との併用に注意) 空咳	エビデンスの質：高 推奨度：強
アンジオテンシン受容体拮抗薬(ARB)	ARB	カンデサルタン	心不全に対してACE阻害薬に忍容性のない場合に使用。低用量より漸増	高K血症(ACE阻害薬とは併用しない。アリスキレン、アルドステロン拮抗薬との併用に注意) 心不全に保険適用のないジェネリックもあるため適応症に注意	エビデンスの質：高 推奨度：強
スタチン	スタチン	プラバスタチン、シンバスタチン、フルバスタチン、アトルバスタチン、ピタバスタチン、ロスバスタチン	冠動脈疾患の二次予防、および前期高齢者の冠動脈疾患、脳梗塞の一次予防を目的に使用する	筋肉痛、CK上昇 糖尿病の新規発症	エビデンスの質：高 推奨度：強
前立腺肥大症治療薬	受容体サブタイプ選択的α₁受容体遮断薬	シロドシン、タムスロシン、ナフトピジル	前立腺肥大症による排尿障害 特に尿閉の既往がある場合(尿閉後の使用でカテーテル再留置率が減少)	起立性低血圧、射精障害に留意	エビデンスの質：高 推奨度：強
関節リウマチ治療薬	DMARDs	メトトレキサート	活動性の関節リウマチの診断がついたとき	薬剤の選択は関節リウマチの活動状態や個々の患者の全身状態による。高齢者では薬物有害事象や易感染性の危険性が高まるため、治療開始前および開始後定期的にモニタリングを行う。ペニシラミンは高齢者に対して、原則禁忌である	エビデンスの質：高 推奨度：強

(日本老年医学会編：高齢者の安全な薬物療法ガイドライン2015)

4. 人工的水分・栄養補給の導入に関する意思決定プロセスのフローチャート

　以下フローチャートは、本人・家族等や医療・ケア提供者の間のコミュニケーションを通じて、皆が納得できる合意形成とそれに基づく選択・決定を目指して、個別事例ごとに進めるためのものである。

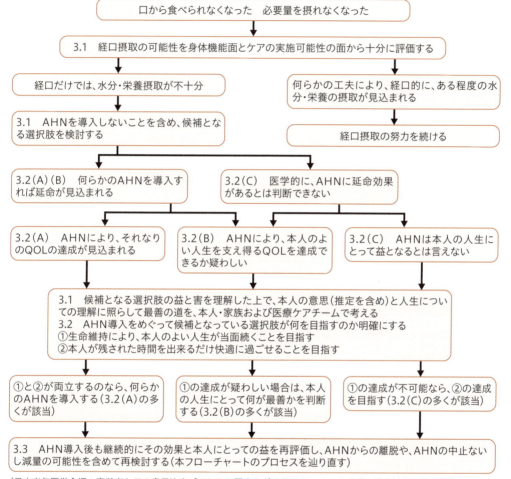

（日本老年医学会編：高齢者ケアの意思決定プロセスに関するガイドライン 人工的水分・栄養補給の導入を中心として．より）

　このフローチャートは、口から食べられなくなったとき、必要量を食べられなくなったときに用いる。まず、ケアの工夫をすることで再び口から食べられるようになる可能性を探る。このときに重要なことは、「本人が苦痛なく受け入れられるケア」の範囲内で工夫をすることである。

　ケアの工夫で必要量の栄養を口から食べられるようになればよいが、そうでない場合は、人工的水分・栄養補給法（artificial hydration and nutrition；AHN）の導入について検討する。その際、AHNの導入によって延命が見込まれるか、それなりの生活の質（QOL）が達成されるか、人生にとっての益があるかどうかを検討する。延命が見込まれる場合でも延命効果のみでAHNの導入を判断せず、延命することが本人のQOL・人生にとってどのような意味を持つか、本人の意思・推定意思、本人の人生についての理解に照らして最善の道を医療ケアチームで検討する。

　生命維持による本人のよい人生の継続および心地よいケアの両面から検討する。生命維持と心地よいケアが両立する場合はそれを選択する。生命維持が難しい場合は心地よいケアを選択する。生命維持が可能な場合でも、それが本人にとってよい人生の継続となるかどうか疑わしい場合には、あくまで本人の人生にとって何が最善か、医療・ケアチームで検討する。そして、AHN導入の有無について決定した後も、継続的に再検討を繰り返す。この「人工的水分・栄養補給の導入に関する意思決定プロセスのフローチャート」は、2018年3月に厚生労働省が改訂した「人生の最終段階における医療・ケアの決定プロセスに関するガイドライン」に親和的なAHNの選択のための手順書である。

5. 運転免許更新の際の認知症の診断書（公安委員会の見本）

診断書記載ガイドライン（都道府県公安委員会提出用）

1. 氏名

男・女

生年月日

M・T・S・H　　　年　　月　　日（　　　歳）

住所

2. 診断

・ 認知症とは、介護保険法第5条の2に規定する認知症をいう。

① アルツハイマー型認知症

② レビー小体型認知症

③ 血管性認知症　　　　　　　　　該当する診断名の番号を○で囲む

④ 前頭側頭型認知症

⑤ その他の認知症（　　　　　　　　　　　　　　　　　　　）

⑥ 認知症ではないが認知機能の低下がみられ、今後認知症となるおそれがある（軽度の認知機能の低下が認められる・境界状態にある・認知症の疑いがある等）

⑦ 認知症ではない

・ ⑥を選択した場合、原則として6か月後に臨時適性検査等を行うこととされている。

所見（現病歴、現在症、重症度、現在の精神状態と関連する既往症・合併症、身体所見などについて記載する。記憶障害、見当識障害、注意障害、失語、失行、失認、実行機能障害、視空間認知の障害等の認知機能障害や、人格・感情の障害等の具体的状態について記載する。）

・ どのような日常生活上の変化がいつ頃からみられたか。

・ 本診断書作成時の状態

・ 認知症の重症度(Clinical Dementia Rating(CDR)、Functional Assessment Staging(FAST)など、あるいは、必ずしも重症度の基準ではないが、認知症高齢者の日常生活自立度を記載。

・ 同居・独居の有無、介護者の有無など

・ 記憶障害はその内容と程度を記載

・ 見当識障害はその内容と程度を記載

・ 注意障害はその内容と程度を記載

・ 失語があればその内容を記載

・ 失行があればその内容を記載

・ 失認があればその内容を記載

・ 実行機能障害があればその内容と程度を記載

・ 視空間認知の障害があればその内容と程度を記載

・ 人格・感情の障害等があればその内容と程度を記載

巻末資料

３．身体・精神の状態に関する検査結果（実施した検査にチェックして結果を記載）

・　認知機能検査・神経心理学的検査、臨床検査（画像検査を含む）は原則として全て行う

　　□　認知機能検査・神経心理学的検査

　　　　□　MMSE　　　　　　□　HDS-R　　　　　　□　その他（実施検査名　　　　　　　　）

　　　　□　未実施（未実施の場合チェックし、理由を記載）

　　　　□　検査不能（検査不能の場合チェックし、理由を記載）

・　診断時に行われた認知機能検査(MMSE,HDS-R(改訂長谷川式簡易知能評価スケール)等)の該当するものをチェックし、結果を記載

・　未実施・検査不能の場合にはその理由を記載（本人が拒否など）

　　□　臨床検査（画像検査を含む）

　　　　□　未実施（未実施の場合チェックし、理由を記載）

　　　　□　検査不能（検査不能の場合チェックし、理由を記載）

・　認知症の診断と関連する臨床検査結果（頭部 CT、MRI、SPECT、PET 等の画像検査、あるいは特記すべき血液生化学検査、脳脊髄液検査など）を記載

　　　　□　その他の検査

・　上記以外の検査結果(MIBG 心筋シンチグラフィ、ドパミントランスポーターシンチグラフィ等)を記載

４．現時点での病状（改善見込み等についての意見）

　　＊前頁２⑤に該当する場合（甲状腺機能低下症、脳腫瘍、慢性硬膜下血腫、正常圧水頭症、頭部外傷後遺症等）のみ記載

　　(1)　認知症について６月以内[または６月より短期間（　　　　ヶ月間）]に回復する見込みがある。

・　(1)を○で囲んだ場合には、括弧内に当該期間（１月〜５月）を記載する。

　　(2)　認知症について６月以内に回復する見込みがない。

　　(3)　認知症について回復の見込みがない。

該当する番号を○で囲む

５．その他参考事項

　　4．再診断の場合で前回（1）と診断し、再度（1）の診断をする場合には、２の診断の所見欄に前回の見込みが異なった理由を具体的に記載する。理由の記載がない場合、または合理的な理由がない場合には（2）または（3）として扱われる可能性がある。

以上のとおり診断します。　　　　　　　　　　　　　　　　令和　　　年　　　月　　　日

病院または診療所の名称・所在地

　　認知症疾患医療センターに指定されている機関である場合にはその旨についても記載する。

担当診療科名

担当医氏名

　　日本認知症学会、老年精神医学会等の学会認定専門医である場合にはその旨を記載する。

＊A4 判表裏印刷で使用。A4 判 2 枚の場合は要割印。A3 判 1 枚印刷も可

209

索 引

あ

悪性腫瘍	130
アドバンス・ケア・プランニング	179
アルツハイマー型認知症	19

い

一次性サルコペニア	42, 72
溢流性尿失禁	66
医療介護関連肺炎	124
院内肺炎	124
インフォームドコンセント	139

う

うつ	24
── 病性仮性認知症	19
運転免許更新の際の認知症の診断書	208
運転免許返納	188

え・お

エイジング・イン・プレイス	174
栄養必要量	49
嚥下機能障害	56
嚥下造影	59
嚥下体操	62
嚥下内視鏡	59
嚥下反射潜時測定	58
エンゼルケア	182
エンドオブライフ・ケア	176
オーラルフレイル	51

か

介護医療院	174
介護等放棄	167
介護認定審査会	185
介護保険サービス	183
介護保険主治医意見書	185
介護保険制度	183
介護予防	80
──・日常生活支援総合事業	82
介護老人保健施設	174
改訂長谷川式簡易知能評価	18, 195
改訂水飲みテスト	57
咳反射感受性テスト	58
回復期リハビリテーション	157
過活動性せん妄	26
過活動膀胱	65
かかりつけ医	165
下腿周囲長	48
活動性	90
可動性	90
下部尿路閉塞	67
感染症	119

き

偽性認知症	13
機能性便秘	68
基本チェックリスト	7, 78, 192
基本的ADL評価項目	196
急性期リハビリテーション	156

く・け

苦痛の緩和	173
経口的栄養補助食品	49
経済的虐待	167
鶏状歩行	28
痙性歩行	28
軽微な外力	35
血清アルブミン	48
血清トランスサイレチン	48
顕性誤嚥	124
原発性骨粗鬆症の診断基準	35

こ

降圧目標	99
降圧薬	98
抗菌薬	121
口腔機能	51
口腔健康管理	53
甲状腺機能低下症	13
高齢者虐待	167
高齢者高血圧	97
高齢者総合機能評価	132, 151, 172
高齢者糖尿病	100
高齢者の急性疾患	115
高齢者の処方適正化スクリーニングツール	202
誤嚥	124
── 性肺炎	124
国際疾病分類第10版	15
骨粗鬆症	33
── 性椎体骨折	39

さ

── リエゾンサービス	41
最小有意変化	37
在宅医療	171
── チーム	171
在宅療養管理	172
サルコペニア	72
残尿	64

し

脂質異常症	102
市中肺炎	121
重度サルコペニア	72
終末期	176
手段的日常生活動作尺度	196
術前評価	142
小脳失調性歩行	28
褥瘡	90
除脂肪量指数	48
腎盂腎炎	126
新オレンジプラン	170
人工的水分・栄養補給の導入に関する意思決定プロセスのフローチャート	207
侵襲的検査	134
身上監護	188
診診連携	165
人生の最終段階	176
身体的虐待	167
身体抑制	145
心房細動	109

心理的虐待 ······························· 167

す

錐体外路症状 ···························· 30
睡眠障害 ································· 85
睡眠薬 ··································· 86
スタンダード・プリコーション ········· 128
スボレキサント ·························· 87

せ・そ

脆弱性骨折 ······························· 35
性的虐待 ································· 167
成年後見制度 ···························· 186
脊髄性失調性歩行 ························· 28
切迫性尿失禁 ····························· 65
セルフネグレクト ························ 169
選定療養費 ······························ 165
前頭側頭型認知症 ························· 20
せん妄 ······························· 13, 25
総合評価加算 ····························· 12

た

退院支援加算 ···························· 166
体重測定 ································· 47
大腿骨近位部骨折 ························· 40
多職種連携 ······························ 162

ち

地域包括ケア ···························· 163
地域包括支援センター ···················· 183

知覚の認知 ······························· 90
直接作用型経口抗凝固薬 ·················· 110
鎮静 ··································· 145

つ・て

通所リハビリテーション ················· 158
低栄養 ··································· 42
　　── のスクリーニング ··············· 44
低活動性せん妄 ······················ 14, 26
転倒 ······························· 31, 116
　　── 予防対策 ····················· 33

と

動作緩慢 ································· 28
動揺性歩行 ······························· 28
特別養護老人ホーム ····················· 174

に

二次性サルコペニア ·················· 43, 72
日本版CHS ······························ 193
尿失禁 ··································· 63
尿道括約筋不全 ··························· 67
尿道留置カテーテル ····················· 135
尿路感染症 ······························ 126
認知機能検査 ····························· 22
認知症 ······························ 13, 188
　　── ケアチーム ··················· 23
　　── サポート医 ··················· 170
　　── 施策推進総合戦略 ·············· 170
　　── 初期集中支援チーム ············· 170
　　── に伴う行動・心理症状 ··········· 22

認知・生活機能質問票	199	複雑性膀胱炎	126
		服薬アドヒアランス	153
ね・の		服薬管理	153
ネグレクト	167	不顕性誤嚥	124
脳血管性認知症	20	不顕性骨折	40
		プレアルブミン	48
は		フレイル	77
パーキンソニズム	30	── サイクル	43
パーキンソン症候群	30	ブレーデンスケール	90
パーキンソン病	30	プレサルコペニア	72
── 様歩行	28		
肺炎	121	**へ**	
バイタルサイン	117	ベンゾジアゼピン系睡眠薬	86
排尿筋過活動	65	変動係数	38
排尿筋低活動	65	便秘	68
排尿障害	63	── 治療薬	70
排便障害	67		
反復唾液嚥下テスト	56	**ほ**	
		膀胱瘻	138
ひ		訪問リハビリテーション	158
非ベンゾジアゼピン系睡眠薬	86	歩行障害	28
肥満	104	ポリファーマシー	151
── 症	104		
標準予防措置策	128	**ま・み**	
病床機能報告制度	162	麻酔	140
病診連携	165	慢性腎臓病	105
頻尿	63	慢性心不全	111
		慢性疼痛	87
ふ		慢性閉塞性肺疾患	113
フードテスト	58	看取り	174, 181

や

夜間多尿	67
夜間頻尿	67
薬原性錐体外路症状評価尺度	29
薬剤起因性老年症候群	150
薬剤総合評価調整加算	154
薬物代謝	149
薬物動態	148
薬物排泄	149
薬物有害事象	149
薬物療法	148
薬力学	148

ら・り

ラメルテオン	86
リハビリテーション	155
── 中止基準	156
リフィーディング症候群	50
臨床倫理の4分割表	134

れ・ろ

レビー小体型認知症	20
老研式活動能力指標	197
老年症候群	4, 80

わ

ワクチン	127

A

ACPファシリテーター	180
AD	19
ADME	148
A-DROP	122
Advance Care Planning（ACP）	179
American Society of Anesthesiologists-physical status classification（ASA-PS）分類	142

B

balloon kyphoplasty（BKP）	39
behavioral and psychological symptoms of dementia（BPSD）	21, 22, 173
BMI	48

C

Cardiovascular Health Study（CHS）基準	77
CGA7	8
CHA$_2$DS$_2$-VAScスコア	110
CHADS$_2$スコア	110
chronic kidney disease（CKD）	105
chronic obstructive pulmonary disease（COPD）	113
coefficient of variation（CV）	38
comprehensive geriatric assessment（CGA）	132, 151

D

DASC-8	199
DASC-21	8, 198

DESIGN-R® 92

Diagnostic and Statistical Manual of Mental
Disorders Fifth edition (DSM-5) 15

DIEPSS 29

direct oral anticoagulants (DOAC) 110

DLB 20

dual-energy X-ray absorptiometry (DXA) 法
.... 35

E・F

Estimation of Physiologic Ability and
Surgical Stress (E-PASS) 142

FRAX® 34

FTD 20

Functional Independence Measure (FIM)
.... 157

H

HDS-R 18, 195

heart failure with preserved ejection fraction
(HFpEF) 112

Hoehn & Yahr の重症度分類 29

I・L

ICD-10 15

least significant change (LSC) 38

M・O

major neurocognitive disorder 15

mild cognitive impairment (MCI) 18

Mini-Mental State Examination (MMSE)
.... 18

minimum significant change (MSC) 37

modified Rankin Scale (mRS) 157

Montreal Cognitive Assessment (MoCA)
.... 18

oral nutritional supplementation (ONS)
.... 49

Osteoporosis Liaison Services (OLS) 41

P

Palliative Performance Scale (PPS) 131

Performance Status 134

positron emission tomography (PET) 18

potentially inappropriate medication (PIM)
.... 150

R・S・T

refeeding syndrome (RFS) 50

selective androgen receptor modulator
(SARM) 76

single photon emission computed
tomography (SPECT) 18

six standards for hip fracture care 41

swallowing videoendoscopy (VE) 59

swallowing videofluorography (VF) 59

The Mann Assessment of Swallowing Ability
(MASA) 59

V・Y

VaD 20

Vitality index 194

young-adult mean (YAM) 35

改訂版 健康長寿診療ハンドブック
―実地医家のための老年医学のエッセンス

2011年6月15日　　第1版第1刷発行
2017年3月15日　　　　　第9刷発行
2019年6月10日　　第2版第1刷発行

■**編　集**　日本老年医学会

■**発　行**　日本老年医学会
　　　　　〒113-0034 東京都文京区湯島4-2-1
　　　　　　　　　　杏林ビル702
　　　　　電話　03(3814)8104　FAX 03(3814)8604

■**発　売**　株式会社メジカルビュー社
　　　　　〒162-0845 東京都新宿区市谷本村町2-30
　　　　　電話　03(5228)2050　FAX 03(5228)2059

■**印刷所**　シナノ印刷株式会社

ISBN978-4-7583-0495-5 C3047

© 日本老年医学会, 2019. Printed in Japan

・転載・複製の際はあらかじめ許諾をお求めください。
・乱丁・落丁の場合はお取り替えいたします。